完全版

「いつものパン」があなたを殺す

医学博士
デイビッド・パールマター
クリスティン・ロバーグ［著］

医学博士
白澤卓二［訳］

Grain Brain
Revised Edition
The Surprising Truth About Wheat, Carbs, and Sugar
—Your Brain's Silent Killers

三笠書房

もう四半世紀も前にリタイアしたにもかかわらず、
九六歳になっても、患者に会うために
毎朝、身支度をしていた父に

旧版の刊行から五年、
この記念すべき完全版を
亡き父の思い出に捧げる

完全版「いつものパン」があなたを殺す　もくじ

第1部 脳は「炭水化物」でダメージを受けている

第1章 頭の中で何が起きているのか

第2章 食べ物をトロリとさせ、ふわふわにするタンパク質の恐怖

第3章 「炭水化物中毒」や「脂肪恐怖症」に陥っていないか

第4章

脳を「糖」でベトベトにするな

第5章

心の病も頭痛も「食事」を変えれば治っていく

第2部 脳の健康と機能を理想的に保つ食事・運動・睡眠

第6章 最良の「脳のための食習慣とサプリメント」

第7章 最良の「脳のための運動」

第8章 最良の「脳のための熟睡」

第3部 実践アドバイス「何を食べればいいか」

第9章 炭水化物と糖質から抜け出す「4週間プログラム」

本文DTP／株式会社Sun Fuerza

たとえば、これが「脳にいい食べ物、悪い食べ物」

×

パン（精白したもの、全粒のものもすべて）／パスタ／シリアル／ピザ／甘いフルーツ／ドーナツ／焼き菓子類／ケーキ／ポテトチップス／ジャム／炭酸・清涼飲料水／キャノーラ油、サラダ油、ベニバナ油などの油／ビール／アイスクリーム／マーガリン／マヨネーズ／ケチャップ／砂糖／ソーセージ／発酵させていない大豆食品／コーン／サツマイモ

……etc.

○

魚介類（天然魚、貝、甲殻類など）／卵／肉（牛肉、豚肉、鶏肉など）／甘さ控えめのフルーツ（柑橘類、ベリーなど）／ナッツ／オリーブオイル、ココナッツオイル／野菜（アボカド、トマト、キュウリ、カボチャ、ナス、ピーマン、ズッキーニ、ブロッコリー、モヤシ、キノコ類、葉物野菜など）／発酵させた大豆食品／純粋なバター／ハーブ類・香辛料／米（1日1回）／カカオ70パーセント以上のチョコレート／赤ワイン（1日1杯）

……etc.

プロローグ

問題は「いつも食べているパン」から始まる

病気が現われてから治療を施すというのは、のどの渇きを覚えてから井戸を掘ったり、戦いが始まってから武器を鍛錬したりするようなものだ。
――『黄帝内経《こうていだいけい》』（中国最古の医学書）紀元前二世紀

二〇一三年、最初に刊行されたときの本書は当時の食事の定説に挑むような内容だった。炭水化物を減らし、グルテンを除去し、質のよい食物脂肪の摂取を増やすことに集中する。そんな治療プログラムが、それまで体にいいと広く考えられていた食の概念に面と向かい合うことになったのだった。

私は限界の枠を広げた。糖分と炭水化物を厳密にカットし、食物脂肪をたくさん摂るだけではなく、体を軽いケトン症状態にすること、ときどき断食をすることの効用も説いた。体にいい食事を選び、生活習慣全般をも変えるよう提唱する内容だったものだから、この治療法は世の中で大々的に取り上げられ、議論を呼んだ。

私はいわば革命の火つけ役、と自分では思いたいところだ。愛する父をアルツハイマー病で亡くしたいまとなっては、この革命を途中でやめるわけにはいかない。

しかし実を言えば、真の火つけ役は私ではなかった。当時の私にはグローバルなマーケティングプランなどなかったのだから。このムーブメントを後押ししてくれたのは、ほかならぬ読者の皆さんだ。食習慣を変え、その効果を経験された方たちだった。彼らは食を変えることによってめざましい成果を上げた。すると、さらに食事以外の習慣にも好ましい変化が起きた。多くの小さな変化があわさり、ひとつの大きな変革が起きる。ミクロがマクロ化する現象が生じたわけだ。

私の勧めるやり方を実践して生活の質が全般的に上がった人たちは、その体験をあちこちに話してくださった。ひとつの考えを広めたいとき、昔ながらの口コミほど強力なものはない。

今回の完全版の刊行にあたり、旧版の読者のみならず、初めて私の本に触れる皆さんにも私の考え方を支持していただけることを願っている。

新しい食習慣の世界へようこそ。本書は古くからの読者、新しい読者の双方に向けて書かれている。自らの健康をかつてないほどにコントロールできる、つまり健康を自分のものにする力を、皆さんが本書から得られんことを願っている。

それまでとは正反対のことを勧める私のやり方は非難も浴びた（小麦と砂糖の業界にとっては痛手を受ける主張であるし）。しかし、本書で推奨したやり方で得られた結果を見れば、しっかりとした理論のもと、根拠のある方針であったことは明白だ。不安、ＡＤＨＤ（注意欠《ちゅういけつ》如《じょ》・多《た》動性障害《どうせいしょうがい》）、頭のもやもや、数々の炎症性疾患、気分障害、うつ病、神経変性疾患、糖尿病、肥満等、これまでさまざまな慢性疾患に苦しんできた数多くの読者が、ようやく自分の体を快方に向かわせることができたのである。

体をつくり変えた人たちの体験談はウェブサイトDrPerlmutter.comやYouTubeのDavidPerlmutterMDでご覧いただける。さらに、本書のコラム「読者から寄せられた体験談」でも紹介している。

私の著書『「いつものパン」があなたを殺す』は百万部を超えるベストセラーとなり、三〇カ国語に翻訳されるという世界的現象を巻き起こした。その反響の大きさには、いまなお驚かされている。私たちをより健康にする方法はいろいろあるが、そのひとつに私の提唱するやり方を加えてもらえたこと、また本書を通してふだんの診察では出会えなかった人たちとつながることができたことは本当にありがたい。この成功のおかげで世界中の医療従事者、トップクラスの研究者、一般の方々と出会える道も開かれた。

なかでもうれしかったのは二〇一七年、世界銀行で脳の健康について自分の見解をプレゼンテーションし、それが世界一五〇カ所に向けて放送されたことだった。私はこれまで数えきれないほど多くの公私イベントに参加し、あちらこちらの医学部でレクチャーをし、出版界、放送界の名だたるメディアに登場して、『「いつものパン」が〜』の治療プログラムのガイドラインをわかりやすく説明してきた。

しかし私はさらに先へ進まねばならない。この新たな版とともに。

脳と腸のつながりに注目していく

現代アメリカの医療は、基本的に近視眼的なやり方で進んできている。症状管理を目的とし、高利益を上げる治療法で病気に対処し、〔注1〕何が原因で病気が起きているのかをまったく顧みていない。「予防」は価値の低いことと見なされ、代替策の領域に追いやられている。

病気を治療するために絶えず変わり続ける医療プラン。そこにお金をかけるメリットを、国民の選んだ政治家たちが議論している光景は痛烈な皮肉としか言いようがない。健康についてではなく、病気に関することを中心に論じているからだ。しかし、どう見ても民主・共和両党は、国民が薬を大量に飲めるようになるべきだと心の底から思っているかのようだ。

私の考えでは、アルツハイマー病のように有意義な治療法が存在しない疾患を予防するには生活習慣にシンプルな変化を加えるのが最善だ。この考えを公に口にすることは筋が通っているし、急を要することでもある。「医師（doctor）」という言葉は、古くは「教師（teacher）」を意味した。薬物治療に没頭する医師があまりにも多いいまこそ、一歩退いて現代科学を見直す時期ともいえる。患者には健康であり続けるための選択肢がある、そう声をあげるときが来ているのだ。

二〇一三年以降、栄養学や脳科学の分野ではいろいろなことが起きている。『「いつものパン」があなたを殺す』で私が初めて提唱し、この完全版でも主張している根本方針を、いまでは権威ある学術機関の刊行物が全面的に認めている。アメリカ政府でさえ、私の研究成果を反映するべく食事のガイドラインを見直し、低脂肪、低コレステロールの推奨をやめ、私の勧める食べ方に歩み寄りを見せてきた。時代は変わっているのだ。

二〇一三年当時、医療の分野では相変わらずある種の神話が悪い噂のように流れていた。世の中ではどういうわけか食物の脂肪は何から何まで、（肥満を含む）病気のリスクに関係すると考えられ、グルテン過敏症はセリアック病（グルテンに関連する自己免疫疾患。ごく少数の人たちしかかからない）の文脈の中でのみ語られていた。脳細胞を成長させ、増やすためには、生活習慣に簡単な変化を加えればよいとあえて口に出す科学者はいなかった。

あれから五年、私たちはさらに多くの科学的証拠を手に入れ、何が脳機能の低下やアルツハイマー病のような脳疾患をもたらすのかを提示できるようになった。

グルテンが体の炎症を悪化させているので、グルテン含有食品は避けるべきだと私は旧版で述べてきた。今回の完全版では、私の主張の根拠たる最初の研究を振り返るとともに、グルテンによる炎症に関連したメカニズムを明らかにした新しい研究も見てゆきたい。

実は、二〇一五年に『ニュートリエンツ』誌に掲載されたある論文が、グルテン中のタンパク質、グリアジンが人間の腸の透過性増大に関わっていることが明らかになった〔注2〕。ハーバード大学のアレシオ・ファサーノ博士の画期的な発見に基づく研究結果だ。ファサーノ博士は、グルテンが腸の内壁の変化を促すメカニズムを解明し、腸の透過性が増すと、炎症を起こす科学伝達物質の生成が盛んになることを突きとめた。そしてここが重要なのだが、全身性の炎症（腸を含む体全体に広がった炎症を意味する）は脳にダメージを与えているのだ。この腸と脳のつながりを柱にして本書は執筆されている。

神経発生、すなわち脳細胞と神経組織の成長および発達と、炎症とのバランスをどう見るか。私はこれからその重要なテーマについて再考してゆく。

特定の習慣を続ければ、炎症が減ると同時に新たな神経組織が生まれる。脳細胞を壊すどころか、その成長を促すことになる。それを読者に示すのが私の目標だ。

グルテン過敏症から重大な負の反応が、場合によっては神経学的な症状が出かねないという考え方は、旧版の主張の中でもとりわけ異論を呼んだ。

オンライン上には、攻撃的な、命令的とも受け取れる論評がいまだにあり、セリアック病にかかっているか正真正銘の小麦アレルギーでもないかぎり、食習慣をグルテンフリーにするメリットはないと指摘している。ごく少数を除けばグルテンに過敏な人間などおらず、少数派に属するのはセリアック病と呼ばれる自己免疫疾患を抱えた人たちか、そうでなければ小麦アレルギーの人たちだという意見が幅をきかせている。

いわゆるセリアック病に由来しないグルテン過敏症が実在するという認識は、万人に行きわたっていない。こんな非科学的で馬鹿げた意見をいったい誰が支持するのか。そんな意見のせいで大勢の人々がひどい目にあっているというのに。

二〇一七年、権威ある『米国医師会ジャーナル』に掲載されたハーバード大学の研究者たちによる研究結果を見てもそれは明らかだ。セリアック病に由来しないグルテン過敏症はよくある症状であり、胃腸のみならず胃腸以外の器官にも関係している可能性があり、次の表にあるように脳もその影響下にあると明言している。〔注3〕

胃腸および胃腸以外の器官に発現する、セリアック病に由来しないグルテン過敏症の症状

胃腸に発現する症状	胃腸以外の器官に発現する症状
腹痛	貧血
腫脹《しゆちよう》	不安
便秘	関節痛
下痢	関節炎
腹部膨満	運動失調症（歩行困難）
乳糖不耐症	抑うつ
	発疹《ほつしん》（湿疹）
	疲労
	頭痛
	興奮性
	筋肉痛
	末梢《まつしよう》神経障害

アルツハイマー病への最新の取り組み

糖分や炭水化物の摂りすぎで体を壊すことについては概ね合意が得られている一方で、いまだに変わり映えのしない大問題をひとつ、私たちは抱え込んでいる。

アルツハイマー病などの認知症にかかる人の割合が世界的に急増し続けているのだ。二〇一六年、ミカル・シュナイダー・ビアリ博士とジョシュア・ソネン博士が『神経学』(米国神経学会の医学専門誌)に寄稿した論文にあるとおり、「アルツハイマー病の治療法を見つけ出そうと科学者たちが努力しているにもかかわらず、現在世に出ている薬剤はわずか五種類である。症状に対する効果も、効果の見られる患者の割合も限られており、病気の進行が緩和されることもない」〔注4〕

この病気をなくそうとする私の使命は、この世に私がいる限り終わることはないだろう。この四〇年、個人的には父がアルツハイマー病と診断されてから、私はプロフェッショナルとして脳の健康に情熱を傾けてきた。やがて父はアルツハイマー病で亡くなった。

アルツハイマー病はもっともよく見かけるかたちの認知症で、その研究に数十億ドルも投資されていながら治療法がなく、当然ながら完治しない病気である。現在、六五歳以上のアメリカ人の一〇人に一人がこの病に苦しんでいる。そして、あまり注目されていないのだが、女性

全年齢層における亡くなった人の死因の割合の変化
（2000年〜2014年）

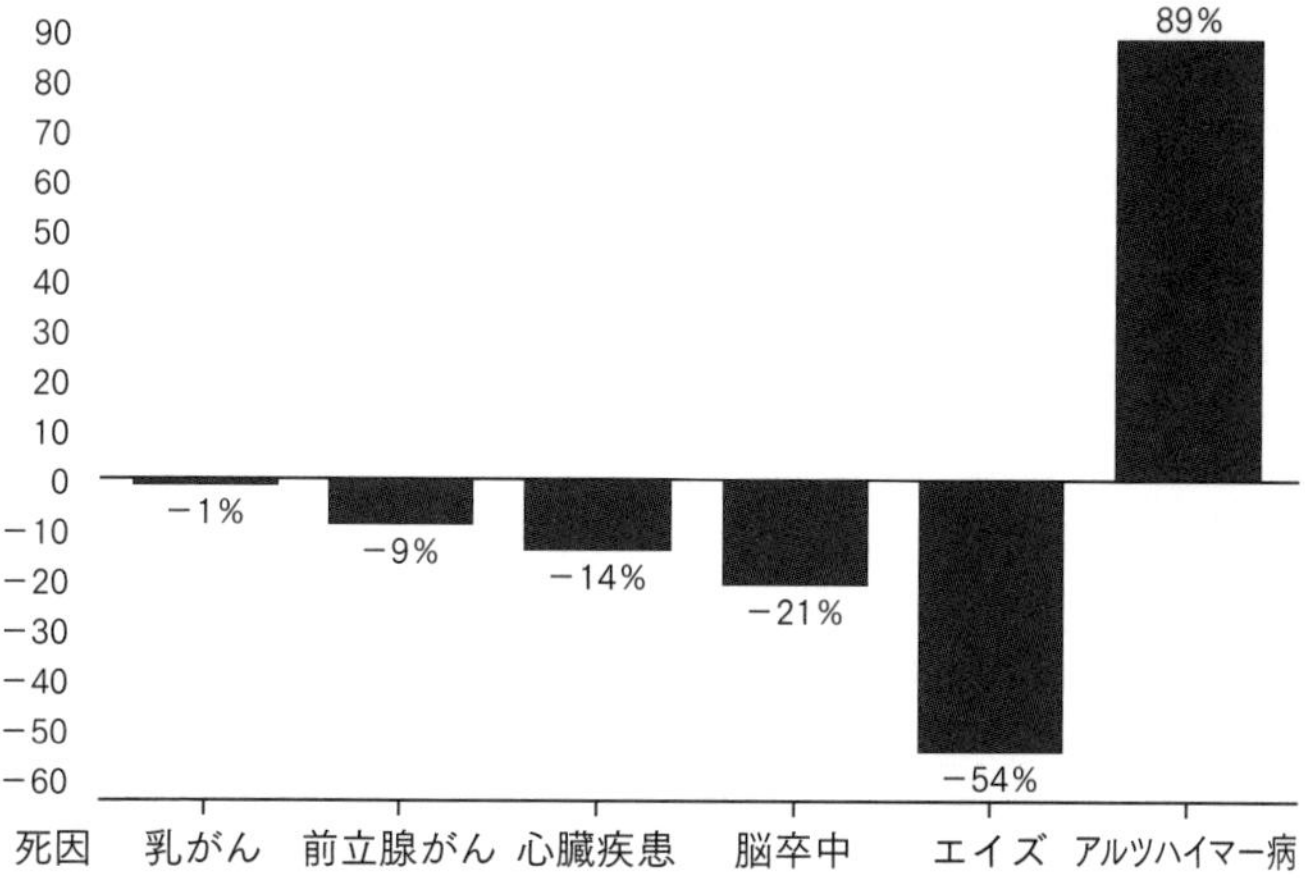

のほうが男性よりも二倍、この病気にかかりやすい。心臓疾患、脳卒中、エイズや特定のがん等、他分野では医療の進歩がめざましく、二〇〇〇年から二〇一四年の間、これらの疾患で死亡する人の数は大幅に減少した。だが同じ時期、アルツハイマー病に関連して亡くなった人の数はなんと八九パーセントも増加している。〔注5〕

この危機的状況下での財政的な損失たるや、述べるに忍びない。アメリカで認知症のケアに使われている金額は年間二一五〇億ドルにも上り、ほかの病気に使われている額をはるかに上回っている。認知症の大半は若いころに生活習慣を変えておけば防げたはずなのにと思うと、なんとも腹立たしい。愛する人や介護する人の精神的苦痛には値段のつけようがないこともつけ加えておかねばなるまい。

二〇一八年、認知症のケアにかかるコストは世界全体で一兆ドルと過去最高を記録した。しかも信じられないことに、二〇三〇年にはその数字が二倍になると予測されている。〔注6〕ということは現時点において、世界全体の認知症の医療費総額がアップルやグーグルといった企業の時価総額を上回っているということだ。経済活動の文脈で考えれば、認知症のケアは世界で一八番目に大きな経済である。もう一度言うが、三秒ごとに新たな患者が生まれている認知症は、ほとんどの場合、回避できる疾患なのである。

歴史的に見て西洋諸国よりも認知症の発症が少ない地域でも罹患者の数は増えつつある。目下の予測では、東欧では二〇五〇年には約二六パーセントの増加、アフリカではなんと二九六パーセント増、中米では三四八パーセントも増えると見られている。

これはつまり遺伝子の問題ではないということだ。遺伝子がアルツハイマー病にかかるリスクを高めることは確かだが、純然たる遺伝によって発症したケースよりも、環境や習慣の影響によって発症したケースの方がはるかに多い。

世界全体で見てみると、認知症患者の大半は上位中所得以上の収入が得られる国々の人たちだ。次のページの表にあるとおり、二〇五〇年には、認知症患者一億三一〇〇万人のうちの七三パーセントが上位中所得以上の収入の人たちで占められることになるだろう。〔注7〕

認知症患者数の推移（単位：100万人）

世界銀行による区分	2015年	2030年	2050年
低所得国	1.2	2.0	4.4
下位中所得国	9.8	16.4	31.5
上位中所得国	16.3	28.4	54.0
高所得国	19.5	28.0	42.2
世界全体	**46.8**	**74.7**	**131.5**

アルツハイマー病にかかるリスクは生活習慣の影響を色濃く受けるという見方はとくに新しいものではないし、本書が初めて提唱したものでもない。『米国医師会ジャーナル』のような権威ある専門誌は、生活習慣が脳の運命に影響することを示す研究結果を何年も前から掲載している。例を挙げてみよう。認知症ではない高齢者約二〇〇〇名を一九九二年から二〇〇六年にかけて追跡し、二〇〇九年に分析した結果がある。〔注8〕被験者たちはシンプルな質問をひとつされただけだった。何を食べ、どのくらい運動をしましたか、である。

出てきた結果には目を見はるものがあった。もっとも活動的で、なおかつ「地中海式」の食事をした人たちは、アルツハイマー病にかかるリスクが大きく減っていたのである。この調査のあと、同じ結論を導いた研究が続々と出たことから、二〇一八年、メイヨー・クリニックがある記事をサイトに掲載した。地中海式の食事は脳を守り、認知症にかかるリスクを減らすことができるとトップクラスの専門家が述べた記事である。〔注9〕なぜそういうことになるのか、旧版同様、今回も考察していきたい。

ただし、今回は当初の主張に最新の見解を加えて検証する。アルツハイマー病のリスクの多少には運動、質のよい睡眠、栄養補助食品等、いくつもの要素が関与している。

探るべきものは多い。早速本題に移ろう。まず、生活が今よりシンプルだった何千年も前の時代を見てみよう。この話は前にもしたことがあるが、かなり説得力があるのでまた同じ話をさせてほしい。

脳の健康はあなた自身から始まる

おじいさんやおばあさん、ひいおじいさんやひいおばあさんに、「人は大人になったら何が原因で死ぬの？」と尋ねれば、「歳をとるからだよ」という答えが返ってくるだろう。

あるいは、たちの悪い病原菌に感染し結核やコレラや赤痢で早死にした人の話を聞かされるかもしれない。けれど、糖尿病やがん、心臓疾患や認知症などが話に出ることはないだろう。

不安やうつ病、ＡＤＨＤ、慢性痛、多数ある自己免疫疾患のどれか、線維筋痛症、多発性硬化症の話を聞くこともないだろう。これらはどれも最新薬が手に入る現代の病である。

二〇世紀半ば以降、死亡診断書上では、人の直接の死因を「高齢」のひとことで片づけるのではなく、ひとつの疾患によるものと考えるようになった。現在ではそういうひとつの疾患がだらだらと続いて慢性化、悪化し、長年かけて合併症や症状があれこれ積み重なっていくことが多い。八〇代や九〇代の人が特定のひとつの病気で亡くならない理由がそれだ。

荒れ放題の古い家のように建材は風雨にさらされて腐食し、配管や電気系統は劣化が進み、壁は目に見えないほどの裂け目がもとになってひび割れ出す。修繕でなんとかしようと時間を費やすのだが、結局はどこもかしこも全面的につくり直すか、そっくり取り替える必要がある。

人間の体も同じように間違いなく古びてくる。衰弱の原因となる病気にかかり、それがゆっくりと進行し、最終的には体がダメになってしまう。

これはとくに脳疾患、なかでもとりわけ恐れられているアルツハイマー病に当てはまる。アルツハイマー病は現代医療の厄介者、ニュースの見出しにならない日はない。

人が歳を重ねるにつれ、健康面で何より気になってくるのが、アルツハイマー病などの認知症の餌食になることだ。

この病気にかかると、考え、判断し、記憶することができなくなる。その不安の深刻さは調査結果にも出ている。世界中の世論調査から、認知症はがんやその他のおもな死因よりも恐れられていることがわかったのだ。死そのものよりも、認知症にかかることの方が恐れられている。

これはなにも年配者に限ったことではない。若い世代も、家族や友人の誰かに衰えが見え始めるや、脳の健康に懸念を抱くようになる。友人であり同僚でもあるデール・ブレデセン博士の言葉を借りれば、「誰でも、がんを生き延びた人は知っているけれど、アルツハイマー病を生き延びた人を知る者はいない」のである。

アルツハイマー病を含め、脳を衰弱させる一連の病気についての誤った通説は数かぎりなく存在する。

「遺伝子に原因がある」「歳をとれば誰だってなる」「八〇代以上になれば当然だ」などなど。

だが、ちょっと待ってほしい。

私はこれから、あなたの脳の運命が遺伝子によって決まるのではないことをお話しするつもりだ。避けられないものではないのだ。慢性の頭痛や抑うつ、癲癇《てんかん》を抱えていたり気分のむらがひどくても、たぶんそれはＤＮＡのせいではない。

むしろ、原因の多くはあなたが食べるものにある。

そうだ。脳機能障害は日々食べているパンから始まるのだ。

それをこれから私が証明しよう。ふざけているように聞こえるだろうから、もう一度言う。現代の穀物はあなたの脳をひそかに破壊し続けている。

「現代の」と言ったが、これはダイエットに励む人たちがすでに「悪者」呼ばわりしている精白した小麦粉やパスタ、米だけを指しているわけではない。

私が言う現代の穀物とは、大多数の人が「健康にいいもの」として喜んで食べている穀物すべて、つまり、全粒小麦、全粒穀物、雑穀、七穀、生の穀物、石臼《いしうす》で挽《ひ》いた穀物などのことをいう。

要するに私は、みながこよなく愛する穀物という定番食品を、人間にとって何よりかけがえのない器官である脳を痛めつける「テロ集団」と呼んでいるのである。フルーツやその他の炭水化物、とくに、天然であれ人工であれ糖分を含むものがなぜ健康をおびやかすのかを私は示すつもりだ。炭水化物のもたらす影響は甚大で、結果的に脳は物理的に破壊され、さらに体の内部から老化のプロセスが加速し、代謝に影響が出ることになるだろう。これはSFではない。立証された事実だ。

私の目的は、根拠が確かで現代科学的、生理学的な観点に基づく情報をこの完全版で提供することだ。本書は旧版と同じく、一般の人たちが正しいと考えている定説の枠を越えている。そして、既得権益を得ている企業や団体の利益と距離を置いてもいる。どのみち私には、決算の数字を脅かすことになる業界に友人が少ないのだ。

本書は脳疾患の根本的原因の新しい理解のしかたを提案し、希望のメッセージを発信する。脳疾患は生活習慣によってたいていは防げるという明るいメッセージを。はっきり言っておこう。本書は単なるダイエット本でも、予防衛生全般に対する一般的なハウツーガイドでもない。考え方を根本から変える一冊だ。

一日の終わりに私たちはみな同じものを求めるべきなのだ。生活習慣に起因する慢性病から解放されることを。ブレデセン博士の言葉を再び借りるなら、「病気を予防し、くつがえす生活習慣が備えた深遠なパワーは一種の贈り物で、私たちはその封を開いたばかりなのだ」。認知力の低下やアルツハイマー病の症状をくつがえすことができるかと、何年も前に質問されていたら私はノーと断言していただろう。しかしいまは大きな声でイエスと答える。もしもあなたがやるべきことをやり、生活習慣を変えるならば。

脳は「食べるもの」に敏感である

私たちは日々慢性病とあれこれ戦うなか、新しい情報をキャッチしている。なかでも、あなたの習慣を変えることで、大半は回避できる病気についての情報をよく耳にしているはずだ。しかし、スリムな体を維持するための情報を入手しているわりには、体は年々太り続けている。

2型糖尿病の罹患率が急上昇していることもたいがいの人は知っているし、心臓疾患が死因のトップであって、がんがそれに続いていることもよく知られている。

野菜を食べよう。歯を磨こう。ときに汗をかこう。たっぷり休もう。タバコはやめよう。たくさん笑おう。コミュニティに参加しよう……。かなり常識的で、ふだんから実行すべきだと誰もが知っている健康的な教えはいろいろとある。

しかしどうしたものか、脳の健康や精神機能を守ることに関してはそうではない。人生の盛りに脳疾患にかかったり、歳をとってからもうろくしたりするのは運命だから仕方がないと考えたり、はたまた、遺伝子や医学の飛躍的進歩のおかげでそのような定めを回避できるだろうと楽観視する傾向にあるのだ。

もちろん、私たちはおそらく退職後も健康を保ち、精神的に充実し、クロスワードパズルを解き、人づき合いも活発で、読書を続け、美術館に出かけるだろう。それに、一日に二箱もタバコを吸えば肺がんになるとか、フライドポテトをむさぼり食えば肥満になるということほど明らかで直接的な相関関係が、脳機能障害と自身が選択した特定の生活習慣との間にあるようにも思えない。

先に述べたように、私たちは脳の病気を不健康な生活習慣に起因するほかの病気とは分けて考えがちだ。そういう認識を変えるために、脳にまつわる問題が生じるリスクにはあなたの生き方が関係していることを示そう。脳の問題にもいろいろとあって、よちよち歩きのころに発症するものもあれば、年老いてから診断がつくものもある。

私たちの食生活は過去一〇〇年の間に、「高脂肪・低炭水化物」の食事から、おもに精白した穀物とその他の有害な炭水化物からなる「低脂肪・高炭水化物」の食事へと移行した。その変化こそが、脳に関連した現代の数々の災難の発端だと私は思っている。

たとえば、慢性的な頭痛、不眠症、不安、うつ病、癲癇、運動障害、統合失調症、ADHD、物忘れなどその症状はさまざまだ。物忘れはおそらく、深刻な認知機能低下や治しようがない本格的な脳疾患の前ぶれと考えて差し支えない。いままさに、気づかないうちに、穀物があなたの脳にダメージを与えているかもしれないのだ。

「脳は食べるものに敏感である」という考えは、近年、極めて信頼性の高い医学文献の中でも述べられている。

そのような考え方を広く一般の人びとに知ってもらうべきだ。栄養豊富と思われている食品を販売するために、それらの業界は、人びとをだまし続けているのだから。

私のような医者や科学者たちは、かつて「体にいい」と考えられていたものを疑問視するようになっている。心血管疾患、肥満、認知症がうなぎのぼりに増えているのは、炭水化物や加工された多価不飽和脂肪酸を含む植物油（キャノーラ油、コーン油、綿実油、ピーナッツ油、ベニバナ油、大豆油、ヒマワリ油など）のせいなのか。高飽和脂肪かつ高コレステロールの食事は心臓や脳に悪いのか。

受け継いだDNAを食べ物で変えることはできるのか。消化器系がグルテン（小麦や大麦、ライ麦に含まれるタンパク質）に過敏である人が少数存在するのはよく知られた事実だ。それでは、その他多くの人たちの脳はどうか。グルテンに対して過剰な反応をするということはあるのだろうか。

こうした疑問には実際、本書の旧版を書く以前から悩み始めていた。それまでの考え方の欠陥が露呈するような研究が発表され始めると同時に、私のところに来る患者の病状も悪化していたからだ。衰えゆく脳の症状に答えを求める人たち、愛する人の精神機能が失われていくことに対処しようともがく家族たちを日々ケアする現役の神経科医として、この真相を探らねばならないという気持ちに私は駆られていた。

おそらくそれは私が神経科医だからというだけではなく米国栄養学会のフェローでもあるか

らだろう。つまり医学界、栄養学界の両方から資格を与えられている国内唯一の医者だからなのだ。私は現在、米国栄養学会の理事を務めている。

私はまた、米国統合ホリスティック医療委員会の創設メンバーでありフェローでもある。おかげで、食べるものと脳機能の関係について独自のとらえ方ができる。だがそれを十分に理解してくれる人は、この新しい科学が確立されるずっと前に教育を受けた医者も含めてあまりいない。そろそろ新しい見方に切り替えるときが来ている。私のような者たちが顕微鏡のそばを離れ、臨床試験室の扉を開けて外に出て、勇気をふるい率直に警告を発するべきときだ。なんと言っても、驚くばかりの統計データが出ているのだから。

私たちは「体が受け入れる準備のできていないもの」を食べている

ご存じない方のために言っておこう。糖尿病と脳疾患は米国でもっとも多額の医療費がかかり、もっとも命にかかわる疾患である。だが、たいていの場合は予防可能で、たがいに深い結びつきのある疾患でもある。糖尿病にかかるとアルツハイマー病をわずらうリスクが二倍になる。本書ではっきりさせておきたいことをひとつ挙げるとすれば、脳に関係する病気の多くには共通する特徴があるということだ。

糖尿病と認知症はまったく無関係な疾患に見えるかもしれない。しかし、私たちがかかる可能性のある脳機能障害のどれもが、およそ脳のせいだとは思っていない病気といかに近いものであるかをこれから示してゆこう。最近の研究では、たとえ糖尿病でなくとも糖分の多い食品を食べ続けていると、認知機能が大幅に低下することもわかってきている。つまり、糖尿病であろうとなかろうと、血糖値が高ければ高いほど認知機能の低下スピードが速まるのである。

加工食品と精白した炭水化物が、肥満やいわゆる食品アレルギーを促すことは十分に認められているものの、穀物などの食材と脳の健康との関係、さらに広い視点で考えれば、ＤＮＡとの関係が説明されたことはない。

しかし、これはわかりきったことだ。遺伝子は人間が食べ物をどう処理するのかを決めるだけではなく、食べ物にどう反応するのかという、さらに重要なことも決定している。

最終的に現代人の脳機能を低下せしめた最大級の出来事のひとつは、人間の食生活に小麦を取り入れたこと。これはほぼ間違いないだろう。

新石器時代に生きた祖先がこの穀物をほんのわずか食べていたことは事実だが、現在小麦と呼ばれているものは、私たちの祖先がまれに食した野生のヒトツブコムギとは異なっている。

現代の交配技術、遺伝子組み換え技術によって生産され平均的なアメリカ人が年間約九〇キログラム消費する小麦やその他の穀物と、かつて狩猟採集民が偶然発見したであろう野生のヒトツブコムギとの間には、遺伝的、構造的、化学的な類似点はほとんど見られない〔注10〕。

そこに問題がある。つまり、私たちは遺伝子的に受け入れ準備の整っていない成分を摂取し、ますます自分の生理機能に挑んでいるというわけだ。

念のために言っておくが、本書はセリアック病について書いた本ではない。もしあなたが以下①②の理由で本書は自分には関係ないと考えておられるなら、どうかこのまま読み続けてほしい。

①自分は何かの異常や疾患だと診断されたことがない。

②自分が知るかぎりではグルテン過敏症ではない。

本書のテーマはあらゆる人に関係している。私に言わせれば、グルテンは「寡黙な病原菌」だ。あなたが気づかぬうちに永続的なダメージを与えるかもしれない物質なのだ。

食べ物は単なるカロリーや脂肪、タンパク質、微量栄養素以上のものだ。DNAのふるまいを良い方にも悪い方にも変えうるパワフルなエピジェネティック・モジュレーターだということはもう知られている。カロリー、タンパク質、脂肪を供給するだけでなく、実は多くの遺伝子の発現を制御してもいる。そうした観点から、ごく最近、小麦の摂取で体がダメージを受けることが理解されるようになってきた。

なぜ、「脳を健康に保つ方法」を考えないのか

どんな生活習慣を選ぼうが生きてゆくことはできるし、医学的な問題が生じたら医者にかかって薬を処方してもらい手早く治せばいい、と思い込んでいる人はとても多い。こういう都合のいい筋書きが、〝病気を第一に考えた〟アプローチを取る、単なる薬の提供者という医者を助長してしまう。

しかしこのアプローチには非常に恐ろしい欠陥が二点ある。まず、ポイントが「病気」であって「健康」ではないこと。次に、治療じたいに危険な結果が伴う場合が多いことだ。

例を挙げよう。米国医師会が発行する『アーカイブス・オブ・インターナル・メディシン』（現『JAMAインターナル・メディシン』）に掲載された二〇一二年の報告によると、閉経後の女性のうち、コレステロール値を下げるためにスタチンという薬を処方された人は、処方されていない人たちに比べて糖尿病になるリスクが四八パーセントほど高いことが明らかになった。〔注11〕この一例は、糖尿病をわずらうとアルツハイマー病にかかるリスクが二倍になることを考えるとき、さらに重大性を増す。

さらに二〇一五年に発表されたフィンランドの研究者たちの論文によれば、スタチンを飲んでいる四五歳から七三歳までの男性八五〇〇人以上に、2型糖尿病にかかるリスクが四六パー

セント高まっていることが判明した。〔注12〕インスリン感受性とインスリン分泌が減少しているためにリスクが増したのである。

ここで少し考えてみよう。スタチンは心血管疾患の発症リスクを低減するため市場に数多く出回っている薬だが、このスタチンに糖尿病の発症リスクを上げる可能性がある。そして糖尿病とは、心臓発作や心疾患一般と非常に強いつながりのある病気なのだ。スタチンがインスリン感受性とインスリン分泌に影響を与えるメカニズムについては完全に明らかになってはいないと注記しておくべきだろう。スタチンはおそらくインスリンの感受性と分泌に影響する分子経路を経由して、食事の如何にかかわらず、糖尿病の進行を加速していると思われる。

最近では、人の健康は病気だけではなく生活習慣の影響も受けるという意識が一般の人たちの中でも高まっている。「脂肪が少なく心臓に負担のかからない」食事とか、結腸がんにかかるリスクを下げるために食物繊維をたくさん食べるように勧めるアドバイスなどをよく耳にする。メディアでは日々、「がんにならないための」メッセージが流れている。

しかし、脳を健康に保ち、脳疾患にかからないための貴重な情報がほとんど手に入らないのはなぜだろう。脳が心という幻のような概念と結びついているために、私たちのコントロールがおよばないところに誤って遠ざけられているからだろうか。あるいは製薬会社がお金をつぎ込み、生活習慣が脳の健康に影響するという考えを広めないようにしているのか。

公平を期して警告しよう。私は製薬業界について都合のいいことを言うつもりはない。私は薬に救われた人たちの話より裏切られた人たちの話の方をはるかにたくさん知っている。これから先、そうした話をいくつかご紹介してゆく。

本書は生活習慣の改善について取り上げた本だ。脳を健康に、生き生きとシャープに保ち、なおかつ将来脳を衰えさせる病気に見舞われるリスクを大幅に軽減するために今日からできることを書いている。私は脳疾患の研究に四〇年以上の歳月を捧げてきた。ひどい疾患に苦しむ人たちの脳機能を向上させるプログラムをつくること。それが日々のおもな仕事である。

これから紹介する情報は、びっくりするようなことだが、決定的な事実だ。

あなたは食生活をただちに変えたくなるだろう。そしてまったく新しい観点から自分を見つめ、すぐにこう問いかけるかもしれない。「もう手遅れなのか?」と。

長年パンやケーキを食べてきたせいで自分の脳の運命は定まってしまったのだろうか。

あわててはいけない。私が何よりもやりたいことは、将来の脳をコントロールできるすべを与え、あなたを力づけることだ。要は、今日から何をするかが大切なのである。

何十年にもわたる臨床研究や実験室での研究結果(私自身のものも含めて)、過去四〇年診療の現場で見てきたことを紹介しつつ、私たちの知識とその活かし方についてお教えしよう。

また、認知機能の健康における常識を一変させ、より潑剌《はつらつ》とした人生を過ごせるようにする包括的な行動プランも提供しよう。メリットは脳だけにとどまらない。このプログラムは、次のような問題に役立つこと間違いなしだ（いくつかの項目を以前のリストに追加した）。

・ＡＤＨＤ（注意欠如・多動性障害）
・アレルギーと食物過敏症
・不安と慢性的ストレス
・自己免疫疾患
・慢性的な便秘と下痢
・慢性的疲労
・慢性的な頭痛と偏頭痛
・うつ病
・糖尿病
・癲癇
・集中力の問題
・頻繁な風邪や感染症

・高血圧や脂質異常症（高血中脂肪）
・関節炎などの炎症性の異常と疾患
・不眠症
・セリアック病（グルテン性腸症）、グルテン過敏症、過敏性腸症候群、潰瘍性大腸炎、クローン病（限局性回腸炎）などの腸の問題
・記憶問題と軽度認知機能障害（多くがアルツハイマー病の前駆段階）
・気分障害
・体重過多と肥満
・トゥレット症候群（チック）
・その他の多くの症状や疾患

たとえこうした異常にいま悩んでいなくても、本書はあなたが健康や知力を保つための一助となるだろう。

年配者にも若者にも、これから妊娠する予定の女性にも現在妊娠中の女性にも本書は役に立つはずだ。グルテン過敏症の女性が産んだ赤ん坊が、のちのち統合失調症などの精神疾患にかかるリスクが高いことはいまや数々の研究から明らかだ。〔注13〕重大な、恐ろしい、妊娠中の女性なら誰もが知っておくべき発見である。

本書の構成について

私は人びとが健康を取り戻す劇的な瞬間をいくつも目にしてきた。

たとえば、ある二三歳の男性はひどい震えがあったが、食事をちょっと変えただけでその震えが消えた。

癲癇患者が穀物をやめて脂肪とタンパク質を増やしたら、その日に発作が止んだという事例研究は数えきれないほどある。

とある三〇代の女性は、私のところに来る前、偏頭痛やうつ病、つらい不妊症を経験していたのみならず、ジストニアと呼ばれる珍しい病気も抱えていた。筋肉がゆがんで異常な姿勢となり、体が思うように動かなくなる病気だ。しかし食事を少し変えてみたら、その女性は心身ともにすっかり健康になり、まったく問題のない妊娠にいたった。

自分の体の異常に対する治療法が見つかることを期待しつつ、神経科の検査や精密検査を受けられるかぎり受けてきたという患者たちもいた。そうした患者の大多数が薬や手術、カウンセリングを伴わない簡単な処方箋で回復し、健康を取り戻す方法を見つけている。これからそうした処方箋をすべてお見せしよう。

書籍の構成について少し述べておこう。

まず冒頭部には総合的な〈自己チェック表〉がある。これは日々の習慣が脳の機能や長期にわたる健康にどう影響するかを示すためのものだ。そのあとは三部に分かれている。

第1部では、脳にとっての「味方」と「敵」を明らかにする。「敵」のせいであなたは機能不全に陥ったり病気に見舞われたりしている。米国ではすっかりおなじみの時代遅れな「食物ピラミッド」の常識をくつがえし、小麦やフルクトース（果実由来の天然甘味料）、特定の脂肪などのごく一般的な食材に脳が出会うと何が起きるのかを説明し、超低炭水化物・高脂肪の食事（一日に摂る炭水化物は正味でせいぜい二〇〜二五グラム、つまり繊維の多い果物丸々一個に含まれる量程度）が理想的であることを証明する。最大の成果を上げたい人には厳密なケトン食を処方する。それからこれは不合理に聞こえるかもしれないが、毎日食べているパンをやめ、バターや卵を食べるように勧める。あなたはまもなく飽和脂肪とコレステロールを以前よりもたくさん摂取するようになり、スーパーマーケットで売り場を見直すことになるだろう。

もうすでに高コレステロールだと診断され、スタチンを処方されている人は、意表をつく事実に驚くことだろう。あなたの体の中で実際に起きていることを説明し、どうすれば簡単に、おいしい思いをしながら、薬に頼らずその症状を治せるのかをお教えする。

私が示そうとしているのは、説得力があり、詳細で、科学的に裏づけられている炎症についての新しい解釈である。炎症という命にかかわりかねない生化学反応は、全身の変性疾患はもちろんのこと、脳疾患の核心にある問題だ。炎症をコントロールするためには食事を変えなくてはならない。

食べる物をきちんと選べば遺伝子の発現が変わり、炎症をコントロールできる。抗酸化物質を直接摂ることには効果はなく、むしろ体が本来備えている抗酸化反応経路や解毒反応経路にスイッチが入るようなものを食べる必要がある。

第1部の締めくくりには、ADHD、うつ病、頭痛など、とりわけ悪質な精神障害および行動障害をいくつか取り上げ、さらに深く考察する。実際、薬に頼らずとも驚くほど多くの症状が治癒することをご説明する。

第2部では、脳を健康にする習慣の科学的な根拠を示してゆく。その習慣とはおもに三つ――食物と栄養補助食品、運動、睡眠である。

第2部で学ぶことは、第3部で紹介する4週間プログラムを実行するときに役立つだろう。

第3部はメニュー計画と週間目標だ。

よりくわしいアドバイスと最新の情報については、私のウェブサイトDrPerlmutter.comを参照してほしい。ここでは最新の研究についての情報を入手したり、私のブログを読んだり、ビデオブログThe Empowering Neurologistやこの分野における著名科学者、思想家たちのインタビューを観ることができる。また、情報をあなた好みにアレンジできるようにもなっている。

グルテン含有品リストとか一般的な食品の炭水化物含有量といった情報はサイトで入手できるようになっているので、ダウンロードしてキッチンの冷蔵庫などに貼りつけておいてもいいだろう。

私のウェブサイトは、本書のテーマについて理解を深めたい人なら誰でもアクセスできるようになっている。エピソードを語り合い、ほかの人たちの体験から学べる場所にもなっている。また、私のニュースレターに会員登録していただくこともできるし、フェイスブックやツイッター、インスタグラム、ユーチューブといったSNSでも情報を入手できるようになっている。

そもそも「穀物に冒された脳」とはどのようなものなのか。もうお気づきかもしれないが、ある古い公共広告を思い出せば一番イメージしやすいだろう。一九八〇年代中ごろ、「これが麻薬に侵されたあなたの脳」という忘れられないスローガンを掲げ、フライパンの上で焼かれている卵を映し出した麻薬撲滅キャンペーンのCMがあったのを憶えておられるだろうか。

麻薬が脳にもたらす結果は熱いフライパンに卵をのせたときと同じ、ジュージューと音を立てて焼けていく。なんとも鋭い映像だった。

精白した小麦や炭水化物や糖分に侵された脳について私が主張していることをまとめると、まさしくこの映像になる。

それをこれから立証してゆこう。この事実をすべて真摯に受け止め、病気とは無縁のいきいきとした未来を迎えるかどうかはあなたしだいだ。

私のメッセージを心に留めなければ失うものは多く、心に留めておけば得るものは多いはずである。

〈自己チェック表〉
脳にとってのリスクは何か――間違いだらけの食事

脳疾患はいつ急に襲ってくるかわからないと考えられがちだ。遺伝だとか運が悪いだとかの理由をつけて片づける傾向がある。

心臓疾患は特定の遺伝的因子や生活習慣関連因子が組み合わさったものに起因し、時間をかけて進行するが、脳の病気はそうではなく、偶然降りかかってくる異常のように見られている。脳の病気は回避できる人もいるし、できない人もいるのだと。

だが、そんな考え方は間違っている。実際のところ、脳機能障害は心臓の機能障害と変わらない。私たちの行動や習慣を通して時間をかけて発症するものだ。

つまり、神経系の疾患や認知機能の低下さえも、心臓疾患を防ぐのと同じような方法で、正しく食べ、運動をすることによって意識的に予防できるということだ。

現在では、うつ病から認知症まで脳に関係する病気の多くが、栄養面や生活習慣面での選択に密接に関連していることが科学的に説明できる。一〇〇人いれば、数回の頭痛は別にしても、一生心の病気に見舞われずに生きていける人はわずかひとりだろう。

脳の不具合は食生活を反映しているという、この大胆な主張の背後にある科学的事実を深く掘り下げてゆく前に、まずは簡単な〈自己チェック表〉から見てゆこう。

このチェック表は、いま、あなたのどんな習慣がひそかに脳をおびやかしている可能性があるのかを明らかにするものだ

このチェック表は、現在の神経学的な問題――偏頭痛、発作、気分障害や運動障害、性的機能不全、ＡＤＨＤという形で現われうるもの――のリスク因子、将来深刻な心の衰弱に見舞われるリスク因子を判定することを目的としている。

できるだけ正直に答えていただきたい。その際、個々の質問が脳疾患に関連していることは考えず、誠実に答えてほしい。

第1章以降、どうしてこのような質問をしたのか、そしてあなたにはどのようなリスクがあるのかが理解できるようになるだろう。もしも「はい」と「いいえ」の間だと思ったり、「ときどき」だと思ったりしたら、「はい」を選択すること。

①パンを食べる（どんな種類のものであれ）。……はい／いいえ
②フルーツジュースを飲む（どんな種類のものであれ）。……はい／いいえ
③一日に何回か、フルーツを食べる。……はい／いいえ
④砂糖よりもアガベ（砂漠に育つ植物から抽出された甘味料）か人工甘味料を選ぶ。

……はい／いいえ
⑤日常生活で歩いているときに息が切れる。……はい／いいえ
⑥コレステロール値は一五〇（㎎／㎗）より低い。……はい／いいえ
⑦インスリン抵抗性があるか糖尿病だ。……はい／いいえ
⑧体重過多だ。……はい／いいえ
⑨パスタ、クラッカー、ペストリーを食べる。……はい／いいえ
⑩牛乳を飲む。……はい／いいえ
⑪定期的な運動をしない。……はい／いいえ
⑫家族に神経系の病気の人がいる。……はい／いいえ
⑬ビタミンDの栄養補助食品は摂らない。……はい／いいえ
⑭低脂肪の食事をしている。……はい／いいえ
⑮スタチン（コレステロール低下薬）を服用している。……はい／いいえ
⑯高コレステロールの食品は控えている。……はい／いいえ
⑰炭酸飲料を飲む（ダイエットのものであれ普通のものであれ）。……はい／いいえ
⑱ワインは飲まない。……はい／いいえ
⑲ビールを飲む。……はい／いいえ

⑳シリアルを食べる（どんな種類のものであれ）。……はい／いいえ

「はい」がまったくなければ満点だ。「はい」がひとつあれば、「はい」がなかった場合よりも脳（と神経系全体）が疾患や異常になるリスクが高い。「はい」が多ければ多いほどリスクは高まる。一〇個以上「はい」と答えた人は、神経系の深刻な病気にかかる危険ゾーンにいる。そういう病気は予防はできても、いったん診断が下りたら必ずしも治るとはいえない。

「私のリスクは何でしょうか」。これは私が日々、数えきれないほど患者から受ける質問だ。うれしいことに現在では、医学的にみた個人の特徴をまとめ、アルツハイマー病から肥満にいたるまで特定の疾患を発症するリスクを判断できるようになっているし、それらの疾患が進行する過程を追跡する手段もある（肥満は現在では脳疾患のリスク因子として十分に立証されている）。

現在では以下のような検査を受けることができる。どれもあまり費用がかからず、概ね大半の保険でカバーできる検査だ。今回は大幅に書き替えて、最新のお勧め検査を紹介している。グルテン過敏症の検査は除外している。人間はグルテンに敏感であることを前提とし、グルテンを全面的に避けるべきだからだ。そこが旧版との大きな相違点だ。これらの検査について

は、あなたの回答結果（「はい」の数）を改善するための方法と併せて、のちの章で詳しく述べたい。先に検査をひととおりリストアップしたのは、脳疾患のリスク因子を見きわめるために医師にどんな検査をしてもらえるのか、いますぐ知りたい人が多いだろうと思ったからだ。

次回、医師の診察を受けるときにはどうかためらわずにこのリストを持参し、検査を依頼してほしい。

・空腹時血糖

前糖尿病および糖尿病の診断手段として一般的に用いられる。検査前、最低八時間は食事を摂らずに血液中の糖（グルコース）の量を測定する。七〇～一〇〇㎎／dℓが正常値と見なされる。これより多い場合には、インスリン抵抗性か糖尿病の徴候、および脳疾患のリスクが高い。九五㎎／dℓ未満が理想的。

・ヘモグロビンA1c

九〇日間の「平均的な」血糖値を見る検査。血糖のコントロール状態を全般的に把握する指標としてはこちらの方がはるかに優れている。血糖（「糖化ヘモグロビン」と呼ばれるもの）が脳のタンパク質に与えたダメージがわかるため、脳の萎縮《いしゆく》の予測因子としては極めて有用だ。理想的な値は四・八〜五・四パーセントだが、数字が改善するには時間がかかる。そのため、通常三カ月から四カ月ごとに検査をする。糖尿病であろうとなかろうと、血糖値が慢性的に高い場合には、認知機能が低下する危険性が大きいことをあとの章で述べたい。

この数値が高い場合、薬を飲まなくてはならないと主要メディアに信じ込まされているが、薬の力では改善しない。コントロールするには余計な体重をそぎ落とすしかない。私のプログラムを実行すればそれは可能だ。

・空腹時インスリン

肥満になるにつれ血糖値が上昇し始めるが、空腹時インスリンの値はそのはるか前から上昇をする。食事で摂取された過剰な炭水化物を処理すべく、すい臓が長時間働いているしるしだ。糖尿病型血糖曲線よりも前に現れる早期警告システムとして非常に効果的。したがって、脳疾患の予防に役立つ。八uIU／mℓ未満（理想は三未満）に抑えたい。

・ホモシステイン

体内で生成されるアミノ酸。この値が高いと、アテローム性動脈硬化症（動脈が狭窄《きょうさく》、硬化する病気）、心臓疾患、脳卒中、認知症など多くの症状が伴う。特定のビタミンBを摂取すると簡単に値が下がる。『ニューイングランド医学ジャーナル』には、ホモシステイン値が一四μmol／Lあるだけで、アルツハイマー病にかかるリスクが二倍になると書かれている。私の患者の多くが最初の検査でこの数値を超えていた（血中濃度が一〇μmol／Lを超えたら、ホモシステイン値が「高い」）。

血漿《けっしょう》中ホモシステイン値（Ｈｃｙ）が高いとアルツハイマー病にかかるリスクが高くなるのかどうかについてはこれまでいろいろと議論されてきたが、二〇一五年と二〇一六年に発表された優れた研究の新しいメタ分析によると、両者にはたまたまつながりが見られたのであり、さらに調査が必要とのこと。[注14] これらの研究では、アルツハイマー病患者には、ホモシステイン値が高く、ふたつのビタミンＢ（葉酸とB_{12}）の値が低いというパターンがあることも指摘されている。二〇一五年の論文では、「Ｈｃｙ値が高く葉酸値が低いことがアルツハイマー病のリスク因子になっているかもしれない」との記述があった。

また、二〇一七年の中国の研究では、高齢者の間に同様の結果が見られた。すなわち、葉酸塩とビタミンB_{12}の血中濃度が低く、Ｈｃｙ値が高い場合、軽度の認知機能障害やアルツハイマー病との関連が考えられ、その関連性はアルツハイマー病の方がより強いことがわかっている[注15]（葉酸は食品中にビタミンB_9のかたちで自然に存在するもの。葉酸塩は栄養補助食品に使われているビタミンB_9）。ホモシステイン値はたいていの場合、簡単に改善でき（第6章参照）、八μmol／L以下に抑えるべきである。ホモシステイン値が高いとテロメアが短縮する割合が三倍になることにも留意したい。テロメアとは染色体の末端部にあるキャップ状のもので、遺伝子を保護する役割を果たしている。テロメアの長さにより生物学的にみた老化のスピードがわかる。

・C反応性タンパク（CRP）

これは炎症マーカー（炎症の有無などを調べる検査）だ。三・〇㎎／L未満が理想的。CRPの値は改善に数カ月かかるが、私のプログラムを実行すれば、開始後一カ月でいい変化が出るかもしれない。

・ビタミンD

現在では脳にとって極めて重要なホルモンと考えられている。ビタミンDの数値については専門家の間で合意が取れていないため有用な検査といえないと、二〇一四年に米国予防医療専門委員会が発表した。

検査しなくても構わないが、栄養補助食品で十分な量を摂取することをお勧めする。私のガイドラインに従えばビタミンDの摂りすぎにはならないし（第6章参照）、脳を健康に保つ体内のさまざまな機能にとって重要な要素である。ビタミンD抜きでは健康になれない。
これらの検査やその意味については、本書内で言及していくつもりだ。

第1部

脳は「炭水化物」でダメージを受けている

Grain Brain
Revised Edition

The Surprising Truth About Wheat, Carbs, and Sugar
—— Your Brain's Silent Killers

塩味の効いたパスタ一皿、あるいは甘いフレンチトースト一皿が脳にダメージを与えているなんて考えられない——という人は心の準備をしてほしい。

加工処理された糖質や炭水化物（とくに食べすぎた場合）は、体にとっていいものではないということは多くの人が知っているだろう。でも、全粒穀物や天然糖のように、いわゆる「健康にいい」とされてきた炭水化物はどうなのだろうか。

この第1部では、脳が炭水化物によるダメージを受けた場合、何が起こるのかを、最新の科学的事実をまじえつつ探っていく。

炭水化物の多くには、神経系を刺激しうるグルテンのような、炎症性の成分がぎっしり詰まっている。そのダメージは頭痛や言い表しがたい不安といった日常的な不快に始まり、うつ病や認知症といった疾患にまで進展しうる。

そして、いま、肥満やアルツハイマー病が蔓延《まんえん》しているのは、おそらく、多くの人々が炭水化物をこよなく愛し、一方で脂肪やコレステロールを避けようとしているせいであることも理解できるようになる。

この第1部を読み終わるまでには、炭水化物に関しての新しい事実を知るだろう。そのことが、新しい脳細胞の成長にはずみをつけ、遺伝子による運命を変えることができるようになり、自分の心の機能を守ることにもつながるのだ。

第1章

頭の中で何が起きているのか

体のおもな機能は「脳を運ぶ」ことだ。
——トーマス・A・エジソン

頭の中に「炎症」が起きている

想像してみてほしい。

あなたが時間をさかのぼって旧石器時代に送り込まれたとしよう。大昔の人類が洞窟で生活し、草原を歩き回っていた何百万年も前の時代だ。とりあえず、言葉は障壁にならず、彼らと容易にコミュニケーションが取れるものとする。

あなたは、当時の人類に、将来はどうなっているのかを語る機会を得る。暖かいたき火を前にして地面に足を組んで座り、まずは、飛行機、列車、自動車、都会の超高層ビル、コンピュータ、テレビ、スマートフォン、さらにはインターネットが整備された驚くべき情報ハイテク世界について語り始める。人間はすでに月に到達し、帰還もし、いまや火星や宇宙旅行に目を向けている。

あるところで話題は変わり、そのほかの生活習慣に関する話や、二一世紀の暮らしは実際にどういった感じなのかという話に移る。

体の悪いところに処置を施し、疾患や病原体と闘うために、驚くほど多くの薬を取りそろえた現代医療についてあなたは熱く語る。先進国では、生存するうえでの深刻な脅威は極めて少ない。飛びかかろうと身をかがめているトラ、飢餓、流行病に気をもまなくてはならない人たちは、決して多くない。

それから、食料品店やスーパーマーケットで買い物をするというのはいったいどういうことか、旧石器時代の彼らにはまったくなじみのない概念を説明する。食べ物は豊富だから、チーズバーガー、フライドポテト、炭酸飲料、ピザ、ベーグル、パン、シナモンロール、パンケーキ、ワッフル、スコーン、パスタ、ケーキ、ポテトチップス、クラッカー、シリアル、アイスクリーム、キャンディ……と説明する。さらに、フルーツは一年中味わえ、ボタンを押したり、ちょっと出かけたりするだけでほぼどんな食べ物でも手に入る。冷蔵、急速冷凍、大量輸送で生活は劇的に変化している。水やジュースは持ち運べるようにボトル入りで売られている。

商品名は聞いている彼らにはわからないと思いながらも、掲げざるを得ない。

スターバックス、ドミノ・ピザ、サブウェイ、マクドナルド、レイズ、ゲータレード、ベン&ジェリーズ、ハーゲンダッツ、チェリオ、ヨープレイト、コカ・コーラ、ハーシーズ、トロピカーナ、バドワイザーなどは生活に深く浸透しているのだから。

旧石器時代の人たちはあなたの話を聞いて未来に対する畏怖の念を抱くも、その未来を想像するのは難しい。いくらくわしく話しても、そのほとんどは彼らには到底理解できない。ファストフードのレストランやパンを盛りつけたバスケットなど思い描くのも不可能だ。「ジャンクフード」という言葉を彼らが理解するのは無理だろう。

人間が一〇〇〇年もかけて成し遂げねばならなかった画期的出来事のいくつか、つまり農業や酪農、もっとのちの食品の製造・加工などに話がおよばないうちに、旧石器時代の人類たちは現代人が立ち向かう困難について尋ねてくる。

肥満の増加は最近、メディアでも大いに注目されており、まず頭に浮かぶ。だが、やせて引き締まった体を持つ彼らに、それを理解させるのは容易ではないし、心臓疾患、糖尿病、うつ病、自己免疫疾患、がん、認知症など社会を悩ませる慢性的な病気の話などを聞いても彼らにはわからない。これらは旧石器時代の人たちにとってまったく考えもおよばないことだから、あれこれと質問してくる。

「自己免疫疾患」とは何か。「糖尿病」はどうして起こるのか……。

あなたは彼らの頭の中に、美しく魅惑的な未来の光景を描き出してみせた。それなのに今度は伝染病にかかったり食物連鎖の上位にいる野生動物に食べられたりして死ぬことよりも、もっとギョッとするような死因を持ち出したために、せっかく描いた美しい絵を引き剝がしてしまうのだ。

徐々に痛ましい死へと導く慢性病を抱えて生きるなんて、誰だって考えるだけで恐ろしい。

現代人は旧石器時代の人類よりも寿命が長いと言って納得させようとしても、先史時代の先祖たちはそんな話を鵜呑《うの》みにはしない。立場を変えれば、あなただってしないだろう。あなたの話にはどこか間違っているところがあるようだ。

種《しゅ》として、私たちは遺伝的および生理的には、農業が始まるよりも前に生きていた人類と変わらない。私たちは何千もの世代をかけて自然によってつくられてきた。

私たちは狩猟採集民だと、もはや自称はしないだろうが、生物学的観点からすれば、体は確かに狩猟採集民のように行動する。さて、あなたは時間旅行から現在に戻る間に、純粋に技術的見地から人間はずいぶんと進歩したものだと感慨にひたる。一方、何百万人という同時代の仲間たちが必要以上に苦しんでいることを思う。なるほど私たちは昔の人類よりも長命かもしれないが、とくに病気にかかるリスクが高まる人生の後半では、（病気にかからず健康寿命を伸ばして暮らしているという意味で）もっと質の高い生活を送れているはずではないか。

私たちが過去の世代よりも長生きしているのは事実だが、長寿の理由の大部分は、乳児死亡率の低下と子供の健康向上のおかげだ。つまり、子供のうちに見舞われる事故や病気をうまく生き延びられるようになっただけにすぎない。残念ながら、年齢を重ねてから見舞われる病気に、うまく先手を打ったり立ち向かったりできるようになったわけではない。

もちろん、現在では多くの病気に対してはるかに効果的な治療が受けられることは確かだが、それでも、何百万人もの人たちが、回避できたはずの苦しみをいたずらに受けているというのも事実である。


数十年前、私は医学部に在籍していた。そのときに受けた教育が中心にすえていたのは、疾患を診断すること、そして、処置する方法、場合によっては薬やそのほかの療法を取り入れて治療する方法を知ることだった。医者としてどのように症状を理解し、それらの症状に見合う解決法にたどり着くのかを学んだ。

だがそれ以来、多くのことが変わった。現代の慢性的疾患の多くは簡単に処置や治療ができる病気ではない。病原体やウイルスやバクテリアのような既知の原因による病気ではないのだ。むしろ現代の医師たちは、解決法がはっきりしない莫大な数の疾患に直面している。

私は、がんを根絶するための、言葉にならないほどの痛みを抑えるための、肥満をただちに克服するための、アルツハイマー病のせいでダメージを受けてきた脳を元に戻したりするための、処方箋は書けない。

症状を軽減するといった対処はできる。しかし、その根本的な原因を治すことと、単に症状を食い止めることとの間には大きな差がある。
そうした病気の多くは、手に負える状態ではなくなった「炎症反応」に端を発している。「炎症」と脳の結びつきに触れる前に、ひとつ考えよう。

脳疾患の原因は多くの症例において、たいがいは食事だ。脳の不具合の発生と進行にはいくつかの因子がかかわっているものの、だいたいの場合、炭水化物を食べすぎたとか、健康的な脂肪をほとんど口にしなかったという過ちのせいだ。

この事実を理解するために、あらゆる神経系の病気の中でもっとも恐るべきもの、つまりアルツハイマー病について考えてみよう。そしてアルツハイマー病を、食事だけが引き金となる糖尿病の一種という視点で見てみることだ。質の悪い食事を摂っていると肥満や糖尿病になり得ることは誰もが知っている。果たして脳も同じように壊れてしまうのか。

アルツハイマー病は新型の糖尿病なのか

この章の冒頭の狩猟採集民との会話を思い出してみよう。

彼らの脳はあなたの脳とさほど変わらない。両者とも進化を経て、脂肪と糖質が高い食べ物を探し求めるようになっている。結局、それが生存のためのしくみなのだ。問題は、あなたは豊かな時代に生きているから狩猟に出ている時間を早々に終えられること、それから、加工された脂肪や糖質に囲まれているということだ。

洞穴で暮らす彼らは、長時間かけて探したあげく、ようやく動物由来の脂肪、季節の植物や果実の天然の糖にめぐり会えるかもしれない（しかも、その植物や果実はあなたが思い浮かべる果物よりもはるかに糖分が少ない）。だからあなたと彼らの脳は同じように機能する一方で、その栄養源は決して同じではない。実際に、左ページのグラフを見てみよう。このグラフは私たちの食事と祖先の食事のおもな違いを表したものだ。

では、この食事習慣における差は、私たちに、何のかかわりがあるのだろうか。

答えは「すべてに」だ。

アルツハイマー病を「第三の糖尿病」だと説明した研究が、初めて明るみに出たのは二〇〇五年である。〔注1〕

しかし、質の悪い食事（悪名高き高炭水化物食だ）とアルツハイマー病の結びつきが注目を集めるようになったのは、ごく最近、新しい研究のおかげでその結びつきにいたるプロセスがより正確にわかったからだ。〔注2〕

食べるものを変えるだけでアルツハイマー病を回避できるという考えには目をみはるが、ア

昔と今、こんなに食べているものが違う！

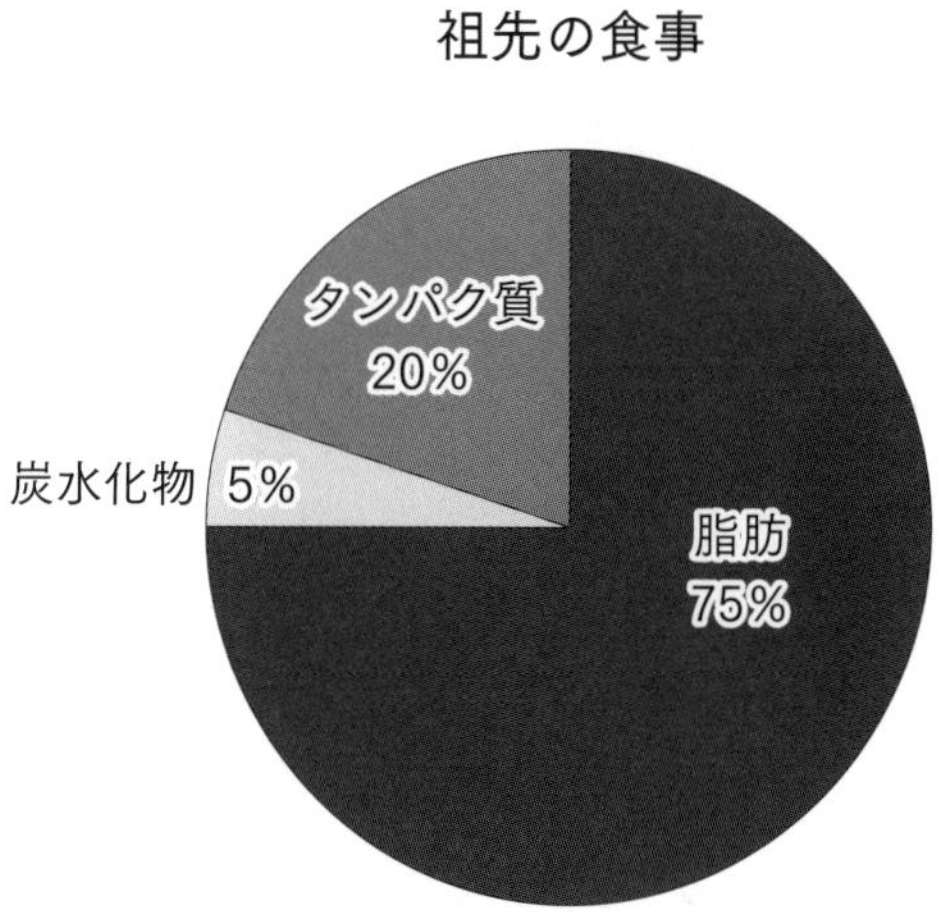

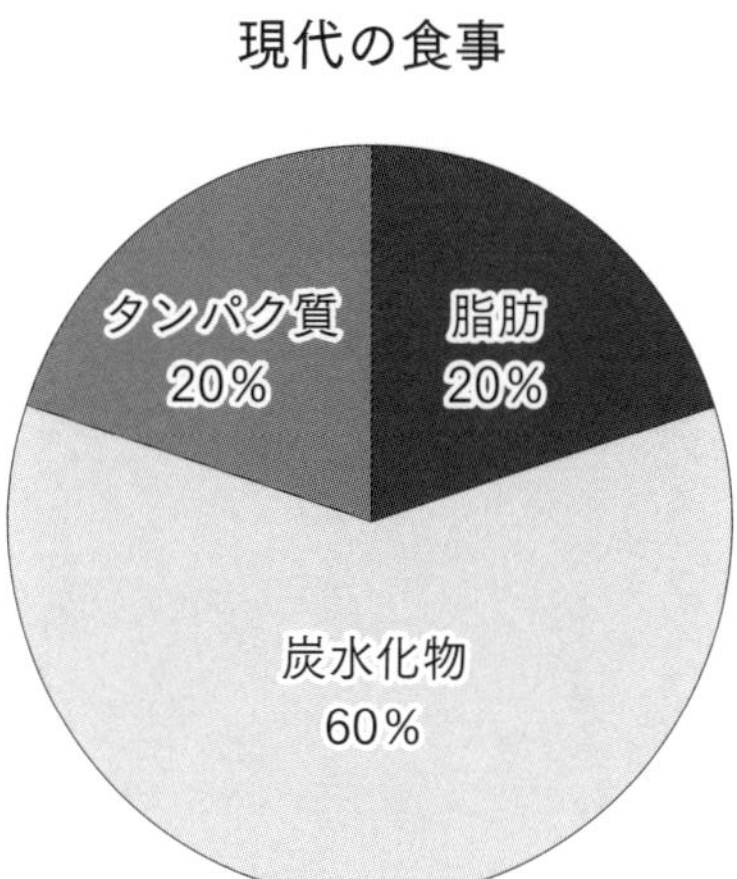

ルツハイマー病だけではなく、そのほかの脳疾患すべての予防にも効果的だ。それは次章以降ですぐにわかるだろう。

さまざまな糖尿病と脳が共通して持つものについて手短かに学んでいこう。「3型糖尿病」などと呼ぶと少し混乱してしまいそうだが、糖尿病には何型であろうと共通する特徴がひとつある。細胞の代謝にとって極めて重要な体内物質、インスリンとの関係がよろしくないという点だ。

進化の過程で、私たちの体は、食物から得た燃料を細胞が使うエネルギーに変える方法を考え出した。人類の生活のほぼすべてで、グルコース（ほとんどの細胞にとって、主要なエネルギー源）が不足している。それゆえ、私たちはグルコースを蓄え、グルコースでないものをグルコースに変換する方法を発達させるにいたった。体は必要に応じて、「糖新生」という過程を経て、脂肪やタンパク質からグルコースをつくり出せる。ただし、そのためにはデンプンや糖質を分解してグルコースを得るよりも多くのエネルギーを要する。デンプンや糖質の分解のほうがさらにムダのない反応だ。

細胞がグルコースを受け入れ、利用する過程は複雑だ。細胞は血流中に流れてくるグルコースをただ吸収するのではない。

生命維持に必要なこの糖分子（グルコース）は、すい臓から分泌されるインスリンというホルモンによって細胞内に取り込まれる。インスリンの役目は、血流中から筋肉や脂肪、肝臓組織の細胞へとグルコースを送ることだ。

いったん送られたグルコースは燃料として利用される。通常、健康な細胞はインスリンに対してすぐ反応する。しかし、継続的にグルコースを摂取した（ほとんどの場合は、健康的と言えるレベルを超えてインスリン値を急上昇させる精白糖がたっぷり入った、過剰に加工された食べ物を摂取しすぎたことによる）結果として細胞が常に高濃度のインスリンにさらされると、細胞は、細胞膜表面のインスリンに反応する受容体の数を減らして順応する。

つまり、おびただしい量の流入に対して反乱を起こすかのように、細胞のインスリンに対する反応が鈍くなり、それがインスリン抵抗性の原因となる。そしてインスリン抵抗性のせいで細胞はインスリンに反応しなくなり、血流からグルコースを取り入れられなくなる。すると今度はすい臓が反応してインスリンをさらに分泌する。糖質が細胞内に入ってゆくために、より多くのインスリンが必要となってゆくわけだ。

こうして問題は循環し、最終的には「2型糖尿病」にいたる。そもそも糖尿病をわずらう人たちの血糖値が高いのは、糖質を細胞内に送り込めないからである。糖質が細胞内に入りさえすれば、安全に蓄積されエネルギーとして使われる。

だが、糖質は血流中にあって多くの問題を引き起こす。あまりに多くて言及しきれないくらいだ。有毒な糖質は、毒液のように多くのダメージを与え、失明、感染症、神経損傷、心臓疾患、アルツハイマー病だけではなく、死までも引き起こす。こうしたことが連鎖し、体内で炎症が蔓延するのだ。

悪影響はまだまだある。残念ながら、インスリンはグルコースを細胞内へ送り込むだけではない。インスリンは同化ホルモンでもあるのだ。すなわち成長を促し、脂肪の形成と維持を促進し、炎症を助長する。インスリン値が高いときには、ほかのホルモンはインスリンのせいで増加するか減少する。それを受けて、体は不健康で混沌としたパターンにならざるを得ない。すると、体は正常代謝に戻れなくなる。〔注3〕

人が糖尿病を発症するか否かにおいて、遺伝が関係しているのは確かだ。さらに、いったん細胞が高血糖に耐えられなくなると、どの時点で糖尿病スイッチが入るのかも遺伝によって決まる。

糖尿病の中でも「1型糖尿病」は自己免疫疾患と考えられる別の疾患だ。糖尿病全症例のたった五パーセントを占めるにすぎない。1型糖尿病の患者がインスリンをほとんど、あるいはまったく分泌できないのは、インスリンを分泌するすい臓の細胞が免疫系によって傷つけられたり破壊されたりするからだ。したがって、この重要なホルモンを日常的に注射して血糖の均衡を保つ必要がある。

「2型糖尿病」は通常、長い時間をかけてグルコースを過剰摂取し、体を酷使した大人が発症するものだが、「1型」はこれとは違い、一般的に子供にも大人にも見られる。

さらに「2型」は食事や生活習慣の変化を通じて回復可能だが、「1型」にはまだ治療法がない。が、服薬と食事で比較的良好に管理することは可能だ。つまり、「1型糖尿病」の発症に遺伝子が強く影響を与えているといっても、環境も無関係ではないと頭に置いておく必要がある。「1型」は遺伝的影響も環境的影響もどちらも作用した結果だということは、かなり前から知られている。しかし、最近の数十年で発症が増えつつあることから、環境因子は以前に認識されていたよりも、「1型」の進行をいっそう助長していると考えている医者もいる。

脳のニューロンが記憶や学習などの基本的な作業に必須のホルモンであるインスリンに反応できなくなる現象が起きており、それが「3型糖尿病」の根本原因だということが理解されるようになってきている。そして、アルツハイマー病に関して言えば、おそらくそのインスリン抵抗性が、病に侵された脳に見られる忌まわしい斑点を発生させているのだろうと考えられている。

この斑点は、芯から脳を乗っ取り、正常な脳細胞に取って代わる異常なタンパク質が積み重なったものだ。

アルツハイマー病患者の認知機能低下は、おもにインスリン不足によるものと一部の研究者は考えている。インスリン抵抗性があるから脳細胞にインスリンが入ってゆかないのだ！

そして、インスリン抵抗性と脳疾患が結びつくということは、研究者の間でそれを「3型糖尿病」と見る理由となっている。

肥満体の人たちは脳の機能が損なわれるリスクが非常に高く、糖尿病を抱える人たちは少なくとも二倍はアルツハイマー病にかかりやすいのである。前糖尿病やメタボリック・シンドロームは2型糖尿病や心血管疾患への進行につながる生化学的異常だが、それらの症状がある人は認知症の前段階、すなわち軽度認知障害（MCI）になるリスクが大きい。そして、本格的なアルツハイマー病はMCIから進行する場合が多いのだ。

とはいえ、糖尿病が常にアルツハイマー病の直接的原因であるというつもりはない。両者の源は同じだと言いたいだけだ。

どちらの疾患も、機能障害や、やがては病気につながる生物学的反応を体に起こさせる食物が原因であることが多い。糖尿病になっている人と認知症をわずらっている人との間には、以前に考えられていたよりも共通点がたくさんある。興味深く、また驚くべきことに、糖尿病であろうとなかろうと血糖値が高い人は標準的な血糖値の人よりも認知機能が低下しやすいことが最近の研究でわかってきている。五〇〇〇人以上の人たちを一〇年間追跡し、二〇一八年に発表されたある研究の結果は憂慮すべきものだった。〔注4〕糖尿病であろうとなかろうと、被験者の認知機能低下率は血糖値に左右されていたのである。血糖値が高ければ高いほど、たとえ糖尿病をわずらっていなくとも、低下のスピードは速かった。

アメリカではここ二〇年で、「2型糖尿病」の症例数と肥満と見なせる人の数が並行して上昇しているのを私たちは目の当たりにしてきた。

現在では、認知症をわずらっている人たちの間に、あるパターンが見えつつある。たとえば、アルツハイマー病の割合が「2型糖尿病」の割合と同調して増えているのと同様に、私はこれが根拠のない観察結果だとは思わない。急増する医療費や高齢化社会という重圧を引き受ける際にはみんなが直面しなくてはならない現実だ。

新たな概算によれば、二〇五〇年にはアルツハイマー病の患者数は三倍以上にふくらみ、米国の患者数は一六〇〇万人に達するものとされている。私たちの医療システムにとってその数は莫大であり、これに比べれば肥満の増大は小幅にすら見えるだろう。〔注5〕

残念な真実

アメリカでは二〇歳未満でも一九万三〇〇〇人以上が糖尿病をわずらっている（1型と2型を合わせて）〔注6〕。かつて2型糖尿病は「成人発症型糖尿病」として知られていた。しかし、この病気にかかる若者も非常に多く、この言い方はされなくなった。また、この疾患は成人よりも子供のほうが進行も速いことが科学的に判明している。若い世代であればあるほど治療が難しいのだ。糖尿病は米国における死因の第七位。アルツハイマー病は第六位だ〔注7〕。

静かに脳が燃えていくという恐怖

アルツハイマー病患者の家族から頻繁に受ける質問がある。

「どうしてこんなことになったのか」「母（父、兄弟姉妹、夫、妻）は何か間違ったことをしたのか」と言うのだ。ひとつの家族の生活にとってたいそう痛ましい時期に、どう返事をしようかと私は考える。私自身、父が日に日にゆっくりと衰えていくのを目にして、無力感とないまぜになった落胆や、後悔と入り交じった苦悩を覚えていた。しかし、（私自身も含めて）今日判明していることを前提に、真実をそっくりそのまま告げるとすれば、あなたの家族は次の項目のひとつには当てはまるのではないか。

・糖尿病ではなくても慢性的に血糖値が高い状態だった
・生涯を通じて炭水化物、とくに精白した砂糖、小麦、穀物をたくさん食べた
・コレステロールの摂取を少なくする低脂肪の食事を選んだ
・とくに中年期に慢性的な高血圧だった
・体全体に程度の大きい「無症状の」炎症が慢性的に起きていた

認知症だけではなく癲癇《てんかん》、頭痛、うつ病、統合失調症、ADHD、さらには性欲減退を引き起こすきっかけが、最近の研究によってグルテンであると判明していると人びとに伝えると、「まさか。みんながグルテンに敏感なわけじゃないでしょう」という返事が返ってくる。グルテンについて知られていることといえば、もっぱら内臓の健康であり、神経系の健康状態には注目されていないからだ。

グルテンは、少数の人びとを襲うセリアック病という自己免疫疾患にかかった人たちだけのテーマではない。

全体の四〇パーセントもの人たちが適正にグルテンを処理できず、残りの六〇パーセントの人も危険な状態にいるかもしれない。脳という観点から考えたら、私たちみんながグルテンに過敏であるとしたらどうだろうか。

残念ながら、グルテンは小麦でできたパンやシリアルだけではなく、たとえばアイスクリームから皮膚に使うハンドクリームまで、思いもよらない製品にも含まれている。現在、多くの研究が進み、グルテン過敏症と神経機能障害の結びつきが裏づけられようとしている。これは、問題なくグルテンを消化できる人や、グルテン過敏症の検査で陰性だった人にさえ当てはまる。私は仕事の中でそれを日々、目にしている。私はどんな患者にも食事からグルテンをいっさい取り除くように指示するが、その結果には私自身でさえ絶えず驚かされる。

読者から寄せられた体験談

二〇一六年の初めごろ、私の体重は約一一〇キログラムでした。砂糖はやめていましたが、真に健康を考えたダイエットをする必要がありました。そんなとき、義理の息子が『「いつものパン」があなたを殺す』を教えてくれたので、すぐに本を注文しました！　そして即、食事を変え始めたのです。体重はどんどん減り、気分も良くなりました。やがて記憶力にも変化が現れているのに気づき始めました！　脊椎の関節炎がひどく、痛みを感じていたので体重をどうしても落とす必要があり、正しい食事の方法を学ばなくてはならなかったのです。これからも、新しく身につけた食習慣は決して変えません！

リンダ・P

脳疾患も含めてすべての変性疾患を引き起こすのが「炎症」であることは、研究者たちにはかなり前から知られていた。しかし、その炎症が何によって促されるのかは誰も立証してこなかった。それがそもそもの間違いであり、おかげでこういう命にかかわる事態が生じている。そしていま研究者たちは、グルテン、さらに言えば高炭水化物の食事が脳に達する炎症反応の原因になっていることを見出しつつある。

ふだん、腸内ガス、膨満感《ぼうまんかん》、便秘、そして下痢などは比較的すぐに症状が現われるので、消化器系疾患や食物アレルギーには気づきやすい。ところが、脳はとくにわかりにくい器官だということだ。分子レベルではあなたが気づかないうちにずっと激しい攻撃に耐えているのかもしれない。頭痛を治そうとしたり、明らかな神経系の問題に対処したりしないかぎり、脳で何が起こっているのかはわからず、とうとう手遅れということになり得る。脳疾患に関して言えば、いったん認知症などの診断が下されると、そこからの方向転換は難しいのだ。

いい知らせもある。

たとえあなたが神経系の病気を発症しやすいという性質を生まれつき持っていても、その遺伝的必然をコントロールする方法があるということだ。そのためにはみんなが信じている通説から抜け出す必要があるだろう。もっともよくない二つの通説は、

①低脂肪、高炭水化物の食事は健康的だ
②コレステロールは不健康だ

というものだ。

グルテンを取り除けば話はおしまい、ではない。グルテンはパズルのひとつのピースにすぎない。次章以降で、通説では悪者にされがちなコレステロールが、脳の健康と機能を維持するのにとりわけ重要な役割を果たすものであることがわかるだろう。

高コレステロールであれば、脳疾患をわずらうリスクが低減し、寿命が長くなることがわかっている。〔注8〕同じように、食事による脂肪の量が多いことは（ただし体にいい脂肪であり、トランス脂肪ではない）、健康にとって重要であり、そのおかげで脳はフル稼働できるのだとわかってきている。

この話は、これまで「信じなさい」と教えられてきたこととは正反対だ。

米国内でこれまでに行なわれた研究の中で、もっとも価値があり、重視されているもののひとつにかの有名なフラミンガム心臓研究がある。ごく最近は認知症も含めた疾患の特定のリスク因子に多くのデータが加わった。

同研究は一九四八年に、マサチューセッツ州のフラミンガムという町出身の三〇歳から六二歳までの男女、五二〇九人を募《つの》って始まった。参加者の誰もが心臓発作や脳卒中に見舞われたことはなく、心血管疾患の症状が現われたことすらなかった。〔注9〕それ以来、同研究では、もともとの集団から派生してさまざまな世代を加えた。そのおかげで科学者たちはその人たちを注意深く観察でき、いくつもの因子（年齢、性別、心理・社会的問題、身体的特徴、遺伝パターン）の重要なカギも集められた。

二〇〇〇年代半ばに、ボストン大学の研究者たちが総コレステロールと認知能力の関係の調査に着手した。そして、当初からグループに入っていた七八九九人の男性と一一〇五人の女性を調べた。研究開始時点では全員が認知症や脳卒中を発症した経験はなかったが、その後一六年から一八年にわたって追跡調査を受けた。認知検査は四年から六年に一度行なわれ、記憶、学習、概念形成、注意／集中力、抽象的推論、組織化能力のような事柄をチェックした。すべて、アルツハイマー病の患者において低下が見られる特質だ。

二〇〇五年に発表された研究報告によると、「総コレステロールと、言語能力、注意／集中力、抽象的推論、それに多数の認知領域を測定するデータの間には、著しい相関があった」という。〔注10〕さらに、「『望ましい』総コレステロール（二〇〇mg／dℓ未満）の被験者は、高コレステロール（二〇〇～二三九mg／dℓ）のボーダーライン上の被験者、および、総コレステロールが高い（二四〇mg／dℓ以上）被験者ほど成績がよくはなかった」という。

同研究により結論づけられたのは、「自然と総コレステロール値が下がるとそれに伴って、高度な抽象的推論、注意／集中力、言語能力や遂行能力が求められる認知測定での成績が悪くなる」ということだ。いいかえるとコレステロール値がもっとも高い人たちは、値が低い人たちよりも、認知検査の点数が高いのだ。どうやら、コレステロールと脳に関していえば、保護因子があるようだ。これがどのようにして起こるのかは第3章で調べる。

調査データは世界中のさまざまな研究室から集まり続け、従来の常識を根本からくつがえしている。

二〇一二年、オーストラリア国立大学の研究者たちが『神経学』誌に最初の研究結果のひとつを発表し、血糖が「正常範囲」内で最高値の人たちは、脳の萎縮のリスクがはるかに高いことを示した。二〇一六年に追跡調査結果が、さらに二〇一八年にはレビュー論文が出たことは先に述べたが、それらによって血糖値と脳の萎縮リスクに関する事実が立証された。〔注11〕これは「3型糖尿病」の話に直接結びつく。

脳疾患と認知症が脳の萎縮と関連しているのはずいぶん前からわかっている。そして、そうした萎縮が血糖値の「正常」範囲での急上昇に伴って起こるのだ。血糖値を上げる食べ物（すなわち炭水化物）を口にする人なら誰でもぞっとするのではないか。

患者たちは、血糖値は正常で元気だというが、正常とは何なのか。現在の基準では「正常」だといわれるかもしれないが、新しい知識体系では再考せざるを得なくなりつつある。あなたの血糖値は「正常」かもしれない。でもすい臓を覗《のぞ》くことができれば、十分な量のインスリンを分泌し、体を安定した状態に保つためにどんなに苦しんでいるのかがわかり、驚くかもしれない。

だからこそ、朝、食事をとる前に行なう空腹時インスリンの検査を受けることは非常に重要だ。このときに血中のインスリンの値が高ければ危険信号で、正常に代謝が行なわれていない証しだ。糖尿病の瀬戸際にいて、すでに脳の将来の機能が奪われているかもしれない。

オーストラリアの研究者による研究には、血糖値がいわゆる正常範囲内にある六〇歳から六四歳までの二四九名が参加した。参加者は参加時に加え、平均して四年後に再び脳の検査を受けた。血糖値が正常範囲内で高めだった人は、脳の記憶能力および認知能力にかかわる領域の容積が減る傾向にあった。研究者は、年齢や高血圧、喫煙やアルコール摂取といったほかの影響を受けないように管理をした。それでも、正常範囲内での高い血糖であることは脳が六パーセントから一〇パーセントほど萎縮するおもな原因となっていた。二〇一六年の追跡調査には二八七名が参加したが、出てきた結果は同じで、血糖値が高い人は脳が萎縮していた。これらの研究からも、血糖値が、糖尿病をわずらっていない人にとってさえ、脳の健康に影響をもたらし得ることがわかった〔注12〕。

アメリカ人の二人に一人が「糖尿肥満」に苦しんでいる。この「糖尿肥満」とは、現在、軽度のインスリン抵抗性から前糖尿病、そして完全な糖尿病にいたるまでの代謝不均衡を指すのに用いられている用語だ。

しかし、こうした人たちの多くは、体重過多や肥満から始まる危険な病気を抱えていることを知りもしないのが実情だ。

彼らががんばり通したにもかかわらず、窮地《きゅうち》に立たされていると気づいたときにはもはや遅すぎる。こうした不幸な結末を阻止するのが私の使命だ。悲劇を起こさないためには日常的な習慣をいくつか変える必要がある。

この本を読み終わって「低炭水化物の食事を続けよう」と考えても、これまで大好きだったおいしい食べ物を全部やめるとなると、イライラするかもしれない。しかし、あきらめることはない。それをできるだけ簡単なものにすることを約束しよう。パンの代わりにほかのものを置けばいいのだ。バター、肉、チーズ、卵など、どういうわけかあなたにとって悪いものだと決めつけていて、食べようとしなかったもの、それに、とても健康にいいたっぷりの野菜などがパンの代わりになるはずだ。

何よりうれしいことに、炭水化物に頼る代謝から、脂肪やタンパク質に頼る代謝に変えればすぐに目標は達成しやすくなる。たとえば、苦労せずに継続的に体重を減らすとか、一日中もっと元気でいられるとか、よく眠れるとか、もっと記憶力を磨いて脳の働きがよくなるとか、よりよい性生活を送れるといった目標だ。もちろん、それよりも脳を守るほうが先決であることは言うまでもない。

炎症が大脳に達するとき

この本のひとつのキーワードである炎症について考えておこう。

一般的な意味で「炎症」が何を示すのかは誰でもだいたいわかる。料理中にやけどをしたあとにすぐ現われる赤みとか、いつまでも続く関節炎の痛みとか、体になんらかのストレスがかかっているときに体の自然な反応として腫れや痛みが現われることはほとんどの人がわかっている。これらの炎症は必ずしも悪い反応ではない。体にとって有害であろうと思われるものに対する自己防衛を試みていることを示すという役目もあるのだ。

しかし、この炎症がコントロールできなくなると問題が持ち上がる。一日グラス一杯分のワインなら体によくても、毎日何杯も飲めば健康上のリスクがあるのと同じようなことが炎症にも言えるのだ。

炎症とはそもそも比較的短い日数で治るものだ。長い時間にわたって続くものではないし、ましていつまでも続くものでは決してない。ところが、この続くはずのないものが、いまや何百万人もの人たちにおいては続いているのである。もしも体が常に刺激物にさらされて絶えず攻撃を受けていたら炎症反応も続いたままだ。しかも血流を介して体のあらゆる部分に広がってしまう。その結果、私たちは、C反応性タンパクなどの炎症マーカーを見つける血液検査を通じてこの種の広範囲におよぶ炎症を見出せるというわけだ。

炎症が本来の目的から逸脱すると、さまざまな化学物質がつくられ、それらが細胞にとっては直接的に有毒になる。これによって、細胞の機能が低下し、やがて細胞は破壊される。抑えのきかない炎症は、冠状動脈疾患（心臓発作）、がん、糖尿病、アルツハイマー病、それに実質上、思い浮かぶかぎりすべての慢性疾患に伴う病的な状態、あるいは死の根本的原因であることがわかっている。

デヴィッド・ラドウィグ博士は私の親友であり同僚だ。栄養学研究者、内科医、ハーバード大学医学部教授の彼がこんないきいきとした言葉で炎症を描写している。

「あなたの腕をサンドペーパーでこすったと想像してみてほしい。こすった部分はまもなく赤く腫れ、さわると痛みを感じるようになる。ひどい炎症が起きたしるしだ。では今度はあなたの体内で、長年かけて同じような炎症プロセスが起きたと想像してほしい。不健康な食事やストレス、睡眠不足などのせいで、生命維持に必要な器官に炎症が起きていると。慢性的な炎症はいますぐには痛みを感じないだろうが、実は人知れず、現代のおもな死因である心疾患、糖尿病、アルツハイマー病やがんなどのもとになっているのだ」

炎症が止められず、それが関節炎のような問題を引き起こすのだと理解しても拡大解釈ではない。どちらにしても、その症状を緩和するために一般的に用いられる薬（イブプロフェン、アスピリンなど）は「抗炎症剤」として売られている。

最近では、心臓発作は、これまでいわれたような高コレステロールよりも炎症に深く関係すると考える医師が増えている。これは、アスピリンが抗凝血作用の性質を持つのに加え、心臓発作だけではなく脳卒中のリスクを軽減するのに有益な理由でもある。

しかし、「脳の炎症」がパーキンソン病からさまざまな多発性硬化症、癲癇、自閉症、アルツハイマー病、うつ病にいたるまでのあらゆる病気とは、なんら関係がないと思ってしまいがちな理由のひとつは、脳には体のほかの部分と違って、痛みを感じる受容体がないためだろう。つまり、脳の炎症を感じることができないのだ。

炎症は関節炎や喘息といった疾状に関係していることは、私たちの誰もがよく知っている。しかし、さまざまな神経変性疾患を考えるときにも、その原因が炎症にあるとはっきり指摘する研究が行なわれてきたのはここ一〇年ほどにすぎない。

一九九〇年代までさかのぼると、イブプロフェンやナプロキセンのような非ステロイド系の抗炎症剤を二年あるいはそれ以上服用すると、アルツハイマー病やパーキンソン病にかかる危険が四〇パーセント以上低減することが研究によって示されていた〔注13〕。同時に、アルツハイマー病やパーキンソン病をはじめとして脳変性疾患に苦しむ人たちの脳内では、細胞間で炎症の情報を伝達するサイトカインが急上昇することを明確に示す研究もあった〔注14〕。今日、新しい画像技術のおかげで、アルツハイマー病患者の脳内では、細胞が炎症性サイトカインの産生に活発に関与するところが見られるようになっている。また、全身性の炎症の徴候と、はるか先の将来に起きる脳の萎縮の相関関係まで測れるようにもなっている。

二〇一七年、有名な医療機関（なかでもジョンズ・ホプキンズ大学医学部、ベイラー大学医学部、メイヨー・クリニックなど）の研究者たちによる共同チームが『神経学』誌で報告したところによれば、中年期に血液中の炎症マーカーの値が高い人は老年期になると脳が小さくなるということだ。〔注15〕共同チームは五〇代の男女一六〇〇名以上の炎症の基準値を記録し、二四年後に参加者の脳の働き具合を計測した。また、MRIを用いて記憶とアルツハイマー病にかかわる脳の領域の大きさを測定した。

その結果、中年期の炎症レベルが高い人の脳が全体的に大きく縮んでいることがわかった。なかでもアルツハイマー病にかかわる領域と海馬は明らかに小さくなっており、なんと五パーセントも萎縮していた。さらに、二四年前に炎症マーカーの値が高かった人は言葉の記憶力が大きく衰えていた（言葉の記憶力テストとは、単語を一〇個読まされ数分後に思い出せるかぎりの言葉を思い出すもの。基本的に短期記憶を測るテストだ）。歳をとったときに脳がどういう運命をたどるのか。その決定に重要な役割を果たしているのが若いころの生活習慣だという点で、この研究は重要な意味をもつ。テスト結果が一番悪かった被験者は、二四年前の調査開始時に一番若かった人であることも注目すべき重要ポイントだ。

もはや、われわれはまったく新しい見方で炎症を考えざるを得ない。炎症は、ひざや関節の痛みの原因にとどまらず、まさに脳変性のプロセスを裏打ちしているのだ。炎症はまた、現代に蔓延するもうひとつの病気、うつ病の原因になっている可能性が十分あることもわかってきた。[注16] そうなのだ。いまや世界中で心身不具合の原因のトップになっているうつ病は、必ずしも脳内の化学物質のアンバランスによるものとは限らないかもしれないのだ。

うつ病は、体のさまざまな部分がバランスを崩していることに端を発する炎症性の病気である（グルテンフリーの食事に切り替えてうつ病が改善した人たちを私はこの目で見ている。おそらく体内の炎症が軽減されたことと関係があるのだろう）。旧版ではうつ病についてあまりページを割かなかったのだが、いまや科学的証拠はあるのだから、今回はより詳しく取り上げねばと考えている。

うつ病は食事ひとつで治療できるし、場合によっては治癒もするとは驚きだし、力づけられることではないか。最終的に、ダメージの原因となる脳内の炎症による重大な下流効果は、フリーラジカル産生を増加させる化学反応経路の活性化だ。慢性的炎症の核心は、酸化ストレス、つまり生物学的な「腐食」であるということだ。

腐食はすべての細胞で進む。この現象は生命の一部として正常だ。つまり、体が食べ物から摂取したカロリー（エネルギー）や空気から取り込んだ酸素を利用可能なエネルギーに変えるときも含め、事実上あらゆるところで起こる。しかし、それが手に負えないほど蔓延し始めると、あるいは体が健康的なコントロールのもとでそれを維持できなくなると、命にかかわる。

「酸化」という言葉は酸素を暗示するが、私たちが吸い込むものではない。ここにいる重罪人は単なるO（酸素）だ。もうひとつの酸素分子と結びついたもの（O^2）とは違うのだ。
酸化のプロセスについてさらに一歩先まで進んで説明したい。

これまでにフリーラジカルについて耳にしたことがあるかもしれない。フリーラジカルとは電子をひとつ失った分子だ。

通常、電子は対をなしている。しかしストレスや汚染、化学物質、有害な食事による誘発因子、紫外線、通常の身体的活動といった力によって分子から電子が「遊離」する。すると、分子はほかの分子から電子を盗もうとする。この無秩序が酸化プロセスそのもの、つまりフリーラジカルをどんどん産生し炎症を促す出来事の連鎖だ。酸化した組織や細胞は正常には機能しないため、酸化プロセスによって、いろいろな健康上の困難に打ち勝てなくなる。酸化のレベルは炎症のレベルを反映していることが多く、酸化レベルが高い人は健康上の困難や症状（感染症への抵抗性の低さから、関節の痛み、消化器系疾患、不安、頭痛、うつ病、そしてアレルギーにいたるまで）を多く抱える理由が説明できる。

おそらくおわかりだろうが、酸化を抑えると炎症も弱まる。すると今度は酸化も抑えられる。抗酸化物質が重要な理由はまさにこれだ。ビタミンA、ビタミンC、ビタミンEなどの栄養素は電子をフリーラジカルに渡す。そして、このために反応の連鎖が妨げられ、ダメージを回避できるのだ。

歴史的にみて、抗酸化物質がたっぷり入った食べ物、たとえば、植物、液果、木の実などが私たちの食事の一部を占めていた。しかし今日の食品業界では、健康やエネルギー代謝に必要とされるたくさんの栄養素を加工によって除去している。

本書の後半部のほうで、体内のある反応経路にスイッチを入れる方法を示すつもりだ。その経路とは、直接的に自然とフリーラジカルを減らすだけではなく、炎症によって生じた余分なフリーラジカルも減らして脳を保護するものだ。

たとえば、ウコンのような天然由来の物質を利用して炎症を抑えることは二〇〇〇年以上もさかのぼった医学文献に書かれている。しかし、その生化学的なプロセスを、私たちが理解し始めたのは、せいぜいここ一〇年ほどのことである。

さらにもうひとつ、この生体反応によってもたらされるのが、特定の遺伝子の活性化だ。

その遺伝子には、私たちがさらされているさまざまな毒素を分解し、排出するための酵素やほかの化学物質を生み出す情報が組み込まれている。人間（さらには、すべての生物）は地球上に生まれてこのかた、さまざまな毒素にさらされてきた。自然界には、鉛、ヒ素、アルミニウム、それに、私たちが平らげたさまざまな動植物が自衛のために生成した強力な毒素などが存在する。それとは別に、私たちの体は通常の代謝プロセスの中でも毒素をつくっている。

こうした解毒の遺伝子は、すでに長きにわたり、私たちの役に立ってくれているし、いまほどそれが必要とされているときはない。それに、ウコンやオメガ3脂肪ドコサヘキサエン酸（DHA）のように、近所のスーパーマーケットで購入できる自然由来の物質が、遺伝子の発現を強化することで強力な解毒因子として働きうることもようやくわかり始めたところなのだ。

遺伝子の発現を変え、炎症をコントロールする手助けになり得るのは食べ物だけではない。運動や睡眠の方法も一役買っていることが最新の研究でわかってきている。それらもDNAの重要な調節因子（リモートコントローラー）なのだから。

本書ではさらに、脳細胞を新しくする方法についてもご説明する。神経発生（新しい脳細胞の誕生）をどのように、そしてなぜコントロールできるのかを伝えていくつもりだ。

あなたの「運命」を変えるために

正しい食事と運動は、体が自然に炎症をコントロールする力を高めてくれる。

では、薬はどうなのだろうか。皮肉にも、コレステロールを下げる薬としてリピトール、クレストール、ゾコール、メバコール、プラバコール等とともに、もっとも一般的に処方されるスタチンは、過剰な炎症を抑える一方法として勧められている。しかし、このスタチンは人によっては脳の機能を低下させ、心臓疾患のリスクを高める可能性もある。

理由は単純だ。脳が力強く活動するためにはコレステロールが必要なのだ。

このことはすでに述べたが、忘れてもらいたくないのでくり返し言う。コレステロールはニューロン（神経細胞）が機能するために脳には必須の栄養素であり、細胞膜の構成要素として基本的な役割も果たしている。また、抗酸化物質として、ビタミンDのような脳機能を維持する重要な要素の前駆体として、ステロイド関連のホルモン（たとえば、テストステロンやエストロゲンのような性ホルモン）としての役割も担う。

もっとも重要なのは、コレステロールはニューロンにとって不可欠な燃料であるということだ。ニューロン自体は重要なコレステロールを合成できない。そのため特定の運搬体タンパク質を介して血流に乗って運ばれてくるコレステロールに依存している。興味深いのが、この運搬体タンパク質であるＬＤＬは「悪玉コレステロール」という不名誉な名前を与えられていることだ。

ところが、ＬＤＬはコレステロール分子ではまったくない。低比重のリポタンパク質（low-density lipoprotein）であり（ゆえにＬＤＬは頭文字を取ったもの）、悪いところは何もない。くり返すと、脳におけるＬＤＬの基本的な役割は生気を与えるコレステロールをとらえてニューロンへと運ぶことだ。ニューロンにおいてそのコレステロールは重要な役割を果たす。

現在では科学の文献に、コレステロール値が低いと脳がうまく働かなくなること、つまり、コレステロール値の低い人たちは認知症やほかの神経学的問題を抱えるリスクが高いことが示されている。

私たちはコレステロールやＬＤＬに対する受け止め方を変える必要がある。ＬＤＬは味方であって、敵ではないのだから。

では、コレステロールと冠状動脈疾患（心臓発作）についてはどうか。この難問には第３章で取り組む。

当面、「コレステロールはいいものだ」という考えを覚えておけばいい。いかにわれわれが見当違いをしていたかがすぐにわかるだろう。


本書のプレリュードとして、本章ではたくさんの話題に広く触れてきた。いったんまとめておこう。

①私たちは低脂肪、高炭水化物の食事をとり、フルーツを食べ、そのせいで自ら脳の衰えを進めてきたか？

②遺伝により受け継いだDNAにかかわらず、生活習慣を変えれば脳の運命を本当にコントロールできるのか?

③薬なしでもADHDやうつ病、不安、不眠症、自閉症、トゥレット症候群、頭痛、アルツハイマー病などの脳関連のさまざまな病気を予防し、治療し、ときに治癒させ得ることを考えると、製薬会社は儲けすぎてはいないか?

これら三つの問いに対する答えは、間違いなく「イエス」だ。

ここからはさらに進めて、心臓疾患や糖尿病も予防できることを示していく。

もし、私たちが明晰な頭のまま一〇〇歳を超えてまで生きるつもりなら、食に対する考え方そのものを変えなくてはならないのだ。

私たちが長い進化を経て、生命と健康のために脂肪を必要とする種になったことは明らかな事実だ。

私たちが口にする莫大な量の炭水化物は、体や脳の中で私たちを焼きつくす炎症に燃料を補給している。その点について、ウイリアム・デイビス博士が独創的な著作、『小麦は食べるな!』(日本文芸社)でなさっておられる表現が私はとても気に入っている。[注17]

「有機農法で栽培された高繊維質のマルチグレインのパンなど、あなたが食べているものは厳密に言って何なのか。マルチグレインのパンは健康によく、食物繊維とビタミンBを摂取でき、『複合』炭水化物の宝庫であると従来は言われていた。ところが、その話にはもうひとつ別の面がある。これからこの穀物の中を覗き、形や色、繊維含有量、有機栽培か否かにかかわらず、人間にとって有害な働きをする可能性がある理由を理解してゆこう」

これこそまさに私たちが次に向かうところだ。しかし私たちは、現代の穀物についてのデイビス博士による的を射た説明や、炭水化物を抜いていかにやせるかという次元からさらに一歩先に進む。グルテンが予想だにしなかったところ、つまり脳にダメージを与える可能性があることを理解するために。

第2章

食べ物をトロリとさせ、ふわふわにするタンパク質の恐怖

何を食べたか教えてごらんなさい。
あなたがどんな人か当ててみせましょう。
――ジャン・アンテルム・ブリア＝サヴァラン

こうして「グルテン過敏症」は表面化する

うずくような頭痛やひどいうっ血の苦しみを経験したことはないだろうか。こんな不意の症状が現れたときにはだいたい、思い当たる原因がある。

たとえば、頭痛の場合には一日ずっとコンピュータの前に座っていたからだとか、鼻が詰ったり、のどがヒリヒリするならちょっと風邪を引いたからだ、というふうに。

通常は市販薬に頼ってなんとか対処する。するとそのうちに体は健康な状態に戻る。しかし症状が治まらず、しかもその犯人を突き止めるのが難しいときにはどうするだろうか。

ある一人の女性がいる。

Fさんは物心がついたころから、頭に脈打つような感覚があった。私が初めて診察したとき、彼女は六三年もの間、日々、偏頭痛に苦しんできたことを打ち明けた。彼女は頭痛の治療として普通に考えられることは何でもしていたし、イミトレックス（スマトリプタン）という偏頭痛に効く強い薬を週に数回飲んでいた。医療記録を見直すと、彼女は二〇代の初期に開腹による腸の手術を受けていた。深刻な腸の不快に苦しんでいたからだ。そこで彼女にグルテン過敏症の検査を行なったところ、思ったとおり、八個のマーカーにおいて強度に陽性だった。

私は本書でのちほど示す「グルテンフリー」の食事をするよう指示した。

四カ月後、Fさんからの手紙を受け取った。

「ほぼ毎日あった偏頭痛の症状は、食事からグルテンを除いて以来、軽くなっています。夜になると興奮して痛みが増していた偏頭痛が起こることがなくなり、いまでは日常のレベルが、先生の診察を受ける前と比べて格段に上がっています」

と書かれていた。そしてこう結んでいた。

「改めて、ありがとうございます。先生が長年にわたる偏頭痛という苦悩を解決に導いてくださいました」

もう一人、まったく症状は異なるが、同じように何年も苦しんだあげくに私のところにやってきた女性がいる。

ちょうど三〇歳のAさんは、私と初めて会ったとき、正直に「私は精神的な問題もいくつか抱えている」と言った。それまでの一二年間についてくわしく聞かせてくれ、その間、健康に関しては下り坂ばかりだったと言った。若いころに母と祖母を亡くし、それ以来どんなにストレスの多い人生を送ってきたかを話した。大学に通い始めたころ、躁病《そうびょう》と診断されて何度か病院に入れられ、この時期には大いにおしゃべりになったり、自分のことを誇大に語ったりするという症状を経験したらしい。やがて過食に走り、体重が増加し、深刻なうつ状態になって自殺願望が出てきた。ちょうど、双極性障害の治療に用いる医薬品のリチウムを服用し始めたばかりだった。精神的な病気は家族にも見られた。姉が統合失調症、父が双極性障害だった。しかし、精神的な病気以外の病歴は取り立てて言うほどのものはなかった。腸の問題や食物アレルギー、そのほかグルテン過敏症と結びつく問題には思いあたらなかった。

私はAさんにグルテン過敏症の検査を受けてみるように言った（Fさんの場合と同じく、このころ私はまだグルテン過敏症の検査をしていた。しかし、いまでは検査は不要だ。この点についてはまもなく述べる）。すると過敏症に対する重要な六つのマーカーの値が非常に高く、そのマーカーのいくつかは平均的な範囲の倍よりも高い値を示した。

その結果を受けて私が指示したグルテンフリーの食事を開始して二カ月後。Aさんからの手紙につづられていたのは、グルテンフリーの食事を実践し、めざましい変化を経験した多くの患者から聞いたことと同じような内容だった。

「グルテンを食べないようにして以来、私の生活は一八〇度変わりました。まず変わったと思ったのは、私の気分でした。それまでずっと憂うつな気分に苦しみ、いつも『頭上にかかる黒い雲』と闘わねばなりませんでした。グルテンと縁を切ってからは憂うつな気分になりません。一度、誤って口にしてしまい、そのときは翌日にまた憂うつな気分を味わいました。ほかに自分で気づいた変化は、元気になったこと、長い時間集中力を保っていられることなどです。思考力は鋭くなって、決断もできますし、これまでにないほど論理的で自信に満ちた判断ができるようになりました。さまざまな強迫的行動からも解放されました」

もう一つ、例をお話ししよう。

体の異常な動きに悩む二三歳の男性Kさんは、母親とともに私に会いに来た。母親が言うには、その六カ月前から、彼が震えているように見えるようになった。初め、身震いはわずかだった。ところが、時間が経つとひどくなってきた。

二人の神経科医を受診し、二つの異なる診断を受けていた。一つは、いわゆる「本態性振《しん》戦《せん》」、もう片方は「ジストニア」だった。医者たちはKさんに、血圧治療の薬であるプロプラノロールを処方した。これは震えを伴う不調の一部に対する治療に用いる薬だ。ほかに勧められたのは腕と首のさまざまな筋肉にボツリヌス菌毒素、すなわちボトックスを注射して、けいれんする筋肉を一時的に麻痺させることだった。

Kさんの病歴を見ると気になる点が二つあった。まず一つ目は、小学四年生のときに学習障害があると診断されていたこと。「過度の刺激に耐えられない」のだという。そして二つ目が、数年にわたって便通がゆるく、腹痛を訴え、消化器専門医に診てもらわなくてはならないほどだったこと。その専門医は小腸の生検を行なってセリアック病の検査をしていたが、結果は陰性だった。

私が診たときKさんの体は明らかに異常な動きをしていた。Kさんはほかにもいろいろ検査を受けていたが、どれも陰性だった。しかし、グルテン過敏症の血液検査を行なったところ、特定の抗体の値が上昇していた。私はKさんと母親に、グルテンフリーの食事法を教えた。数週間後、Kさんの母親からKさんの行動は落ち着いてきたとの電話があった。症状が改善されたため、その食事を続けることにし、およそ六カ月後、異常な運動はほぼなくなった。この若者に起きた変化は驚くべきものだった。食事を変えるだけで人生を変えるほどの影響があったのだから。

現実に私のような医者たちは、原因不明の運動障害をもつ多くの人たちにグルテンフリーの食事法を指示して症状をなくすことができている。しかし残念ながら、大多数の医者は、このような運動障害と食事との関連に注意を向けていない。グルテン過敏症が筋萎縮性側索硬化症《きんいしゅくせいそくさくこうかしょう》（ＡＬＳ）に似た症状を示す症例が二〇一五年の医学文献にたくさん出始めたことを知っている者は非常に少ない。〔注１〕想像してみてほしい。ＡＬＳと診断（誤診）され、結局はグルテン過敏症だとわかったときのことを。もっともこれは、そうそうあることではないと強調しておくべきだろう（そしてグルテンフリーの食事法がＡＬＳには効かないことも。ＡＬＳは治療法のないとても深刻な病気なのだ）。

さまざまな苦痛の種を抱えて私のところにやってくる患者には、共通する特徴がある。グルテン過敏症だ。

つまり、グルテンは現代における「毒物」であり、私のような医者たちは、脳の不調や疾患についてより大きな観点で見直さざるを得なくなりつつあるのだ。その共通の特徴がわかれば、たった一つの処方箋、つまり食事からグルテンを除くことによって、数々の病気の治療が可能になる。

どんな健康食品店も、あるいは現在ならごく普通の食料品店でも、「グルテンフリー製品」の品ぞろえが豊富だ。過去数年で、米国で販売されたグルテンフリー製品の総額は爆発的に上昇した。二〇二〇年には世界のグルテンフリー食品市場は七五億ドル（約八二三〇億円）以上になると予想されている〔注2〕。

メディアの注目が一役買っていることは間違いない。グルテンフリーで心身をつくり変えることができたと断言する著名人、プロスポーツ選手、セレブはこれまでに何人もいた。しかし一方では、グルテンフリーを疑問視する論調も出ている。たとえば二〇一七年五月、セリアック病ではない人がグルテンフリーを実行するのは危険であり、低グルテンの食事は心臓発作のリスクにつながると多くのメディアが報じた。『インディペンデント』紙にいたっては、「グウィネス・パルトロウやラッセル・クロウが気に入っているトレンディなグルテンフリー・ダイエットは心疾患のリスクを高めるかもしれない」とまで報じたのだった。〔注3〕本当にそうだろうか？　グルテン含有食品をやめるとヒ素中毒や水銀中毒になる危険性が高まるという報道も出たが、それについてはどうなのだろう？〔注4〕　この二つの主張について順番に考えてみよう。

　まず、グルテンと心疾患について。この恐ろしい報道の背景にあるもの、ここまで馬鹿げた主張をするために引用された研究について調べてみると、こういう記述が見つかる（私が引用するのは、かつて『ブリティッシュ・メディカル・ジャーナル』と呼ばれた『ＢＭＪ』誌に掲載されている立派な論文であり、著者はコロンビア大学医学部、ハーバード大学医学部のさまざまな研究者たちだ）。「長期的に食事でグルテンを摂取することと冠状動脈心疾患にかかるリスクとの間に関連性はない。しかし、グルテンを避けると有益な全粒穀物の摂取が減る可能性があり、それが心血管疾患にかかるリスクに影響を与える可能性がある」〔注5〕。

　グルテンフリーの食事を実施している人たちは、概して食物繊維の摂取量が少なめになる。そういう人たちは「グルテンフリー」と称した食品に頼る場合が多い。グルテンフリー食品は確かにグルテンを含んではいないが、トランス脂肪、砂糖、人工添加物など栄養面で弊害をもたらすもので加工されている。食物繊維が大事なのは、炎症を減らす手助けをするからであり、また、炎症を減らす役目を果たす腸内バクテリアを育てるからだ。覚えておいてほしいのだが、このあと述べるようにグルテンはやはり問題だ。が、グルテンを避けるなら、グルテンフリーの食物繊維を大量に摂取するよう気をつけることがきわめて重要である。筆者たちが示したとおり、それがこの論文から導かれる妥当な結論である。

ヒ素中毒、水銀中毒についても似たような脈絡で説明がなされている。「グルテンフリーの食事でヒ素曝露や水銀曝露の危険性が増すかもしれない」というわざとらしい報道について考えてみよう。[注6] 少し落ち着いて考えれば、まったく意味のない言葉だということがわかるはずだ。何かを避けることによって、どうして有毒物質にさらされる危険性が増すというのだろう？

この研究によれば、グルテンフリーの実行者は確かに有毒な化学物質の値が高かったが、それはグルテンを含む穀物の代わりに、グルテン以外のもので汚染されている可能性のある食品をたくさん食べたからだ。たとえば米はグルテンをやめた人に人気の食材だが、米をたくさん食べる人たちはヒ素にさらされるリスクがとても高いというデータが出ている（はっきり言っておくが、白米、玄米、ワイルドライス、バスマティ米のどれであろうと、自然なままの米とは厳密には種子であって穀物ではない）。さらに言えば、食物繊維を摂れば体から毒素が抜けやすくなることもわかっている。そして先に述べたように、グルテンをやめると繊維の摂取量が減る可能性がある。

これでおわかりいただけたと思う。私はどうしてもこのことを最初に言っておきたかったのだ。ではこれから、グルテンに関して科学者として言わねばならないことに話題を移そう。「グルテン過敏症」とは何を意味するのか。グルテンのどこがそんなに悪いのか。

これまでグルテンは常に身近にあったものではないのか。そして「現代の穀物」とはまさに何を意味するのか。

体の中にネバネバした「のり」のようなものが残る

グルテンとは「膠《にかわ》」を意味するラテン語で、タンパク質の混合物だ。粘着性のある物質として作用し、クラッカーや焼き菓子、ピザ生地などのパン製品をつくるときに粉をまとめる。グルテンは発酵の過程で重要な役割を担い、小麦粉がイーストと混ざるとパンがふくらむ。ふわふわのマフィンにかぶりつくとき、あるいは、ピザ生地を焼く前に丸めたり延ばしたりするとき、それができるのはグルテンのおかげだ。実は、今日食べられている、柔らかいけれど噛みごたえのあるパン製品のほとんどについて、その粘着性はグルテンのおかげなのだ。

これぞグルテン、というものを両手で持ってみるためには、水と小麦粉だけを混ぜて手でこねて丸め、そのかたまりを流水の下で洗い、デンプンと繊維を流してしまえばいい。手元に残ったのはネバネバするタンパク質の混合物だ。

多くのアメリカ人は小麦からこのグルテンを消費している。しかし、グルテンはライ麦、大麦、スペルト小麦、カムット小麦、ブルガー小麦などのさまざまな穀物にも含まれる。

また、地球上でもっともありふれた添加物の一つでもあり、加工食品だけではなく、さまざまな日用品にも使われている。チーズスプレッドやマーガリンの滑らかさを保ち、ソースや肉汁が固まらないようにもする。ヘアコンディショナーをとろりとさせ、マスカラのボリュームを出すためにもグルテンは利用される。

どんなタンパク質でもアレルギーを引き起こすことがあるように、グルテンもアレルギー反応を生む可能性がある。

実はグルテンは単一分子ではない。おもに二種類のタンパク質、グルテニンとグリアジンから構成されている。これら二つのタンパク質のどちらかに、あるいはグリアジンを構成する一二個の小さな単位のどれかが過敏症の反応の原因となり炎症にいたると考えられる。

グルテン過敏症について話をすると、患者がまず示す反応の一つとして、「いや、私はセリアック病ではありませんから。もう検査をしましたし」という場合がある。私はそんなとき、セリアック病とグルテン過敏症には大きな違いがあることを説明する。私の目的は、セリアック病はグルテン過敏症の中でも極めて重篤なタイプの病気だ、という考え方を伝えることだ。セリアック病とは、グルテンに対するアレルギー反応によって、とくに小腸へのダメージがあったときに生じる疾患だ。多くの専門家の見積もりによれば、世界中で一〇〇人に一人がセリアック病だというが、これは控えめな計算だ。その数はおそらく三〇人に一人に近いだろう。というのも、かなり多くの人たちの診断が未確定なままだからだ（米国だけでも推定二五〇万人の診断がまだついていない）〔注7〕。四人に一人もの人たちが遺伝上の理由だけでセリアック病にかかりやすい状態なのだ。セリアック病は消化管にダメージを与えるだけではない。この病気の遺伝子にいったん誘因が与えられると、グルテンに対する過敏症が生涯にわたる症状となり、皮膚や粘膜が影響を受けたり、口の中に水疱ができたりするようになる。

セリアック病のような自己免疫疾患を引き起こす極端な反応は別としても、グルテン過敏症を理解するために重要なのは、それが体内のどの器官をも巻き込み得るということだ。たとえ小腸には影響がないとしても、だ。だから、定義上はセリアック病にかかっていなくても、グルテン過敏症であれば、脳を含めた体の残りの部分は大きなリスクにさらされるのだ。

一般的に、食べ物に対する過敏症は免疫系からの反応だと考えればいい。

こうした過敏症は、食べ物に含まれる成分を消化する適切な酵素が体内に不足している場合にも起こる。グルテンの場合には、粘着性という性質によって栄養素の分解と吸収が妨げられる。

食べ物が十分に消化されないと、消化管内に「のり」のようなものが残る。それが免疫系にすぐに行動を起こすように警告を出し、結局、小腸の内側に損傷を与えることになる。患者が訴える症状は腹痛、吐き気、下痢、便秘、腸の痛みなど。中には胃腸に問題が起きているという明らかな徴候が出ない人たちもいるが、それでも、神経系など体のどこかしらが知らない間に攻撃されているのである。

体が食べ物に対して過剰に反応すると、炎症のメッセンジャー分子が送り出され、その食べ物の粒子を敵として分類する。これによって免疫系は、敵を一掃するために、炎症性化学物質、とりわけナチュラルキラー細胞を放出し続ける。この過程で細胞がダメージを受けることは少なくなく、腸の壁が弱くなる「リーキーガット（腸管からの漏れ）」と呼ばれる症状を起こす。いったんこうなると、将来、さらに食べ物に対する過敏症にかかりやすくなる。そして炎症の猛攻撃を受け、自己免疫疾患を進行させるリスクにも見舞われる。〔注8〕

炎症は、多くの脳疾患を引き起こすもとであり、炎症自体は免疫系が人の体内の物質に反応すると始まる。免疫系の抗体がタンパク質、あるいはアレルギーを引き起こす抗原と接触すると、炎症カスケードが刺激され、サイトカインという損傷を与える化学物質が大量に放出される。

とくにグルテン過敏症は、グルテンを構成するグリアジンに対する抗体の値が上昇して起こる。抗体がこのタンパク質と結びつく（抗グリアジン抗体を生成する）とき、体内の特別な免疫細胞内で特定の遺伝子が発現する。いったんこの遺伝子が活性化されると炎症性サイトカインが集結し脳への攻撃が可能になる。サイトカインは脳に対して強く拮抗し、組織にダメージを与え、脳を機能障害や疾患にかかりやすくする。攻撃が継続する場合にはなおさらだ。

抗グリアジン抗体に関連する問題をほかに挙げると、抗グリアジン抗体は、脳内の特定のタンパク質と直接結合できることだ。そのタンパク質とは、グルテンを含む食べ物の中のグリアジンタンパク質に似ており、抗グリアジン抗体にはその区別がつけられない。これは何十年も言われてきたことであり、炎症性サイトカインがより多く生成されることにつながっている。[注9]

これを考えると、アルツハイマー病、パーキンソン病、重いうつ病、多発性硬化症、そして自閉症でさえも、サイトカインの上昇が見られるのは不思議ではない。[注10] ALS（別名ルー・ゲーリッグ病）と誤って診断された人の中には、単にグルテンに対して過敏であったにすぎず、食事からグルテンを除外することで症状が解消した人もいたという研究結果も出ている。[注11]

マリオス・ハジヴァッシリウ博士は、イギリスの王立ハラムシャー病院において、グルテン過敏症および脳分野でもっとも尊敬される研究者の一人だ。彼は一九九六年に医学雑誌『ランセット』に次のような記事を寄せた。「私たちのデータによれば、グルテン過敏症は原因不明の神経疾患を抱える患者に共通しており、病因的意義があるかもしれない」〔注12〕。

やっかいで原因のわからない脳の疾患に取り組むのがライフワークである私のような者にとって、免疫系がグルテンに過剰に反応する人たちのおよそ九九パーセントがそれを知らないと考えれば、ハジヴァッシリウ博士が記した内容には、とりわけ身が引き締まる思いだ。

博士は続けて次のように述べている。「グルテン過敏症は第一に、そしてときによってはもっぱら神経疾患なのだ」

言いかえれば、グルテン過敏症を抱える人たちは、胃腸の問題を何も抱えていなくとも、脳機能に関する問題を抱えている可能性がある。

博士と研究グループが二〇〇二年に専門誌『神経学・神経外科学・精神医学ジャーナル』に「精神疾患としてのグルテン過敏症」というタイトルで発表したものにはこう書かれている。

進化という点から見れば比較的最近である約一万年前に、人間の食事に取り入れられた一般的な食物タンパク質が、消化管や皮膚や神経系の病気を生み出す可能性があるということが理

解されるのに二〇〇〇年近くかかった。グルテン過敏症のさまざまな神経学的徴候は消化管の関与なく生じる可能性がある。したがって神経科医は、一般的な神経学的徴候とこの疾患の診断法に精通しなくてはならない。〔注13〕

加えて、この論説は数々の発見を見事にまとめ、こう結論づけている。

「グルテン過敏症をもっとも適切に定義すると、遺伝的に影響されやすい人たちの間での、生体過敏反応が高い状態といえるだろう。この定義は腸の関与は示していない。グルテン過敏症は主として小腸の疾患だと考えられているところが、長年にわたる誤解なのだ」

ご存じのように、私はもうグルテン過敏症の検査を受けることを勧めていない。セリアック病でないとしても、過去にグルテン過敏症検査を受けたときに陰性だったとしても、人間はグルテンに過敏であり、グルテンを全面的にやめるべきと考えるのが一番だと思うからである。

二〇一五年、ハーバード大学のファサーノ博士は、海軍医療センター、メリーランド大学、ジョンズ・ホプキンズ大学医学部等、さまざまな医療機関の仲間とともに画期的な論文を発表した。〔注14〕海軍医療センターのジャスティン・ホーロン博士をリーダーとするこのグループは、グリアジンが混乱を引き起こし、自己免疫疾患やがんをもたらす原因になりかねないことを示してみせた。

簡潔に言えば、グリアジンが引き金となってゾヌリンというタンパク質が生成され、そのゾヌリンが小腸の内壁を破壊し腸の透過性を高めるということだ。いったん腸の内壁が弱くなると、腸内に留まるはずの物質が血液中に漏れ出て炎症を誘発する。ゾヌリンが体にもたらす影響が発見されたことで、小腸の透過性にかかわる疾患を研究者が探すようになった。そしてなんと、セリアック病、1型糖尿病、リウマチ性関節炎、多発性硬化症、炎症性腸疾患など大半の自己免疫疾患は、ゾヌリンの値が異常に高く、リーキーガットであることが目立った特徴だということがわかったのである。ゾヌリンの影響力は非常に大きい。実験動物がこの毒素にさらされると、ほぼ瞬間的に1型糖尿病を発症する。またリーキーガットにもなり、動物は、インスリンを分泌するランゲルハンス島細胞に対する抗体を産生し始める。

ファサーノ博士の論文はこう締めくくられている。「グリアジンにさらされると、セリアック病であろうとなかろうと、あらゆる人の腸の透過性が高くなる」。ということは、私たちはみな、セリアック病であろうがなかろうが、グルテンに対してある程度は過敏なのである。グルテン中のグリアジンというタンパク質が腸内で次々と異変を起こした末に腸がリーキーガットとなり、健康が大きく損なわれていくということなのだ。

本書を最初に刊行して以降、グルテン、なかでもグリアジンというタンパク質と腸の透過性との関連を指摘する研究が多数発表された。これが炎症を悪化させる基本メカニズムであることはもうわかっている。セリアック病に由来しないグルテン過敏症は実在し、私たちが想像する以上に蔓延していると、これらの研究はくり返し立証している。二〇一六年にはセリアック病協会が、セリアック病に由来しない（小麦）グルテン過敏症は実際に存在し、セリアック病や小麦アレルギーでなくとも小麦を摂取している人たちの免疫系の活性化を促し、腸にダメージを与えている証拠が多数あるとの声明を発表した。〔注15〕

グルテン過敏症は人びとの間にそれほど蔓延しており、この症状に苦しむ人びとの数たるや、セリアック病患者の六倍に上るのだ。〔注16〕この声明の直前に発表された別の研究結果によると、全身性のひどい免疫活性化に関連した腸細胞の損傷マーカーが、セリアック病ではない人に実際に見られるということである。〔注17〕これはコロンビア大学医学部に負けず劣らず権威のある機関の研究者たちが出した結果だ。

グルテン過敏症について詳しく話をする前に、グルテン過敏症のもっとも極端なかたち、セリアック病について専門家がどう解釈するようになったのかをはっきりと理解しておこう。

腸の透過性を測る

リーキーガットを検査する方法の一つに、血中にリポ多糖類（ＬＰＳ）があるかどうかを見るやり方がある。ＬＰＳは脂肪と多糖類との複合体で、特定の腸内細菌の細胞膜に見られるものだ。

LPSは、胆のうが分泌する胆汁酸塩によって細菌が消化されないように守る役目を果たしている。腸内にはそういうタイプの細菌がたくさんあり、腸内フローラの五〇～七〇パーセントを占めている。だが、LPSは人間の体にひどい炎症反応を引き起こす。生じる炎症があまりにひどいので、内毒素、つまり細菌体内にある毒素とも考えられているほどだ。

アルツハイマー病や多発性硬化症、炎症性腸疾患、糖尿病、パーキンソン病、リウマチ性関節炎、狼瘡《ろうそう》、うつ病、自閉症などのさまざまな疾患を研究するための実験動物にLPSが用いられるのは、体内に炎症反応を起こすスイッチがすぐに入るからである。LPSは普通、腸内の壁の細胞間がきっちりと詰まっているために血液中に入ってゆけない。

しかし、もうおわかりだろうが、腸壁の細胞間の結合が弱くなり腸に透過性が生じると、LPSが血中に漏れ出て全身をめぐり、体にダメージを与えて炎症をあおるのだ。血液中のLPS値は炎症だけではなく腸の漏れやすさも示す数値なのだ。アルツハイマー病、ALS、重いうつ病、自閉症の患者は、LPS値が高い場合が多い。

何百年も経たセリアック病

セリアック病は「新しい疾患」のように思えるかもしれないが、その異常についての初めての記録は紀元一世紀までさかのぼる。

セリアックという言葉を初めて使ったカッパドキアのアレタイオスという古代ギリシャの偉大な医者が、癲癇、頭痛、めまい、麻痺などの神経系の異常現象をはじめとする、さまざまな症状について論じた医学の教科書の中で、セリアック病について記したのだ。

セリアックはギリシャ語で「腹腔の」という意味だ。彼はこの病気について書くにあたり、次のように述べた。「胃は消化器官であり、消化の際にはたらく。だが、そのとき下痢が患者を襲い……そして、それに加えて患者の体全体が消耗して弱っていたなら、慢性的な性質としてのセリアック病を発症している」[注18]

一七世紀には、オランダ語のsprouwに由来するスプルー(sprue)という言葉が英語に取り入れられた。sprouwは慢性の下痢、つまりセリアック病の典型的な症状を意味した。

イギリス人の小児科医、サミュエル・J・ジー博士は、セリアック病の患者の処置を行なう際、食事の重要性を最初に認識した一人だ。一八八七年にロンドンの病院でレクチャーを行なったとき、子供に見られる症状について、初めて現代的な言及を行ない、次のように述べた。「患者を完全に治療してやるなら、食事という方法によらなくてはならない」

しかし当時、どの食材が犯人なのかを特定できる人はいなかった。したがって、治療のために食事を変えるように勧めても的確とはいえなかった。

たとえば、ジー博士はフルーツと野菜を禁じたものの、フルーツや野菜が問題を起こすわけではなかった。一方で、薄く切ったパンを焼いたものは食べてもいいとした。ジー博士はとくに、ある子供が毎日、最上級のオランダ産ムール貝を一クォート（約一・一リットル）も食べているときには症状が出ないのに、ムール貝のシーズンが終わると症状がぶり返すことに目を見はった（おそらくその子供は再びパンを食べるようになったのだろう）。

米国で、この異常を取り上げた初めての論考が発表されたのは一九〇八年、クリスチャン・ハーター博士がセリアック病の子供たちについての書籍を執筆したときであった。博士はセリアック病を「腸性幼稚症」と呼んだ。すでに認められていたとおり、博士はこうした子供たちは成長できないと書き、また、こうした子供たちは炭水化物よりも脂肪には耐性があることを加えた。

その後、一九二四年に、米国の小児科医、シドニー・V・ハース博士がバナナを食事にすると効能があると報告した（これは明らかにバナナを食べたから改善したというよりも、バナナを食事にすればグルテンを食べなくてすんだからである）。

そのような食事が長く続くなどとは想像しにくいが、セリアック病の本当の原因が判明し、確証が得られるまで、人びとからの評判はよかった。原因がわかるまでにはさらに二〇年ほどかかり、一九四〇年代にオランダの小児科医、ウィレム・カレル・ディッケ博士が小麦粉とセリアック病とを結びつけた。それまで、概して炭水化物が疑わしいとずっと考えられてきたが、小麦との因果関係が認められ、ようやく直接的な結びつきがわかったのだ。

ではこの発見は実際、どのように行なわれたのだろうか。一九四四年のオランダ飢饉《ききん》のとき、パンと粉類が不足すると、ディッケ博士はセリアック病の子供たちの死亡率が大幅に低下したことに気づいた。三五パーセント以上あったのがほぼゼロになったのだ。さらに博士は、再び小麦を食べるようになると死亡率は元のレベルにまで上がったことも報告した。

一九五二年になっていよいよ、英国のバーミンガム出身の医者たちが（これにはディッケ博士も加わっていた）、外科の患者からとった腸の粘膜のサンプルを調べ、小麦タンパク質の摂取とセリアック病は関係があるとした。一九五〇年代、六〇年代に小腸の生検法が登場したおかげで、標的となる器官は腸だと確認されたのだった（公平を期すために言っておこう。歴史にくわしい専門家たちは、ディッケがオランダで行なった裏づけに乏しい観察は申し分なく正確だったかどうかについて議論し、粉類が再び手に入るようになったときに元の状態に戻ったことを記録するのは不可能ではなくても困難だっただろうと異を唱えた。とはいえ彼らも、小麦を犯人だと認定することの重要性をしりぞけようとしているわけではない。小麦が唯一の犯人とはかぎらないという事実を強調しているだけだ）。

では、私たちはいつセリアック病と神経学的問題の結びつきを理解し始めたのだろうか。裏づけに乏しい報告が初めて出てきたのが一世紀以上前、そして二〇世紀を通じてさまざまな医者がセリアック病患者の神経学的異常を立証した。しかし早い段階で、神経学的問題はセリアック病に関連するとわかり、消化管の問題ゆえの栄養不足の発現を意味すると考えられた。言いかえると、医者たちは特定の成分が神経系を破壊するとは思っていなかったのだ。セリアック病自体が、消化管での栄養素やビタミンの吸収を妨げ、その結果、栄養不足が生じて神経損傷やさらには認知機能障害という神経学的問題につながるのだと考えていただけだった。そして、この話の中で炎症の果たす役割を理解するには遠くおよばなかった。

一九三七年には専門誌『アーカイブス・オブ・インターナル・メディシン』において、セリアック病患者に神経学的な問題が伴うことについて、メイヨー・クリニックが初めて概括を発表した。しかしそのときでさえ、実際に次々と起こる事象について、研究から正確に説明できていたわけではなかった。〔注19〕

脳のやっかいな状況はおもに、消化管が栄養素を適切に消化、吸収できないことに起因する

「電解質喪失」のせいだとしたのだ。[注20]グルテンに対する過敏症と脳の結びつきについて理解し、十分に説明できるようになるには、炎症反応の役割を理解することは言うまでもなく、技術面で大いに進歩しなくてはならなかった。私たちの視点の転換は実に衝撃的で、比較的最近のことだった。二〇〇六年、メイヨー・クリニックは再び、セリアック病と認知機能障害についての報告を医学誌『アーカイブス・オブ・ニューロロジー』で発表した。

今回の結論は考え方を根本から変えるようなものだった。「進行性の認知機能障害とセリアック病には関連性が認められる可能性がある。ただし、運動失調症と末梢神経障害（一般的にセリアック病と関係がある）との間に一過性の関係性、および相対的な頻度の高さを仮定すればの話である[注21]」

運動失調症とは、随意筋のコントロールとバランスの維持ができないことで、脳疾患に起因する場合がとりわけ多い。末梢神経障害とは、神経損傷のしゃれた言い方で、広範にわたる不調を含む。たとえば、脳や脊髄以外で損傷を受けた神経（末梢神経）は無感覚、虚弱、痛みを引き起こす。

この研究で、研究者たちは一三人の患者を調べた。患者たちはセリアック病の症状が出始めたり、悪化し始めたりして二年以内に進行性の認知機能障害の徴候を示していた（こうした患者が脳の障害について医療に助けを求めるもっとも一般的な理由が、記憶喪失、混乱、人格の変化だ。医者はセリアック病のすべての症状を小腸の生検法で確認した。認知機能低下の原因がほかにある可能性が考えられる患者はすべて除外した）。

分析の間に、従来の考え方をくつがえすようなことが一つ明らかになった。認知機能低下は栄養不足に起因するものではあり得なかった。さらに重要なのは、患者が比較的若くして認知症になったことだった（患者の年齢は四五歳から七九歳、認知機能障害の徴候が現れ始める年齢の中央値は六四歳だった）。報道された報告によれば、ジョセフ・マレー博士はメイヨー・クリニックの消化器専門医で臨床試験責任医師であったが、彼によると「セリアック病や末梢神経障害……あるいは平衡障害などの神経学的問題についてはこれまでにたくさん書かれてきた。しかしこのレベルの脳の問題（今回の検査で見つかった認知機能低下）がセリアック病に関係していると認められたことはこれまでになかった。認知機能低下に直面するセリアック病患者がこんなにたくさんいることを私は予期してはいなかった」ということだった。

マレー博士は当然ながら、こうした患者の状態は「偶然の結びつき」を示しているようには思えないとつけ加えた。セリアック病の症状の開始や悪化と、わずか二年以内に生じる認知低下の関連性を仮定すれば、これが単なる偶然の一致である見込みは非常に小さい。

この研究においておそらくもっとも驚くべき発見は、グルテンフリーの食事を課せられた患者の何人かが、認知低下において「著しい回復」を経験したことだ。グルテンの体内摂取を完全にやめたとき、三人の患者の精神的機能も回復、あるいは安定したため、研究者は回復可能な認知機能障害を発見したかもしれないと述べた。

これは大発見だ。なぜか。

たやすく治療できる認知症の種類は多くないのだから、認知症の進行を止めたり、場合によっては逆戻りさせることができるのなら、認知機能が低下したセリアック病であるとみることがごく一般的となるはずだ。さらに、そうした発見がセリアック病と認知低下の結びつきは偶然ではないという証拠になる。

マレー博士は、この結びつきの背後にある科学的理由づけについて尋ねられたとき、炎症性サイトカイン（脳内での問題の一因となる、炎症を引き起こす化学伝達物質）の潜在的な影響に言及した。

もう一つ、この研究で指摘したい点がある。研究者がこれらの患者の脳をスキャンしたとき、脳の白質に、多発性硬化症や軽い脳卒中と見まがう顕著な変化があったことだ。

だから、多発性硬化症の診断を受けた、と私に相談してきた患者に対してはいつもグルテンフリーの食事法を処方してきたのだ。

多くの場合、脳が変化している患者は実は多発性硬化症とはまったく関係なく、グルテン過敏症の可能性があることがわかった。それを証拠に、患者がグルテンフリーの食事に変えると、症状が軽減した。二〇〇六年のメイヨー・クリニックの報告以降、多くの専門家が、グルテン摂取と神経疾患との関係を立証している（医学辞書に「グルテン失調症」という言葉が入ったほどだ）。

グルテンは脳に影響を与える

この章の初めに述べた若者、Kさんについて思い出してみよう。

もともとジストニアという運動障害だと診断された男性だ。筋肉の緊張をコントロールできず、体中が手に負えないほどの激しいけいれんに見舞われる。そのために通常の生活が送れない。

このような場合、神経疾患や薬の副作用のせいだとされることが多いが、私が考えるに、ジストニアやほかの運動障害の多くは単にグルテン過敏症のせいではないか。

この患者の場合、いったん食事からグルテンを除外すると、震えやけいれん性の引きつりは止まった。ほかの運動障害、たとえば運動失調症や、ぴくぴくと筋肉がけいれんするように収縮するのが特徴のミオクロヌス、ある種の癲癇などは誤診されることが多い。グルテン過敏症のような明白な事柄ではなく、説明のつかない神経学的原因とされてしまうのだ。

かつて私は癲癇の患者の中に、危険な手術を受けようと考えたり、発作に対処するために日常的に薬を用いた治療法に頼ったりするのをやめ、その代わりに単に食事を変えることで発作から完全に解放された人を何名か見てきた。

グルテン過敏症および脳分野でもっとも尊敬される研究者の一人、ハジヴァッシリウ博士は、同じように頭痛の患者の脳をスキャンして調べ、グルテン過敏症によって引き起こされる大きな異常を実証した。

ハジヴァッシリウ博士は、グルテンフリーの食事によって、グルテン過敏症を抱える患者の頭痛は完全に解決できることをくり返し示した。

博士は、二〇一〇年に医学雑誌『ランセット神経学』に寄せたレビュー論文で、グルテン過敏症に対する見方を変えるように求め、グルテン過敏症と脳機能障害の結びつきについて広く周知しようとした。〔注22〕

セリアック病について新たにわかったもっとも重要な情報の一つは、セリアック病は消化管に限定されないということだ。極端に言えば、グルテン過敏症は常に脳に影響を与えるということである。

神経生物学者、アリスト・ヴォジャニ博士は、西洋人においてグルテン過敏症の発症率は三〇パーセントにも上ると述べている。〔注23〕それから、セリアック病の場合はほとんど無症候性な

写真左は、脳の白質（矢印）にグルテン過敏症と頭痛に関係する深刻な変化を示している。右は、正常な脳のＭＲＩ画像。

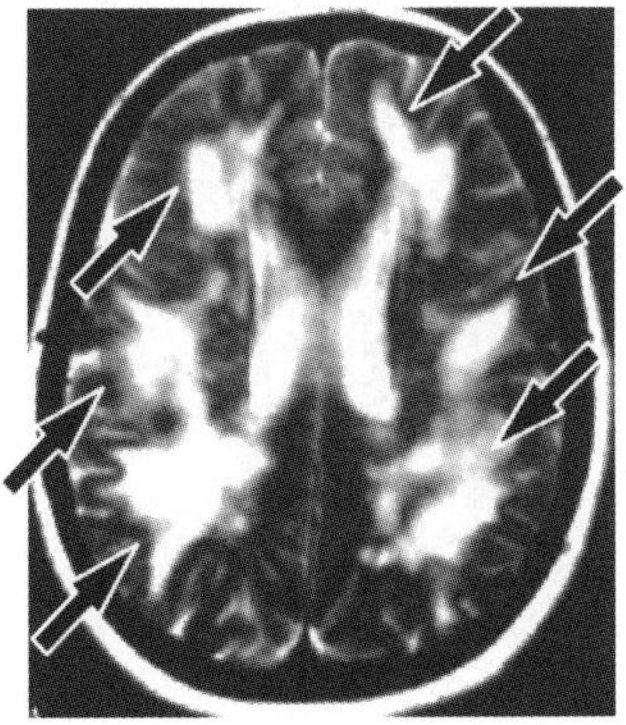

グルテン過敏症

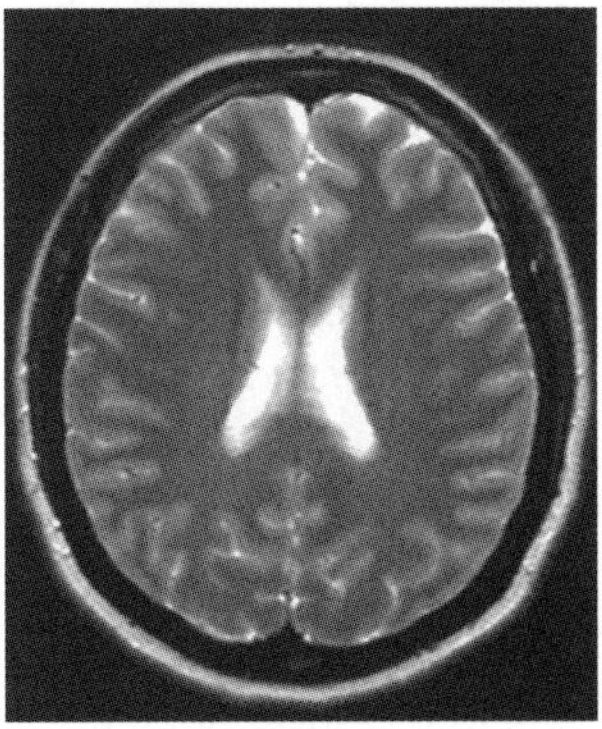

正常時

ので、その有病率は二〇年前に考えられていたものに比べ、現在は二〇倍だとされている。

　ニュージーランドの小児科・アレルギーセンターのロドニー・フォード博士は、二〇〇九年に発表した『グルテン症候群は神経学的疾患である』というタイトルをつけた論文で次のように提案した。

「グルテンに関する基本的な問題は体の神経回路網への介入だ……グルテンは、セリアック病かどうかにかかわらず、患者の神経学的損傷に結びついている〔注24〕」

　そして、大胆に次のように結論づけた。

「神経回路網のダメージをもたらすグルテンは、ほかにどのような影響をもたらすのか、計り知れない。少なくとも一〇人に一人がグルテンの影響を受けると見積もれば、グルテンが健康に与える影響は大きい。グルテン症候群を理解することは地球規模での人びとの健康のために重要なのだ」

あなたは、セリアック病をわずらう人と同じようにグルテンに過敏ではないかもしれないが、神経学的観点から考えると、私たちはみな、グルテンに過敏であろうことがわかる。神経系や脳という人目に触れない奥深い領域で起きているので、多くの人はただそれに気づかないだけだ。

思い出してほしいのは、実際にあらゆる不調や疾患の核心にあるのは「炎症」だということだ。炎症反応を引き起こすものを体内に取り入れると、さまざまな健康上のリスクにさらされる。これは頭痛や頭がモヤモヤするなどの慢性的な不快から、うつ病やアルツハイマー病のような深刻な病気にいたるまでを指す。

さらにいまや、グルテン過敏症と、何千年にもわたって医者たちにも理解不能だった脳疾患（統合失調症、癲癇、双極性障害、うつ病、さらに最近の自閉症やＡＤＨＤなど）との結びつきは証明されている。二〇一五年、イタリアの研究者たちは、セリアック病に由来しないグルテン過敏症に起因する可能性がある小児精神病の症例について報告する際、「グルテン精神病」という語彙を新たに用いた。〔注25〕グルテンが子供に精神病をもたらし得ると考えただけでも衝撃的である。
こうした結びつきについては本書でこれから扱うつもりだ。さしあたって、問題の範囲を見通し、グルテンは正常な脳だけではなく、脆弱《ぜいじゃく》で異常をきたした脳にも影響をおよぼし得ることをしっかりと理解する必要がある。

いま一度、セリアック病に関する文献を参照しておこう。たとえば、セリアック病をわずらう人たちは、フリーラジカルの産生が著しく増し、フリーラジカルによるダメージが脂肪、タンパク質、それからDNAにも現われたことが明らかになっている。〔注26〕加えて、免疫系がグルテンに反応した結果、体内で抗酸化物質を生成する能力も失う。とくに、グルタチオンの値が下がるのだ。グルタチオンとは、血液中のビタミンE、レチノール、ビタミンCと同様に、脳内の重要な抗酸化物質である。これらはどれも体のフリーラジカルを抑制し続けるために重要な役割を果たしている。まるで、グルテンが存在すると免疫系が作用しなくなり、体本来の防衛力を十分に発揮できなくなるかのようだ。私が疑問に思うのは、もしグルテン過敏症によって免疫系が弱められるなら、ほかに何が起こり得るのだろうか。

研究によって、グルテンに対して免疫系が反応すると、炎症を引き起こし、いわゆるシクロオキシゲナーゼ2（COX－2）を誘導するシグナル伝達分子が活性化されることがわかっている。このCOX－2は、炎症性化学物質の生成を増大させる。〔注27〕セレブレックス、イブプロフェン、アスピリンなどの薬になじみがあれば、すでにCOX－2にもなじみがあるだろう。この酵素は体内の炎症や痛みの原因だからだ。こうした薬がCOX－2の活動を効果的にブロックし、炎症は軽減する。セリアック病患者では、また別のTNF－αと呼ばれる炎症性分子の値が高くなる。

このサイトカインの値の上昇は、アルツハイマー病やほかのほぼすべての神経変性疾患の特徴の一つでもある。

結論――グルテン過敏症は、セリアック病であろうとなかろうと、炎症性分子の産生を増大させる。そしてこれらの炎症性サイトカインは神経変性疾患において極めて重要な役割を果たす。さらに、炎症による有害な影響を受け入れやすい器官として脳に勝るものはない。脳は体内でもっとも活発な器官ではあるが、完璧な保護因子は持たない。血液脳関門は一種の門番として働き、特定の分子が血流から脳へ流れ込むのを防いでいるが、絶対に危険のないしくみではない。たくさんの物質がこの表玄関をこっそり通過し、望ましくない影響を引き起こしている（本書内で、こうした炎症性分子、および食べ物の力を利用してそれらと闘う方法についてさらにくわしく述べるつもりだ）。

「グルテン過敏症」であるとは何を意味するのか、そろそろ新しい基準を設けてもいいころだ。グルテンにまつわる問題はこれまで思い描いてきたものよりもはるかに深刻だからだ。

現代の多くの食べ物に含まれるグルテンの罪

もし、グルテンがそんなに悪いのなら、私たちはグルテンを食べながらどのようにして生き延びてきたのだろうか。

端的に言えばこうだ。祖先が小麦を育て、それを挽《ひ》いて粉にする方法を初めて見つけて以来、同じ種類の小麦を食べてきたわけではないということだ。

私たちが今日《こんにち》食べている穀物は、およそ一万年前に人類が食していたものと似ているところはほとんどない。

一七世紀にグレゴール・メンデルが、異なる植物を交配して新しい種をつくり出すという、かの有名な実験を発表して以来、私たちは異種交配し、異系統を組み合わせ、穀物にかぎってみても、独特な子孫をいくつかつくり出してきた。

私たちの遺伝的構成と生理機能は祖先の時代からさほど変わっていない一方で、食物連鎖は過去五〇年間で急速に様変わりした。生物工学や交配などを含めた現代の食品産業の振興で、構造を変えた穀物をあれこれ栽培できるようになった。こうした穀物のグルテンに対し、私たちは、数十年前に栽培されていた穀物に含まれていたグルテンよりも敏感になっている。〔注28〕

これが意図的に収穫高を増やすためなのか、人びとの味覚に訴えるためなのか、あるいはその両方であるのかは誰にもわからない。しかし、一つわかっていることがある。現在のグルテンを多量に含む穀物はかつてないほど問題が多いということだ。

遺伝子組み換えや農業関連ビジネスの発達によって、現代の穀物、とくに小麦が大昔のものとどの程度違っているのかについては議論が続いている。それでも、グルテン過敏症が増えていること、セリアック病患者がこの六〇年で四倍に増加していることは否定できない事実なのだ。

もしもあなたがこれまでに、ベーグル、スコーン、ドーナツ、あるいはクロワッサンを食べた後に、なんだか急に楽しい気分になってきたことがあるなら、それは思い込みなどではない。

一九七〇年代の終盤以来、次のようなことがわかっている。グルテンは胃で分解され、血液脳関門を通過できるポリペプチド混合物となる。いったんそれが脳に入り込むと、一部は脳のオピオイド受容体と結合し、感覚的な恍惚《こうこつ》状態を生み出す。これは、アヘン剤が結合し、人に満足を与える効果を生み出すのと同じしくみだ。

　最初にこの働きを発見した科学者である、米国国立衛生研究所のクリスティン・ジオドロウ博士らは、脳を破綻《はたん》させるこのポリペプチドにエクソルフィンという名前をつけた。

　これはexogenous morphine-like compounds（外因性のモルヒネ様混合物）を短くしたもので、エンドルフィンという体由来の鎮痛作用のあるペプチドと区別される。[注29]このエクソルフィンについてとりわけ興味深いのは、また、エクソルフィンの脳への影響の裏づけとなるのは、ナロキソンやナルトレキソンのようなアヘン誘導体拮抗薬（ヘロインやモルヒネ、オキシコドンなどのアヘン誘導体の働きを消すために用いられるのと同じ）によって止められるということだ。

　前出のウイリアム・デイビス博士はこの現象を著書『小麦は食べるな！』の中でうまく説明した。

「だからこれは小麦に依存したあなたの脳なのだ。消化すると脳のオピオイド受容体と結合するモルヒネ様の成分が生じる。褒美《ほうび》という形で軽い感情的高揚状態を誘発する。効果がブロックされると、またはエクソルフィンを生じない食べ物を消費すると、不快な禁断症状を経験する人もいる」[注30]だが、エクソルフィンのすべてに好ましい副作用があるわけではない。

　パンやパスタなどの食品を消化すると、特定のエクソルフィンが腸の内壁を通り抜けて血液中に入り、体全体をめぐって血液脳関門も通り抜けるうえ、炎症も誘発する。そのしくみについては現在研究が進められている。〔注31〕グルテンがこんなに問題である理由はエクソルフィンでも説明がつくだろう。グルテンを消化している最中に生じるエクソルフィンは、統合失調症や自閉症の人たちの髄液中にも見られる。〔注32〕

エクソルフィンを生じるものを食べると至福感を得られるのであれば、食品メーカーが製品の中に、できるかぎりたくさんグルテンを詰め込もうとするのは当然ではないだろうか。

そして、今日、これほどたくさんの人たちがグルテンたっぷりの食品にやみつきになっていれば、すなわち炎症だけではなく、肥満の蔓延をもあおっているのは、驚くようなことだろうか。私はそうは思わない。

砂糖やアルコールには人を上機嫌にさせる性質があり、私たちは誘惑に負けて砂糖やアルコールをどんどん摂取してしまうということはほとんどの人が知っているし、認めてもいる。

しかし、グルテンを含む食品はどうだろうか。

あなたが食べる全粒小麦のパンやサクサクのシリアルはどうか。グルテンは、私たちの脳の快楽中枢や中毒中枢にいたるまで、生化学的組成を変えてしまう、という考え方は注目に値する。なおかつこれほど恐ろしいことはない。

つまり、こうした食べ物が、科学的に証明されているとおりに、実際に気分を大きく変える働きをするならば、食事を再考する必要があるということだ。

グルテンを含んでいる炭水化物をむさぼり食う人たちを目にすると、まるでタバコに火をつけているのを見ているかのようだ。グルテンは私たち世代のタバコである。

グルテン過敏症は私たちが理解している以上に蔓延している。気づかないうちに私たちはみな、ある程度のダメージを与えられている可能性がある。

それにグルテンはまさかと思うところに潜んでいるものだ。調味料やカクテル、さらには化粧品、ハンドクリーム、アイスクリームにも入っている。スープや甘味料、大豆製品にも隠れている。栄養機能食品、よく知られている調合薬にも入っている。

「グルテンフリー」という言葉はいまや「オーガニック」や「一〇〇パーセント天然」と同様、曖昧で意味のない言葉になりつつある。

136～137ページに、「グルテンを含む食べ物、含まない食べ物」のリストを掲載してあるので、参考にしてほしい。

読者から寄せられた体験談

私は三〇年間、いろいろな病気で苦しみ、発作や震え、極度の不安がありました。慢性疲労症候群と双極性障害だと診断されていました。プロのバイオリニストでしたが、このような症状があり手を使うこともできなかったので断念せざるをえず、つらい思いをしました。最初、血糖値が異常に高く、炭水化物に対して問題を抱えていることがわかり、やがてグルテン過敏症と診断されました。私の家族の大半がそうだったのです。

いまは低炭水化物・超高脂肪（良質の脂肪です）の食事法を実行し、さらにプロバイオティクスを摂るなど、生活習慣を大きく変えて維持しています。体調はすっかり良くなり、子供のときよりも健康に過ごしています。コンサートで再び演奏するようになり、発作や不安や自信喪失からも解放されました。

それだけではありません。生まれてこのかた肥満に悩まされ、一時期はかなり太っていたのですが、三五キロの減量に成功し、もう何年もその体重を維持できているのです！私はいま四七歳ですが、人からは三〇代に見えると言われ、外見、気分ともに三〇代です！

プリシラ・D

バナナ、チョコレート、砂糖より恐いもの

過去二六〇万年のうちのかなり長い間、私たちの祖先の食事は、野生の獲物、季節の植物や野菜、ときに果実などだった。前章で取り上げたように、今日では穀物と炭水化物が中心の食事を摂る人がほとんどで、そういった食事の多くはグルテンを含む。

なぜ、これほどたくさんの穀物や炭水化物を平らげることが体にダメージを与えるかというと、穀物や炭水化物が肉や魚、野菜などといった食べ物とは違う方法で、血糖値を上昇させるからである。

血糖値が上昇すれば上昇するほど、インスリンはすい臓からどんどん分泌されて糖質を処理しなくてはならない。こうしてインスリンが増加すれば、細胞はインスリンシグナルに対する感受性がますます低くなる。

要するに、細胞にはインスリンのメッセージが聞こえない。そのときすい臓はどうするだろうか。メッセージが相手に聞こえていないときは、大きな声で話そうとするだろう。同様に、すい臓はインスリン分泌量を増やそうとするのだ。インスリン値が高まると、それが原因で、細胞はインスリンシグナルにさらに反応しにくくなる。すると血糖値を下げるためにすい臓は

過剰に働き、インスリン分泌量を増やして再び血糖値を正常に保とうとする。たとえ血糖値が正常であっても、インスリン値は上昇を続ける。

細胞はインスリンシグナルに抵抗するので、私たちは「インスリン抵抗性」という言葉を用い、この状態を表現する。

状況が進展すると、すい臓は最終的に最大限のインスリン分泌を行なうが、それでも十分ではない。その時点で、細胞はインスリンシグナルに反応できなくなり、究極的には血糖値が上がり始め、2型糖尿病に進行する。血糖値を体内でコントロールするしくみは本質的に崩壊してしまい、血糖値のバランスを保つためには体外から糖尿病治療薬を取り入れなくてはならなくなる。

私が医学関係者たちへの講義を行なうとき、四種類の食べ物の写真を見せる。

全粒小麦パン、チョコバー、精白糖大さじ一杯、バナナである。この四つの写真を見てもらい、もっとも血糖を急増させるのはどれか、あるいは、もっともグリセミックインデックス（GI値）が高いのはどれかを考えてもらう。

GI値とは、ある食べ物を食べたあと、血糖値がどのくらい急速に上昇するのかを計測した数値だ。GI値はゼロから一〇〇までの範囲で表され、血糖を急速に上昇させる食べ物ほど高い値がつく。基準は純粋なグルコースで、そのＧＩ値を一〇〇とする。

聴衆が選んだ食べ物は、たいがい間違っている。

精白糖（ＧＩ＝六八）ではない。チョコバー（ＧＩ＝五五）でもないし、バナナ（ＧＩ＝五六）でもない。ＧＩ値がとてつもなく大きいのは全粒小麦パン（ＧＩ＝七一）だ。この数値は精白小麦でつくったパンと同じレベルである。全粒小麦が精白小麦よりもいいと考えることは、もうやめなければならない。

三〇年以上も前から、小麦はグラニュー糖より血糖値を上昇させることがわかっている。しかしどういうわけか、多くの人はそんなことはあり得ないと考えがちだ。なぜなら、直感的に間違っているように思えるからだ。とはいえ、小麦でできた食品ほど血糖値を急上昇させるものはほかにはあまりない。

重要なのは、グルテン過敏症が増える理由が、今日の加工保存食品に含まれるグルテンに異常にさらされるためばかりではないことだ。糖質を摂りすぎたり炎症を促進する食べ物を摂りすぎたりする結果でもある。

環境有害物質の影響もある。こうした各要素（グルテン、糖質、炎症を促進する食べ物、環境有害物質）が組み合わさって体の中、とくに脳において最悪の状況を生み出している。

つまるところ、炭水化物は、私たちの体に害をなす成分の源なのだ。

血糖バランス、グルテン過敏症、あらゆる炎症を考えるとき、炭水化物が体や脳におよぼす影響を問題の中心に据えなくてはならない。

左ページの表は、グルテン過敏症とつながりのあるおもな症状である。

私たちは炭水化物を摂取しすぎると、脂肪、つまり脳が健康のために必要としているその成分をあまり摂らなくなる。

次章では、炭水化物がどうやって脳を破壊するかを調べていこう。

グルテン過敏症が引き起こす、おもな症状一覧

すでに述べたとおり、血液検査であれ小腸生検であれ、私はもうグルテン過敏症検査を勧めていない。グルテンは人間の体に有毒である、というのが前提だ。

この表はグルテン過敏症と関連する症状や疾患のリストだが、こうした異常が見られなくても、あなたの体と脳は知らないうちにダメージを受けている可能性がある。

ADHD

アルコール依存症

筋《きん》萎《い》縮《しゅく》性《せい》側《そく》索《さく》硬《こう》化《か》症《しょう》

不安

運動失調（平衡感覚の喪失）

自閉症

自己免疫疾患
（例をあげると、糖尿病、慢性リンパ球性甲《こう》状《じょう》腺《せん》炎《えん》、リウマチ性関節炎など）

骨の痛み／骨量減少／骨《こつ》化《か》石《せき》症《しょう》

頭のもやもや

がん

胸の痛み

絶えず病気になる

乳製品不耐症

成長遅延

うつ病

消化不良（腸内ガス、腹部膨満、下痢、便秘、激しい腹痛など）

じんましん／発疹

不妊症

過《か》敏《びん》性《せい》腸《ちょう》症《しょう》候《こう》群《ぐん》

食べ物の吸収不良

偏頭痛

流産

吐き気／嘔吐

神経障害（認知症、アルツハイマー病、統合失調症など）

パーキンソン病

発作／癲癇《てんかん》

糖質を摂りたい欲求

モルト／モルト香料
モルトビネガー
マリネ
マヨネーズ
ミートボール／ミートローフ
乳成分を含まないクリーム
オートブラン（グルテンフリーの認証がない場合）
オート麦（グルテンフリーの認証がない場合）
プロセスチーズ
ローストしたナッツ
ルートビア
サラダドレッシング
ソーセージ
セイタン（グルテンからつくる人工の肉。グルテンミートのこと）
スープ
醤油や照り焼きソース
シロップ
ベジタリアンバーガー
ウォッカ
ウィートグラス（小麦若葉）

・その他、グルテンを含む製品（グルテンフリーの認証がない場合）

化粧品
口紅／リップクリーム
医薬品
ステッカータイプの切手、粘着シールつきの封筒
プレイ・ドー（子供用の色つき粘土）
シャンプー／コンディショナー
ビタミン剤や栄養機能食品（ラベルを確認すること）

・グルテンを含んでいるサインになる成分

アミノペプチド複合体
カラスムギ（オート麦の一種）
玄米シロップ
カラメル色素（大麦からつくられることが多い）
シクロデキストリン
デキストリン
穀物発酵エキス
ヤバネオオムギ
オオムギ
加水分解物
加水分解麦芽エキス
植物性タンパク質加水分解物
麦芽デキストリン
加工デンプン
天然香料
フィトスフィンゴシンエキス
ライムギ
大豆タンパク質
植物性タンパク質
酵母エキス

グルテンを含む食べ物、含まない食べ物一覧

・グルテンを含む穀物やデンプン

大麦
ブルグア小麦
グラハム粉
カムット小麦
ライ麦
セモリナ
スペルト小麦
ライ小麦
小麦および小麦製品（クスクス、ファリーナ、マッツァーなど）
小麦麦芽

・グルテンを含まない穀物やデンプン

アマランサス
クズウコン
ソバ
トウモロコシ
アワ
ジャガイモ
キヌア
米
モロコシ
大豆
タピオカ
テフ

・グルテンを含む場合が多い食べ物（グルテンフリーの認証がない場合）

ベイクドビーンズ（缶詰）
ビール
ブルーチーズ
ブイヨン／ブロス（市販のもの）
パン粉をまぶした料理
シリアル
チョコレートミルク（市販のもの）
ハム、サラミ等のコールドカット
代用卵
エナジーバー
フレーバーコーヒーやフレーバーティー
フライドポテト（凍結前に粉を振りかけることが多い）
揚げた野菜／天ぷら
フルーツフィリングやプリン
グレイビーソース（肉汁でつくったソース）
ホットドッグ
アイスクリーム
カニやベーコンなどに似せた練り製品
インスタントの温かい飲み物
ケチャップ

第3章

「炭水化物中毒」や「脂肪恐怖症」に陥っていないか

どんな食事をしても体から脂肪を取り除けはしないだろう。
というのも、脳はもっぱら脂肪だからだ。
脳が無くても見栄えはいいかもしれないが、
公職への立候補くらいしかできることはないだろう。
——ジョージ・バーナード・ショー

「グルテン」だけが悪役ではない

飲食物からグルテンをいっさい摂らず、炭水化物の代わりに脂肪を摂ることで生活や健康状態を一変させた人たちは、私の研究の中でもとくに注目に値する症例である。

このたった一つの食事の変化によって、うつ病が改善し、慢性疲労が回復し、2型糖尿病が快方に向かい、強迫的な行動に出なくなり、頭のもやもやから双極性障害（躁《そう》うつ病）にいたるまで多くの症状が治癒するのを目の当《ま》たりにしてきた。

グルテンはさておき、一般的な炭水化物が脳の健康におよぼす影響の話はまだまだある。グルテンだけが唯一の悪役ではないのだ。

脂肪を燃焼させ、炎症を抑え、病気を跳ねのける体になるために、大きな要因をもう一つ考慮に入れなくてはならない。

それが、「炭水化物と脂肪の関係」だ。この章では、人間の体が低炭水化物・高脂肪の食事を本質的に求めている理由を示していく。炭水化物は、たとえグルテンを含まないものであっても、過剰に摂取すると、グルテンたっぷりの食事と同じくらいのダメージを体に与える。その理由もご説明しよう。

皮肉にも、栄養について科学的に解明されてきて以来、むしろ私たちの健康は悪化しているように見える。

何を食べ、何を飲むかの判断基準は、文化や伝統的な習慣を離れ、近視眼的な栄養理論に基づくようになった。しかも、そこにはさまざまな商売上の利害もからんでいる。たとえば、食料品店の売り場のすみずみまでシリアルの箱が積まれているが、一つでも多くの商品を売りつけようとしているメーカーは、あなたの健康を本当に考えているのだろうか。

ここは本当のことを言うべきだろう。一九六〇年代末、論理的に欠陥のある科学文献を企業が支持し、私たちが体にいい脂肪をやめて高炭水化物の食事に移行したから、第一次世界大戦と第二次世界大戦の合計戦死者数よりも多くの死者が出ることになったのである。

最近流行のシリアルも……

食品産業でもっとも利益の上がるビジネスの一つがシリアルだ。低価格の材料（加工した穀物）を高価な商品につくり変えられるからだ。

米国ミネアポリスのゼネラル・ミルズ社研究開発部門は、皮肉を込めて健康と栄養のベル研究所と呼ばれているが、ここには「シリアル・テクノロジー」に専念する部門がある。利益率が高く、しかもロングセラーとなるような、新たなシリアルの開発をもっぱらの目標とすべく、そこには何百人もの科学者たちが集まっている。マイケル・ポーランは著書『雑食動物のジレンマ』（東洋経済新報社）で、この研究所を訪問したときのことを描写している。シリアルについては秘密厳守、どれほどの収益性があるのかもわからず、食品研究者たちにプロジェクトについて話してもらうことさえできなかったという。二〇一七年、朝食にシリアルを買ったアメリカ人は約二億九〇〇〇万人だが、消費量は一人当たり四・五キログラム減少している。〔注1〕

ここ数十年の間でこんな経験をしなかっただろうか。

たとえば、卵。

卵はかつては栄養豊富ないい食べ物だと思われていた。しかし、飽和脂肪酸が含まれているという理由で悪いものだと見なされるようになった。その後、「卵の健康効果を見きわめるには、さらなる科学的証拠が必要」と示唆するメッセージが人びとを混乱させた。

二〇一五年に発表された最新の米国食生活ガイドラインでさえ、さまざまな方面に出てきた新しい科学的事実に注目していなかった。それでも私がうれしかったのは、ガイドラインがコレステロールに富む食品の摂取を控えるよう推奨することをやめ、コーヒーが健康的な食材のひとつである可能性に言及していたことだった。〔注2〕

この章を読めば、あなたはうれしくなるはずだ。なぜなら、脂肪やコレステロールを摂取しないように無理をしているあなたを救い出し、それらのおいしい成分があなたの脳の機能を高く保ってくれることをお見せできるからだ。

私たちが脂肪を好んできたのには正当な理由がある。脳が脂肪好きだからだ。しかし残念ながらここ数十年、脂肪恐怖症、炭水化物中毒の社会へと変化してしまった。

ダイエットをウリにする企業や食料品店の広告や話題の書籍から、私たちは、低脂肪の食事、あるいはできる限り無脂肪、低コレステロールに近い食事にすべきだという考え方をうるさく勧められてきた。

確かに、特定の種類の脂肪には健康上の問題が伴う。たとえば、「トランス脂肪」は有害であり、明らかに慢性疾患のいくつかと結びついているという科学的確証がある。

しかし、ここで抜け落ちているメッセージは単純明快だ。私たちの体は、「いい脂肪」が与えられれば力を得るのであって、コレステロールはそのうちの一つだということだ。それに、もう一つ大事なことは、私たちは大量の炭水化物をさほどうまく処理できないということである。たとえその炭水化物がグルテンフリーで、全粒穀物で、繊維が豊富であったとしても。

興味深いことに、人間が食事として必要な炭水化物は、ほぼゼロだ。つまり、私たちは最低限の量の炭水化物で生きられる。そしてその炭水化物は必要に応じて肝臓が供給できるのだ。

ところが脂肪はそうではない。摂らなければ生きていけないのである。残念ながら、現在は脂肪を摂取することは太ることに等しいと考える人が多い。だが実のところ、肥満とその代謝結果は食事による脂肪摂取とはほとんど無関係で、炭水化物依存と大いに関係している。同じことはコレステロールにも言える。高コレステロールの食べ物を口にしても実際のコレステロール値には影響は出ない。高コレステロールの食品を食べると心臓病になるリスクがあると言われているが、これは完全に誤りだといっていい。

やせていても高血糖、高血圧には要注意

最初にこの本を書いていたころ、血糖値が高いと認知機能低下のリスクが高まるとする研究結果が出始めていたことはすでに述べた。その後、同じ結論にいたった研究結果がほかにもいくつか出て、さらに、高血圧が長期化すると脳機能が低下することもわかった。つまり、認知機能低下のリスクは、もはや肥満や、糖尿病などの代謝機能障害だけに関係したものではないということである。

炭水化物を食べただけで血糖値が上がる。それだけで十分リスクは高いのだ。代謝機能障害

の徴候がいっさいなく、「健康的」な体重でも、知らない間に高血糖になっていて危険な状態に陥っている可能性もある。このことは声を大にしてはっきりと伝えておく必要がある。

先に私が引用した研究結果によると、糖尿病であるかどうかにかかわらず、高血糖の人は血糖値が正常な人よりも認知機能の低下するスピードが速い。血糖値が高いと糖尿病になる理由はいくつかある。まず第一に、血糖値が高いと血管が弱くなる。血管が弱いと軽い脳卒中にかかる可能性が高くなり、それがさまざまなかたちの認知症を誘発する。第二に、糖質をたくさん摂ると細胞がインスリン抵抗性を示すようになる。脳細胞も例外ではない。するとどうなるか。脳細胞が死んでしまうのだ。

標準体重の人でもひそかに高血糖になっている可能性はあるが、肥満の人の場合は高血糖を当然と考えておいた方がいい。とくに余計な脂肪が悪影響を及ぼしかねない。症状が出ないどころか、さまざまなホルモンや炎症性のタンパク質、サイトカインが分泌される。炎症レベルが上がると体や脳の中で火がゆっくりと燃えるような状態となるため、認知機能が低下する可能性もあるのだ。

ジョンズ・ホプキンズ大学の神経学教授レベッカ・ゴッテスマンは、肥満になると歳をとってから脳のアミロイドタンパク質の値が高くなるリスクが倍になることを突きとめた。アミロイドのプラークはアルツハイマー病の特徴である。ゴッテスマンは一九八〇年代からアメリカ人数千名を追跡し、二〇一四年にその結果を発表した。対象者には、高血圧の人もいればそうでない人もいた。その結果、中年期の高血圧は認知機能低下の大きなリスク因子となること、それは肥満など他のリスク因子の影響を受けていないことがわかった。〔注3〕

二〇一七年、ゴッテスマンはさらに決定的な追跡調査結果を発表した。それによると、糖尿病、高血圧、喫煙等、血管のリスク因子を抱えている中年のアメリカ人は、老年期に認知症にかかる危険性が大きいということである。〔注4〕

「脂肪を蓄積せよ」と指示する遺伝子

この本で得られることの中で、ぜひ真剣に受け止めてほしいことがある。それはあなたのゲノム、つまり遺伝子を尊重しようということだ。

脂肪（炭水化物ではない）は人間の代謝にとって好適な燃料であり、人間の進化のすべてを支えてきた。だから私たちは過去二〇〇万年にわたり、高脂肪の食事を口にしてきた。

その後、わずか一万年ほど前に農業が行なわれるようになって初めて、食料として炭水化物が豊富に供給されるようになったにすぎない。私たちはいまだに高脂肪の食事で生き抜いてきた狩猟採集民のゲノムを持っているのである。私たちの体は、食料が豊かなときには脂肪を蓄えるようにプログラムされている。その意味では、やりくり上手なゲノムである。

この「倹約遺伝子仮説」は、一九六二年に遺伝学者のジェームズ・ニールが初めて提示したもので、その理論によると、糖尿病にかかりやすくする遺伝子、つまり「倹約遺伝子」は人類にとって歴史的には好都合だったという。その遺伝子のおかげで、人間は食料が十分にあるときに太ることができた。なぜなら、ふだんは長期におよぶ食料不足におびやかされていたからだ。

その後、食べ物を手に入れやすい時代になって、この倹約遺伝子はもはや必要なくなったにもかかわらず、なおも活発に働いた。つまり、決してやってこない飢饉への備えを私たちにさせた。倹約遺伝子は肥満の蔓延も招き、それが糖尿病と密接に関係していると考えられている。

私たちの食事の大幅な変化に適応すべく、ゲノムに何らかの変化が起き、さらに倹約遺伝子の「脂肪を蓄積せよ」という指示を無視するようになるまでには、残念ながら、これから四万年から七万年はかかるだろう。

私たちの祖先は、果実が実る夏の終わりだけは別として、炭水化物に接することはなかっただろう。興味深いことに、この種の炭水化物は脂肪の生成や蓄積を増大する傾向にある。それゆえに食べ物が手に入りにくい冬でも、人類は乗りきれたのだろう。しかし、現在では一年中、三六五日、体に脂肪を蓄積するように遺伝子がシグナルを送っている。

第1章で取り上げたフラミンガム心臓研究は、総コレステロールと脳の認識能力の間に関連を見出したが、それは氷山の一角にすぎなかった。

二〇一二年秋、医学誌『アルツハイマー病ジャーナル』に、メイヨー・クリニックで行なわれた研究についての報告が掲載された。

その研究では、自分のお皿に炭水化物をたっぷりと盛る高齢者は、軽度認知障害（ＭＣＩ）の進行リスクが四倍近くであることが明らかになった。このＭＣＩは一般的にアルツハイマー病の前兆と考えられている。ＭＣＩの徴候としては、記憶、言語、思考、判断に伴う問題などがある。

まさにこの研究によって、健康的な脂肪を豊富に摂っている人は、認知機能障害になる割合がそうでない人に比べ四二パーセント低いことがわかった。また、鶏肉、牛肉や豚肉、魚などの健康的な食材からタンパク質をたくさん摂取する人の場合は、そうでない人より二一パーセントほどリスクが低いこともわかったのである。〔注5〕

それより以前に、食事のパターンと認知症のリスクを調べる研究が行なわれ、やはり同じ結果が明らかになっていた。アルツハイマー病患者の脳と健康な人の脳における脂肪量の違いを、実際に比べた初期の研究の一つが一九九八年に発表されている。〔注6〕この研究では、オランダの研究者たちが、アルツハイマー病の患者は脳脊髄液内の脂肪、とくにコレステロールと遊離脂肪酸の量が患者でない人に比べて著しく減っていることを発見した。これはアルツハイマー病患者がApoE4と呼ばれる欠陥遺伝子を持っているか否かにかかわらず当てはまった（この欠陥遺伝子がアルツハイマー病にかかりやすくすると言われている）。

二〇〇七年、専門誌『神経学』で、脳の機能にまったく問題のない、六五歳を超えた八〇〇〇人以上を調べた研究成果が発表された。

この研究では参加者を四年にわたって追跡し、その間に、二八〇人ほどが認知症を発症した（その二八〇人のほとんどはアルツハイマー病と診断された）〔注7〕。研究者は食習慣のパターンを見つけるつもりで、魚の摂取に狙いを定めた。魚には脳や心臓にいい「オメガ3脂肪酸」がたくさん含まれている。魚を食べない人たちの間では、四年間の追跡期間で認知症やアルツハイマー病にかかるリスクは三七パーセントも増していた。毎日のように魚を食べる人たちの間では、病気にかかるリスクは四四パーセント減少した。

日常的にバターを食べている人の認知症やアルツハイマー病のリスクには、さしたる変化が見られなかった。

しかし、オリーブオイルやアマニ油、クルミ油など、「オメガ3脂肪酸」を豊富に含む油を日常的に食べている人たちは、そうした油を日常的には食べない人たちに比べて、六〇パーセントほど認知症にかかりにくかった。また、ふだんから「オメガ6脂肪酸」(米国の食事には多い)がたっぷり含まれた油を食べるものの、「オメガ3脂肪酸」が豊富な油や魚を口にしない人たちは、「オメガ6脂肪酸」たっぷりの油を食べない人たちよりも、二倍も認知症にかかりやすいこともわかった(脂肪についてのくわしい説明は、次の「オメガ3とオメガ6って何?」を参照)。

二〇一六年には、これらの発見がさらに大がかりな研究によって立証された。一八万一〇〇〇人以上を網羅する二一のコホート研究を考察し、[注8]「魚介類」が「認知機能の損傷リスクを減らす」と『米国臨床栄養学ジャーナル』で推奨した研究である。

興味深いことに、多くの報告が、「オメガ3脂肪酸」を摂取することで、「オメガ6脂肪酸」を含む油による好ましくない影響を相殺できるとしている。驚くべき、有益な結果の数々である。

オメガ3とオメガ6って何? ——体にいいのはどれか

最近、言われているオメガ3脂肪酸やオメガ6脂肪酸とは何だろうか。

概して、オメガ6脂肪酸は「悪い脂肪」に分類される。オメガ6脂肪酸は炎症反応を促進するうえ、これを大量に摂取すると脳疾患に結びつくことを示す証拠がある。オメガ6

脂肪酸は、ベニバナ油、コーン油、キャノーラ油、ヒマワリ油、そして大豆油などの多くの植物油に含まれており、米国人の食事の中で一番の脂肪源となっている。

人類学の研究によると、狩猟採集民だった祖先は、オメガ6脂肪酸とオメガ3脂肪酸をだいたい一対一の比率で消費していた。[注9] 今日、私たちは進化的に見た標準よりも一〇倍から二五倍のオメガ6脂肪酸を摂取していて、健康的で脳の働きを高めるオメガ3脂肪酸の摂取は大幅に減っている。

次の表に、どんな油にどの程度、オメガ6脂肪酸やオメガ3脂肪酸が含まれているのかを列挙しておこう。

参考までに、オリーブ油は植物油ではない（オリーブは果実だ）。オリーブ油に含まれるオメガ3は一〇パーセント、オメガ6は一パーセント未満だ。ココナッツオイルにはオメガ脂肪酸が含まれておらず、中鎖脂肪酸と呼ばれるものが含まれている。これについては後述する。

シーフードはオメガ3脂肪酸が豊富だし、牛、羊、鹿、水牛のような野生動物の肉にもこの脂肪が含まれている。しかし、穀物（通常はコーンや大豆）を与えられている動物の場合、えさに十分なオメガ3脂肪酸が含まれていないので、肉の中にその必須栄養素が不足している。つまり、牧草で育った牛や、天然の魚を食べる必要があるということだ。

オメガ3がたっぷり含まれている油はどれか?

油の種類	オメガ6 脂肪酸含有率	オメガ3 脂肪酸含有率
キャノーラ	20%	9%
コーン	54%	0%
綿実	50%	0%
魚	0%	100%
アマニ	14%	57%
ピーナッツ	32%	0%
ベニバナ	75%	0%
ゴマ	42%	0%
大豆	51%	7%
ヒマワリ	65%	0%
クルミ	52%	10%

間違っていた事実――コレステロールが下がれば健康で長生きできる？

高齢者の記憶機能とコレステロール値の対照研究について米国国立衛生研究所による最近の報告がある。

この報告では結論として、簡潔明瞭に「高コレステロールは優れた記憶機能を伴う」と述べている。認知症でない人はコレステロール値が高くても記憶機能が非常に優れていたのである。それに続き、研究者は次のように主張した。

「八五歳をすぎた人は、とくにコレステロール値が高い方がより元気だろう〔注10〕」

パーキンソン病もコレステロール値が低いことに強く結びついている。

オランダの研究者が二〇〇六年に『米国疫学ジャーナル』に掲載した報告書では、「総コレステロールの血清値が高い方が、パーキンソン病のリスクの著しい減少を伴う」ことが示されている。〔注11〕それればかりか、二〇〇八年に医学雑誌『運動障害疾患』で発表されたさらに新しい研究では、ＬＤＬコレステロール（いわゆる悪玉コレステロール）の値がとりわけ低い人たちは、パーキンソン病にかかるリスクが約三五〇パーセントも上昇することが示されたのだ！〔注12〕

いったいなぜこんなことが起こるのか。読者の皆さんは、私が第1章でＬＤＬコレステロールについて、「運搬体タンパクであって、必ずしも悪者ではない」と、ほのめかしておいたことを思い出されるだろう。

脳内でのＬＤＬの基本的役割は、生命を育むコレステロールをとらえ、そのコレステロールが非常に重要な役割を果たすニューロンへと送ることだ。これまで見てきたように、コレステロール値が低ければ、脳の働きは悪くなる。

しかし注意が必要だ。いったんフリーラジカルがＬＤＬ分子にダメージを与えると、その分子は脳にコレステロールを運ぶことがかなり難しくなる。ＬＤＬの機能を破壊する酸化に加え、糖質もＬＤＬに結びつき、ＬＤＬの酸化を促進して働きを悪くする。そうなるとＬＤＬはもう、栄養を蓄えたニューロンとやりとりをする細胞、アストロサイト（星状《せいじょう》膠細胞《こうさいぼう》）に入ることができなくなる。最近一〇年の間に、新たな研究によって酸化ＬＤＬがアテローム性動脈硬化症の進行における重要な要因となっていることがわかった。したがって、私たちは、必ずしもＬＤＬ自体の値ではなく、ＬＤＬ酸化のリスクを軽減すべくあらゆる手を打つべきなのだ。

その酸化リスクを高めるおもな原因は、グルコースの値が高いことである。ＬＤＬは糖分子が存在するとはるかに酸化されやすい。糖分子はＬＤＬと結びついて形を変えるからだ。このようにしてできるのが、タンパク質と糖分子の反応の産物である「グリコシル化されたタンパク質」

だ。グリコシル化されたタンパク質のフリーラジカル産生は、グリコシル化されないタンパク質のそれに比べて五〇倍になる。

LDLは敵ではない。問題が起こるのは、高炭水化物の食事によってLDLが酸化され、アテローム性動脈硬化症のリスクが増す場合だ。加えて、LDLがグリコシル化された分子になると、脳細胞にコレステロールが運ばれず、脳の機能が低下する。

これまで私たちは、食事による脂肪のせいでコレステロールが上がり、そのために心臓疾患や脳卒中のリスクが増すと思い込まされてきた。

この考えは二〇年以上前に行なわれた研究によって、正しくないことが証明されているにもかかわらず、なおも幅を利かせている。

一九九四年、『米国医師会ジャーナル』にこんな実験結果が発表された。コレステロール値が高い（二四〇mg／dℓ以上）高齢者と、コレステロール値が正常な（二〇〇mg／dℓ以下）高齢者を比較するというものだ。〔注13〕

イェール大学の研究者は、四年にわたっておよそ一〇〇〇人の被験者の総コレステロールと高比重リポタンパク（HDL）を測定した。さらに心臓発作や不安定狭心症による入院、心臓疾患およびほかの原因での死亡率を追跡した。

その結果、二つの集団に差は見られなかった。総コレステロールが低い人たちの心臓発作の回数や死亡率は、総コレステロールが高い人たちと同程度だったのである。複数の大規模な研究をレビューしても、コレステロール値と心臓疾患の相関は見出せなかった。[注14]

このような研究を受け、フラミンガム心臓研究に携わり二〇一三年に九五歳で亡くなったジョージ・マン博士は、一九七〇年代に次のようなコメントを公に発表している。

「脂肪やコレステロールを大量に摂取することで心臓疾患が引き起こされるという仮説の間違いは、これまでに何度も示されています。しかし、プライドや利益、偏見といった理由から、科学者、資金調達企業、食品会社や政府機関までもが、相変わらず仮説を都合よく利用し続けています。人びとは今世紀最大の健康詐欺《さぎ》にあっているのです[注15]」

マン博士は専門医学誌に二〇〇本を超える記事を執筆したほか、『冠状動脈心疾患　食事の常識と非常識（Coronary Heart Disease: The Dietary Sense and Nonsense）』など、数冊の著書で自らの見解を述べた。[注16]

コレステロール値を下げれば健康的に長生きするチャンスが得られる、などという通説ほどいい加減なものはない。

マン博士の著書が世に出た四年後の一九九七年、信頼のおける医学専門誌『ランセット』に、平均年齢八九歳の高齢者七二四人を対象に調査を実施し、さらに一〇年間彼らの追跡も行なった

オランダの研究者たちについて述べた報告が掲載された。〔注17〕

この調査で判明したのは実に思いもかけないことだった。追跡調査中に六四二人の被験者が亡くなったのだが、総コレステロール値が三九ポイント増加すると死亡リスクは一五パーセント低下したのである。

この研究では、「高コレステロールの集団」と「低コレステロールの集団」の間で冠状動脈疾患（狭心症や心筋梗塞）による死亡のリスクに差異はまったくなかった。コレステロール降下剤を飲まされている高齢者の数を考えれば、これはにわかには信じがたい現象だ。

また、高齢者の一般的なこのほかの死因は、低コレステロールと関連することもわかった。

同研究報告は次のように述べている。

「総コレステロール値がもっとも高いカテゴリーに入る人たちのがんと感染症による死亡率は、そうではない人たちに比べて著しく低かった。これは、総コレステロール値のもっとも高い人たちが、どの死因についても死亡率が低いことを十分に説明している」

言いかえれば、総コレステロール値がもっとも高い人たちは、総コレステロール値がもっとも低い人たちに比べ、がんや感染症（高齢者によく見られる致命的病気）で死亡する見込みが少ないということである。事実、総コレステロール値がもっとも低い集団ともっとも高い集団を比べたところ、実験期間中に死亡するリスクは、高コレステロールの人たちのほうが何と四八パーセントも低かった。つまり、高コレステロールは延命長寿のカギになるのだ。

コレステロールが神経系全体に及ぼすよい影響に関しての研究成果で、驚くべきものの一つが世に出てもう一〇年になる。専門誌『神経学』に掲載された二〇〇八年の研究報告だ。

この報告では、高コレステロールが筋萎縮性側索硬化症（ＡＬＳ）になる機会を減らす可能性があるとしている。〔注18〕

現在、ＡＬＳには効果的な治療法はない。ＡＬＳは、体の運動ニューロンの慢性的な変性疾患であり、発症後二年から五年で死にいたる。米国食品医薬品局は、服用すればよく見積もっておよそ三カ月寿命が延びる医薬品リルテックを承認した。また二〇一七年には、この疾患に伴う日々の機能低下を軽減する薬ラジカヴァを承認した。リルテックはとても高価な上に肝臓に有害だ。ゆえにほとんどの患者は服用したがらない。また、ラジカヴァには副作用があり、成分の亜硫酸塩に対して激しいアレルギー反応が出ることで悪名高い。しかしフランスの研究者による二〇〇八年の研究では、コレステロール比率がかなり高い患者は、低コレステロールの患者よりも平均で一年長生きしたことが示された。研究報告の著者によれば「高脂血症（コレステロール値が高い状態）は、ＡＬＳ患者の生存のために必要な判断材料だ。これを発見したことで、疾患の進行に対する栄養面での介入戦略の重要性に注目が集まると同時に、医師たちは、患者に対し脂質降下薬を用いて治療する際には注意するよう求められることになる」

脂肪についての話は脳の健康だけに限らない。脂肪と心臓の健康についても、多くの科学文献が存在する。

二〇一〇年、『米国臨床栄養学ジャーナル』に、脂肪（とくに飽和脂肪酸）と心臓疾患にまつわる都市伝説の背後に隠れた真実を明かす驚くべき研究論文が掲載された。〔注19〕

その研究は、過去に行なわれた二一の医学的報告をさかのぼって評価したものであり、五年間から二三年間というさまざまな期間のあいだ追跡調査された、三四万人以上の医学データを含むものだった。

その結論は、「飽和脂肪酸を摂取することは冠状動脈心疾患、脳卒中、心血管疾患のリスク増大とは関係ない」というものだった。

飽和脂肪の摂取がもっとも高い人と低い人を比較すると、飽和脂肪酸をもっとも摂取している集団では冠状動脈心疾患の実際のリスクは一九パーセント低かった。また、大手製薬会社にとって魅力的であるのは言うまでもなく、より趨勢《すうせい》になじみやすい結論（すなわち、この場合は「脂肪が心臓疾患を招く」という結論）をほかの研究が提示すれば公表されやすくなることも、この論文の著者たちは指摘した。

『脂質生化学入門（Lipid Biochemistry: Introduction）』の著者マイケル・ガー博士の言葉によると、「冠状動脈心疾患を引き起こすものが何であろうと、おもに飽和脂肪酸の摂取量の多さが原因とは限らない」[注20]。

『米国臨床栄養学ジャーナル』に公表された次の報告では、世界中から集まった栄養分野の先駆的研究者たちが次のようにはっきりと表明している。

「現在、飽和脂肪酸の摂取とこうした結果（肥満、心血管疾患、がんや骨粗鬆症《こつそしょうしょう》の発症）との間に明白な関係はない」

研究者たちはさらに、「肥満や身体的不活性というかたちで現れたインスリン抵抗性と、炭水化物の量と質との生物学的な相互作用を研究すべきだ」と述べている[注21]。

なぜ、私たちは健康な脳に栄養を与え、人生をエネルギーで満ちあふれさせてくれる食べ物を拒むようになってしまったのだろうか。

これには、食事由来の脂肪と心臓との関係をまず見てみる必要がある。とはいえ、その話は脳の健康にも直結しているのだが。

間違っていた事実——動物性脂肪が多い食事で動脈が詰まる?

これまで、バターよりもマーガリンをたくさん食べたり、「低脂肪」や「無脂肪」「コレステロールゼロ」と書かれた製品を買ってしまった経験があるのではないか。たとえそうだとしても、仕方のないことではある。私たちはみな、何がよくて、何が悪いのかを教えてくれる「専門家」に頼るしかない社会に生きているからだ。

科学者たちは過去数世代にわたって人間の健康について考え続けてきた。また、人間が不調になったり病気になったりする原因についても重大な発見をしてきた。

二〇世紀に入るころには、技術や医学の発達により、社会は大きな変化を迎えようとしていた。抗生物質やワクチンが幅広く手に入り、公衆衛生サービスが一般的に利用できるまでになった。かつては平均寿命を著しく下げる原因になっていた小児病もなくなるか、少なくとも以前よりはコントロールできるようになりつつあった。都会に移住し、農業をやめる人が増えてきた。人びとは教育を受け、情報をたくさん得て、洗練されていった。

ところが、さまざまな点で研究が不十分だったり、まだ証明されていない情報のせいで、人はいとも簡単に惑わされ、あざむかれるようにもなった。かつて医者が喫煙を是認していたときのことはいまや誰も覚えていないかもしれないが、同じような無知が食事の世界ではいまも起きている。

一九〇〇年には、米国の都市の住人は、一日平均二九〇〇カロリーを摂取しており、そのうち四〇パーセントを、等量の飽和脂肪と不飽和脂肪から得ていた（農業に従事している田舎の家族はおそらくもっと多くのカロリーを摂取している）。

当時、都会に暮らす人たちの食事はバター、卵、肉、穀物、季節のフルーツや野菜がたっぷりだった。それでも太りすぎになる人などほとんどおらず、三大死因は肺炎、結核、下痢および腸炎だった。

やがて人びとはバターの代わりに植物油を使うようになった。それがきっかけで、食品メーカーは水素を添加して油を硬化させ、バターに似せる技術を開発した。

それまでは年間にバターを約八キログラム、植物油を約一・三キログラム食べていた人びとが、一九五〇年になるころには、バターをほぼ四・五キログラム、植物油は四・五キログラム以上食べるようになっていた。マーガリンも私たちの食事で急速に支持を集めていった。二〇世紀になるころには一人当たり年間約〇・九キログラムしか消費していなかったのに、二〇世紀中盤では約三・六キログラムも食べるようになっていた。

二〇世紀中ごろになって、ようやく科学者は脂肪の多い食事と脂肪の蓄積された動脈との相関関係を示そうとした。冠状動脈疾患（ＣＡＤ）による死亡が増え始めたからだ。

仮説によれば、動物性の飽和脂肪は血中コレステロール値を上昇させ、コレステロールやほかの脂肪を動脈内にプラークとして堆積させるという。この理論を強化するため、ミネソタ大学の公衆衛生の研究者であるアンセル・キーズは七カ国の人びとを調べ、食事中の脂肪から摂取するカロリーと心臓疾患による死亡についてほぼ直接的な相関関係を示した。

キーズはこのパターンに合わない国、たとえば、国民がたくさん脂肪を摂取しているのに心臓疾患にならない多くの国や、低脂肪の食事をしているにもかかわらず致命的な心臓発作の発生率が高い国などは無視した。日本人は、食事の全カロリーのうちのわずか一〇パーセントが脂肪に由来し、ＣＡＤによる死亡率がもっとも低く、一〇〇〇人に一人にもならない。一方、米国はＣＡＤによる死亡率がもっとも高く、一〇〇〇人に七人の割合であり、カロリーの四〇パーセントを脂肪から摂取していた〔注22〕。

表面的にはこうしたパターンは、脂肪はやっかいで心臓疾患の原因となるのだという考え方を示しているように見えるだろう。当時の科学者は、こうした数字では全体像が見えていないことにほとんど気づいていなかった。

しかし、この誤った考え方は、研究者がさらなる証拠を探していたその後数十年間、尾を引いていた。

先にあげたフラミンガム心臓研究もそんな研究の一つであり、コレステロール値の高い人はCADと診断され、それによって命を落とす傾向が強いことがわかったのだった。

一九五六年から、米国心臓学会は「賢明な食事」の推奨を始めた。

この食事では、バター、ラード、卵、牛肉の代わりにマーガリン、コーン油、鶏肉、冷たいシリアルを食べることが求められている。一九七〇年代になるころには、この脂質仮説は不動のものになっていた。コレステロールは冠状動脈疾患を引き起こすという断固とした主張が仮説の核心だった。

これは当然、米国政府も動かした。そして一九七七年に米国上院の栄養および人間ニーズに関する特別委員会が「米国の食事目標」を発表するにいたった。

この目標では脂肪の摂取を減らし、高コレステロールの食べ物を避け、「動脈を詰まらせる」飽和脂肪は、とくに悪とみなされた。

肉、牛乳、卵、バター、チーズ、ココナッツオイルやヤシ油のような熱帯産の食物油も悪いグループに組み込まれた。

こうしたとらえ方は、製薬業界が脂質降下の医薬品に力を入れる下地をつくった。同時に保健当局は、いまや悪者となった脂肪を、炭水化物や加工された多価不飽和脂肪の植物油（大豆油、コーン油、綿実油、キャノーラ油、ピーナッツ油、ベニバナ油、ヒマワリ油など）に替えるよう人びとに勧めるようになった。

ファストフードのレストランは一九八〇年代中ごろから食品を揚げるときに使う油を、牛脂とヤシ油から、部分的に水素添加した植物油（トランス脂肪）に替えることにした。その後、米国農務省（ＵＳＤＡ）は食事指針をピラミッド型からプレート型に変更したが、相変わらず「脂肪は悪い」「炭水化物はいい」という考えを伝えているため、脂肪が健康な食事に当てはまるのか、どんな脂肪なら健康的なのかと、人びとは右往左往している。〔注23〕

ドナルド・Ｗ・ミラー博士は心臓外科医を引退し、ワシントン大学の外科医学名誉教授を務めている。二〇一〇年に発表した『低炭水化物・高飽和脂肪の食事が健康に及ぼすメリット(Health Benefits of a Low-Carbohydrate, High-Saturated-Fat Diet)』という小論で博士は次のように説明している。

「六〇年に及んだ、『低脂肪・高炭水化物』の食事の時代は終わるだろう。そういう時代は、炭水化物を多く摂りすぎるゆえの健康への破壊的影響がより広く認知され、飽和脂肪の健康上の利点がより認められるとき、終わるはずだ〔注24〕」

実際、この三〇年間、「低脂肪、低コレステロールの食事」によって血清コレステロールを下げれば心臓発作が減り、死亡率が下がることを明確に示す研究は発表されていない。

一九六八年にまでさかのぼると、「低脂肪食」を理想とする考え方をきっぱりと否定する研究があったことがわかる。同年、国際アテローム性動脈硬化症プロジェクトでは、一四カ国で二万二〇〇〇もの遺体が調査された。すると、大量の動物性脂肪を含む食品を食べていたか、ほぼ菜食主義の食事をしていたかは問題ではなく、心臓疾患の割合が高い集団においても、心臓疾患がごく少ないかまったくない集団においても、動脈のプラークの発生は同じだというとが発見された〔注25〕。つまり、動脈壁が厚くなるのは回避できない老化のプロセスで、必ずしも心臓疾患と相関があるわけではないのである。

飽和脂肪を口にすることが心臓疾患の原因ではないならば、何が原因なのか。

まず、こうした状況について、脳という観点から見てみよう。それから心臓の話に戻ることにする。

「異常なほどの炭水化物好き」に陥っている人びと

すでにくわしく説明したとおり、穀物や炭水化物が脳を燃やし、炎症を起こす原因の一つは、血糖の上昇だ。

血糖の上昇は脳に対して直接に悪い影響をもたらし、脳では炎症カスケード（「カスケード」とは「滝」の意）が始まる。

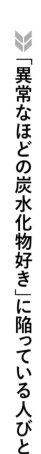

最新の科学では、人間の神経伝達物質まで解明されている。神経伝達物質は人間の気分や脳の働きをおもに調整する化学物質で、血糖が上昇するとただちに、神経伝達物質であるセロトニン、エピネフリン、γ-アミノ酪酸（GABA）、ドーパミンが減少する。同時に、神経伝達物質（とほかの数百の物質）を生成するのに必要となるビタミンB複合体は使い尽くされる。マグネシウム値も減少し、これによって神経系と肝臓の機能に支障が出る。

さらに、高血糖が引き金となって「糖化反応」と呼ばれる反応が起こる。これについては次章でくわしく探る。ごく簡単に言うと、糖化反応はグルコース、タンパク質、特定の脂肪がからみ合う生物学的プロセスだ。この反応が起きると組織や細胞が、脳にあるものも含め、硬く柔軟性がなくなっていく。

さらにくわしく言うなら、糖分子と脳のタンパク質が結びついてできたまったく新しい構造物が、脳とその機能の退化に何よりも大きく影響する。脳はグルコースの糖化反応による破壊に極めて弱く、グルテンなどの強力な抗原がダメージを促進すると、ますます悪化する。神経学的に言うと、糖化反応は重要な脳組織の萎縮を招く。

甘い飲み物だけではない、穀物を主原料とする食べ物のせいで、私たちの食事には炭水化物による大量のカロリーが含まれている。パスタ、クッキー、ケーキ、ベーグル、あるいは健康にいいらしい「全粒穀物」のパンのどれであっても、あなたがいつも口にしている大量の炭水化物は、脳の健康や機能にとって、あまり役に立たない。

もしもこのリストに、ほかの炭水化物の食べ物（ポテト、コーン、フルーツ、米など）を加えるなら「異常なほどの炭水化物好き」だと言われても何らおかしくないだろう。そうなれば、代謝機能障害や糖尿病が蔓延していても驚くことはない。

炭水化物の大量摂取と糖尿病との関係を裏づけるデータは明白だ。一九九二年、米国政府は高炭水化物、低脂肪の食事を推奨した。一九九四年には米国心臓学会と米国糖尿病学会がこれに続いたが、このとき米国糖尿病学会はカロリーの六〇〜七〇パーセントを炭水化物から摂取するように勧めた。一九九四年から二〇一五年にかけて糖尿病の症例数は三倍に増加した。〔注26〕

次のグラフ（171ページ）で一九五八年から二〇一五年にかけての急速な上昇を見てほしい。この間、糖尿病と診断された米国人の数は、わずか一五八万人からなんと二三三五万人にまで増えている。

この事実がなぜ危機的かと言うと、すでに述べたように、糖尿病になるとアルツハイマー病にかかるリスクが二倍になるからである。前糖尿病になると血糖の問題が見え始め、それに伴って脳の機能低下や記憶中枢の萎縮が起こる。これは本格的なアルツハイマー病のリスク因子でもある。

糖尿病と認知症とのこの結びつきがなぜもっと以前に解明されなかったのか理解に苦しむが、点と点を結び、このような結論を導き出す長期的な研究を実施するには時間がかかるのだ。

この結びつきから生じる当然の疑問を解明するのにも時間がかかる。糖尿病はどのように認知症に関与するのかという疑問だ。

いくつかの結びつきについてはすでに述べた。まず、インスリン抵抗性があると脳細胞が飢餓状態となり急速に死滅してゆくだけではなく、脳疾患を伴うあの悪名高き脳のプラークを形成するアミロイドタンパク質を体が分解できなくなるだろう。

次に、高血糖によって、体を傷つける脅威的な生体反応が引き起こされる。その方法は、細胞にダメージを与える特定の含酸素分子《がんさんそぶんし》を生成し、結果として（脳以外は言うまでもなく）脳内の動脈を硬化させ狭窄させる炎症を引き起こすという具合だ。この症状は、アテローム性動脈硬化症として知られているもので、血管性認知症につながる。この血管性認知症は血管の閉塞や発作で脳細胞が死ぬと発症する。アテローム性動脈硬化症は心臓の観点から考えられがちだが、脳も同じように動脈内膜の変化による影響を受けるのだ。

二〇〇四年、オーストラリアの研究者たちはレビュー論文ではっきりと次のように述べた。「いまでは、アテローム性動脈硬化症は、動脈内膜での脂質やタンパク質の酸化を特徴とする酸化ストレスが増大した状態を示しているというコンセンサスがある」[注27]

とりわけ心配な発見は、二〇一一年に日本人研究者たちによって行なわれたものだ。日本の研究者たちは六〇歳以上の男女一〇〇〇人を調べ、「糖尿病をわずらう人たちはほかの被験者と比べて、一五年以内にアルツハイマー病を発症する可能性が二倍であり、また何らかの認知症を発症する可能性も一・七五倍である」ことを見出した。[注28]

糖尿病と診断されたアメリカ人の数と割合
（1958年～2015年）

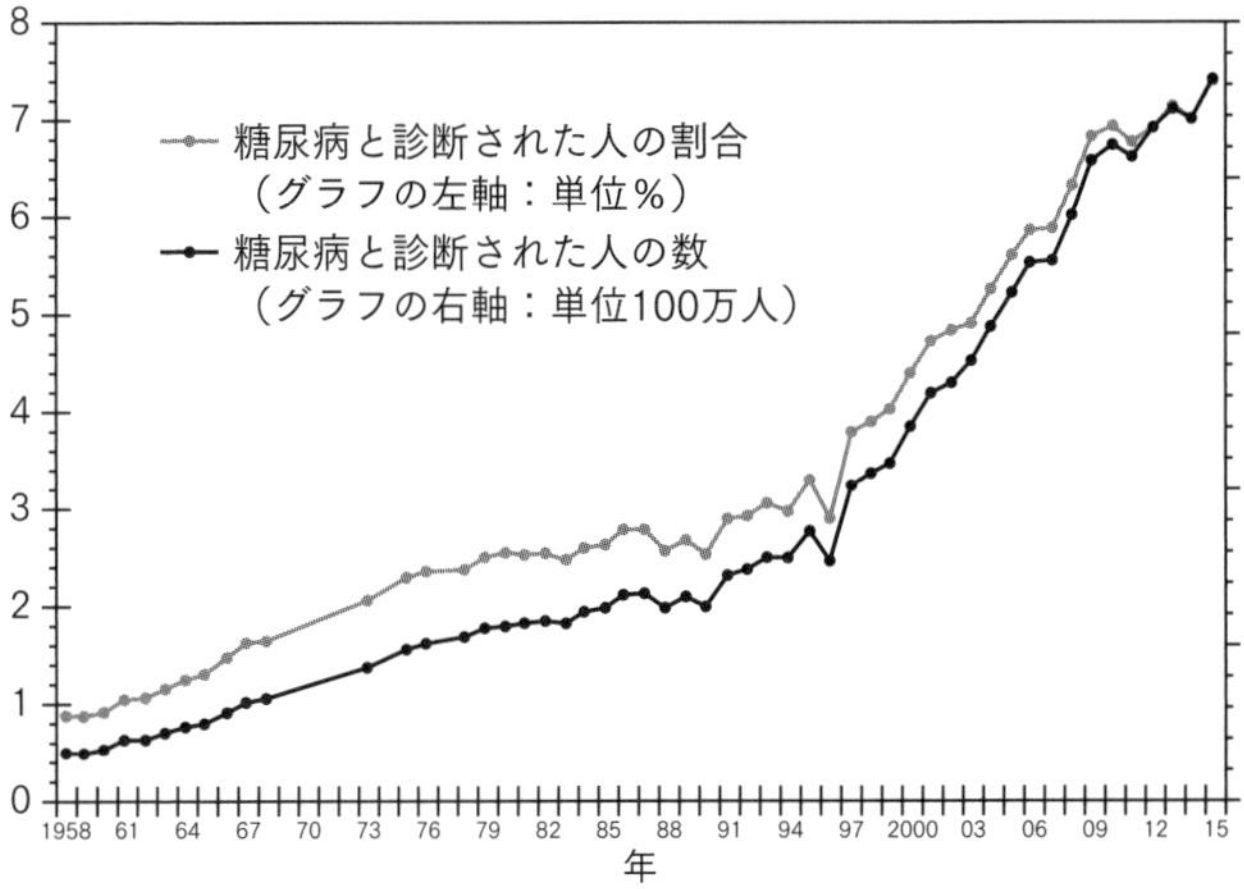

この結びつきは、たとえば年齢、性別、血圧、ＢＭＩ値など糖尿病と認知症のリスクに関連するいくつかの因子を考慮してもなお変わらなかった。本書でこれまで強調してきたように、血糖をコントロールし、２型糖尿病のリスク因子を減らせば、認知症のリスクを大きく軽減しうることを新たな研究が立証しつつある。

うれしいことに、私はニューヨーク大学経営学教授メリッサ・シリングにインタビューをすることができた（インタビューのすべてを、DrPerlmutter.comでご覧いただける）。彼女は医学者ではないが、その仕事と深い知見は、私を含む定評ある神経学者の敬意を集めている。糖尿病とアルツハイマー病につながりがあることに関心を持ったシリング教授は、そのデータについて興味深い解釈をしてみせた。高インスリン血症はアルツハイマー病にかかるリスクを大幅に上げるが、1型糖尿病患者(インスリンがまったく分泌されない人)も脳疾患のリスクが高いと考えられる。こんなパラドクスに折り合いをつけるべく、シリング博士は二〇一六年に独自の考察を行なった。[注29]

なぜそのような相反する事実が両立しうるのか? 彼女の立てた仮説はおそらく正しく、このテーマで名の通った権威からも支持されている。犯人はインスリンの産出物たるインスリン分解酵素、すなわちインスリンと脳内のアミロイドタンパク質の両方を分解する物質だというのが彼女の理論である。インスリンの分泌量が足りていない人、たとえば糖尿病の人などは、体内でインスリン分解酵素を十分につくり出せないので脳の中にできたタンパク質の塊を分解することができない。一方、糖尿病治療でインスリンを使用している人は、最終的に余計なインスリンが体内に残るため、酵素の大半がその分解に使われる。そのため、脳内のアミロイドタンパク質の分解にまで手が回らないのである。シリング博士によれば、同じことが前糖尿病の人にも起きている可能性があり、たぶんそれに気づいていないだけではないかというのだ。

ここでひと呼吸置いて、公共サービスの見地から、もどかしく思える問題点をお話ししたい。糖尿病の管理が大切なことはみな知ってのとおりだ。しかし、私たちは、血糖値をより良く調整し、ヘモグロビンA1cの数値(九〇日間の平均的な血糖値であったことを思い出してほしい）を下げる薬を飲もうとせっつくコマーシャルに日々責め立てられている。これはつまり、ヘモグロビンA1cという魔法の数字を一定レベル以下にすることが、糖尿病管理の唯一のゴールであると暗に意味していることにならないか。

これほど真実からかけ離れていることはない。体重過多や肥満は2型糖尿病を伴うというのが一般的な見方であり、太っているうえ糖尿病を抱えている人の脳は信じられないほどのダメージを受けている。体は太ったまま、薬で血糖値を管理するだけでは不十分だ。とにかく食生活を変えること。食事を変えればA1cの値が下がり、血糖のバランスが取れ、糖尿病を撲滅できる。しかも最適な体重になれるというおまけつきだ。

オンライン糖尿病治療支援プログラム〈ヴィルタ・ヘルス〉の責任者で、インディアナ大学アーネット保健医療減量プログラム創設者でもあるサラ・ハルバーグ博士もこの考え方に同意している。私のオンラインプログラム〈ジ・エンパワリング・ニューロロジスト〉についてインタビューした際、ハルバーグ博士は、糖尿病をくつがえし、薬物治療に別れを告げようとするときに大きな力を発揮するのは食生活の変更だと力説した。

「2型糖尿病からは逃げられない、薬で管理して病気の進行を遅らせ、恐ろしい副作用（手足の切断、失明）を避けるしかないと患者たちは言われています。私はそういう考え方を断固拒否します。生活習慣のさまざまな要素を管理すれば病気をくつがえすことができると声を大にしていかねばなりません」と彼女は述べた。私もまったく同感である。「糖尿肥満」のせいで正気を失いかねない。そんな事実だけでも食べ方を変える十分な動機になるはずだ。しかし、太っているうえ糖尿病であることが脳にもたらしかねないダメージのひどさを理解するためには、ときには視覚に訴えるものをいくつか見てみる必要がある。

二〇一七年、韓国、ユタ大学、ボストンのブリガム・アンド・ウィメンズ病院内科の研究者チームは、体重過多または肥満で初期の2型糖尿病患者と、標準体重で初期の2型糖尿病患者の脳の変化を研究結果で示した。〔注30〕脳の厚み、認知能力、C反応性タンパクの値など、さまざまな要因にわたる変化に着目したものだ。研究チームは、脳の構造と認知力におけるはるかに深刻な進行性の異常を、体重過多・肥満の人たちと標準体重の人たちについて測定した。それが次に示すグラフ（176～177ページ）だ。

念のために言っておくと、高感度C反応性タンパク（hs－CRP）は炎症マーカーの一つ。脳の損傷と認知機能低下のリスク因子であることはご存じのとおりだ。基本的な作業をしたり、自己管理をしたり、特定の目標を達成するために人間が備えておかねばならない頭脳スキルのことを「実行機能」という。情報を利用したうえで問題を解決するスキルのことだ。「精神運動速度」とは、情報を処理し、実行する速度のことをいう。思考、運動の両方を伴う微細運動能力のことである。そして、両こめかみの下にある側頭葉は高度な聴覚処理に重要な役割を果たしている。あなたが人の話を理解できるのは側頭葉のおかげだ。

脂肪はあなたの最良の友

加工食品メーカーは、売り上げを伸ばすためパッケージに「低脂肪」なる言葉を表示し続けている。低脂肪は体にいいという考えを持つ人びとが相変わらず多いからである。だがその考えは現代科学と真っ向から矛盾している。数ページ前にお話しした二〇年以上前の研究が示しているとおり、炭水化物をたくさん摂取すると死亡率が上がり、逆に脂肪をたくさん摂取すると死亡率（と心血管疾患にかかるリスク）が下がるのである。脂肪やコレステロールと心血管疾患発症リスクとの関連性について、いまだに話題になっている理由が私にはわからない。

二〇一七年、またしても評価の高い医学誌『ランセット』にある研究結果が掲載された。世界の名だたる医療機関の研究者たちが、一八カ国で一三万五三三五人という信じがたいほど多数の人びと（三五歳から七〇歳）を平均七・四年にわたって調査したものだ。〔注31〕

彼らは被験者の食べた食品についてかなりくわしく調べ、三大栄養素（炭水化物、タンパク質、脂肪）の摂取量の点から食品の選択についての評価を行なった。脂肪については、飽和脂

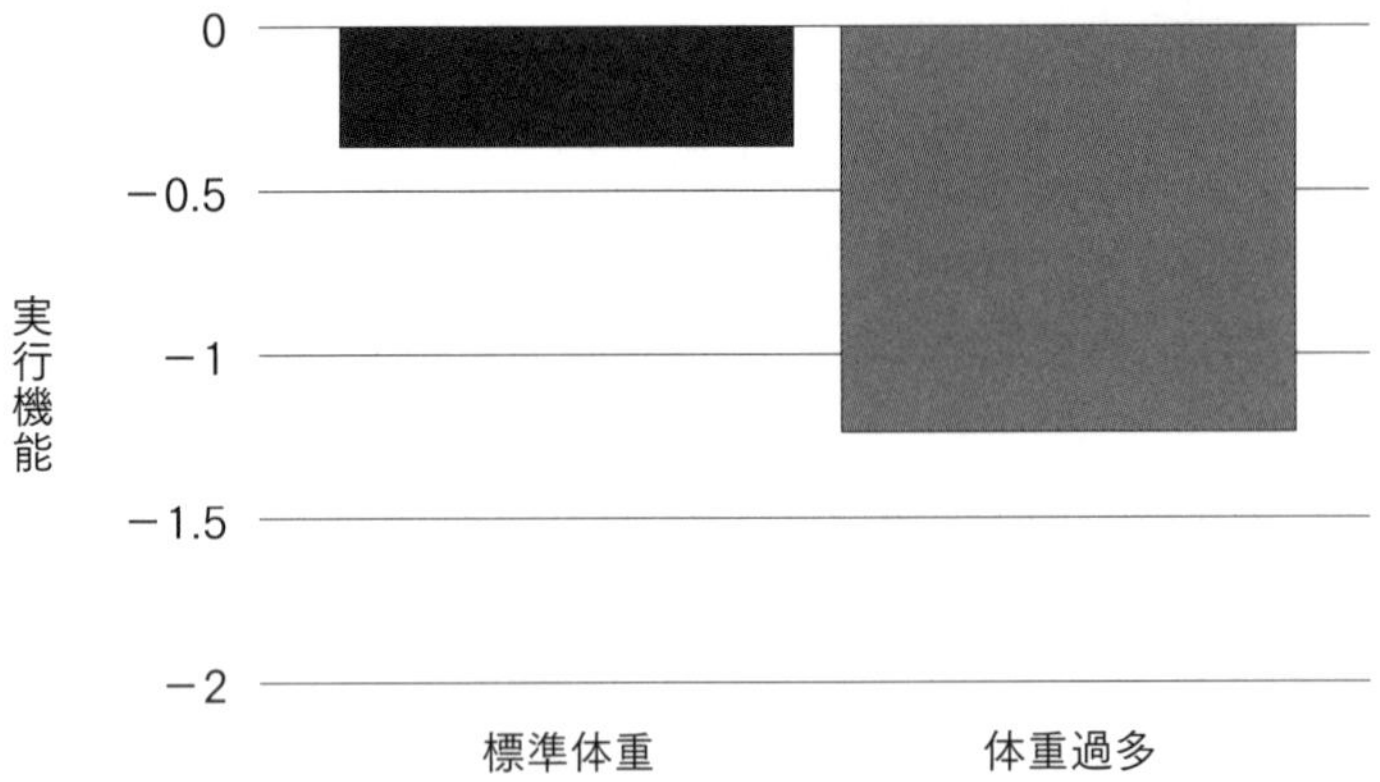
0
−0.5
−1
−1.5
−2
実行機能
標準体重
体重過多

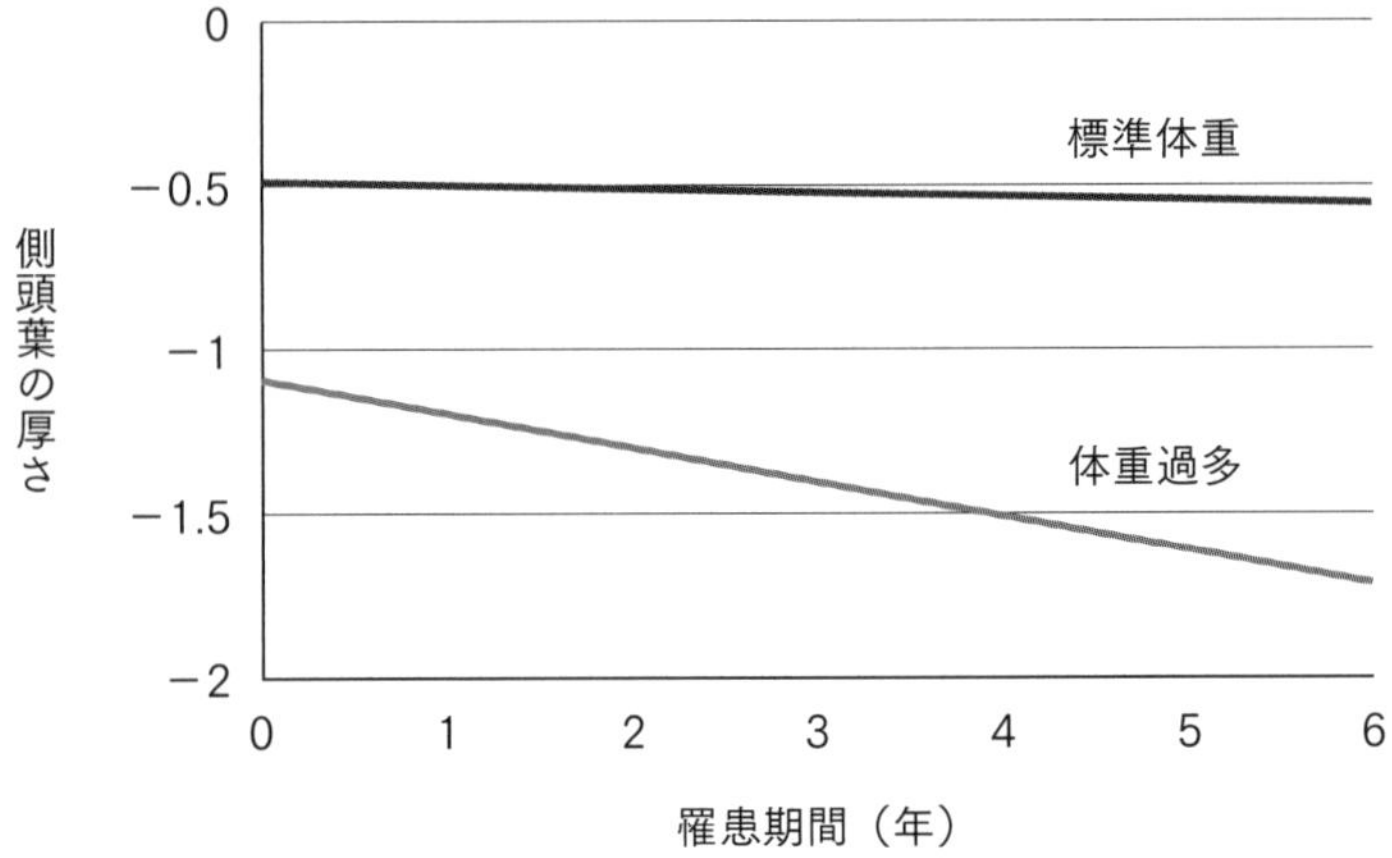
0
−0.5
−1
−1.5
−2
側頭葉の厚さ
標準体重
体重過多
0
1
2
3
4
5
6
罹患期間（年）

2型糖尿病患者の脳の変化

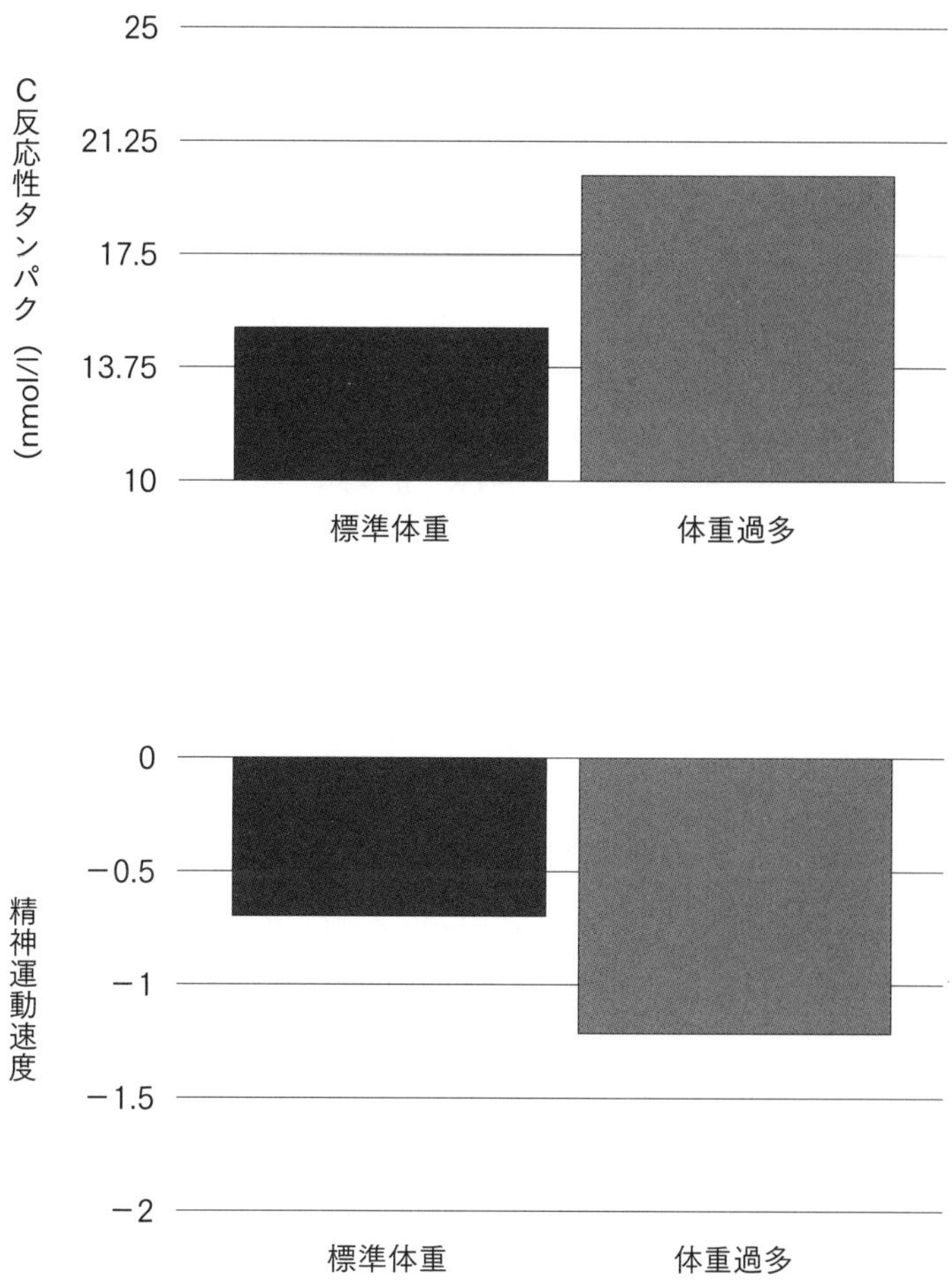

肪、一価不飽和脂肪、多価不飽和脂肪に分けて評価した。さらに、どういう食生活をしていると最終的にどうなってしまうのか――死ぬのか、重い心血管疾患になるのか、脳卒中や心不全になるのか――も示した。

この大規模調査から、実に説得力ある結果が導き出された。高炭水化物の食事と低炭水化物の食事を比べてみたところ、炭水化物をたくさん食べた人のほうが死にいたるリスクが二八パーセント高かったのだ。総脂肪の量、個々の脂肪の量も死のリスクと大きく関係していた。総脂肪がもっとも多い人たちは、この研究調査中、死にいたるリスクが二三パーセント低かった。死にいたるリスクは、飽和脂肪をもっとも多く食べる人たちで一四パーセント、一価不飽和脂肪をもっとも多く食べる人たちで一九パーセント、多価不飽和脂肪をもっとも多く食べる人たちでなんと二〇パーセントも低かった。みなに恐れられている飽和脂肪に関しては、もっとも多く食べる人たちともっとも食べない人たちを比較したところ、たくさん食べる人たちのほうが脳卒中になるリスクが二〇パーセント低かった。

執筆者たちの出した結論はこうだ。「炭水化物の摂取量が多いほうが総死亡率のリスクが高くなった一方で、総脂肪、および個々の脂肪は総死亡率の低下に関係していた。総脂肪および個々の脂肪と、心血管疾患、心筋梗塞、心血管疾患による死との間に関連は認められず、飽和脂肪には脳卒中との逆相関が見られた。これらの結果に照らして、食生活ガイドラインを世界的に見直すべきであろう」

二〇一七年の小規模な予備研究が報告したところによれば、カンザス大学ケトン食プログラムに三カ月参加したアルツハイマー病患者たちは、認知症ケアにおけるもっとも重要な認知機能評価、アルツハイマー病評価尺度‐認知行動（ADAS‐cog）の一つにおいて平均四ポイントの改善を示したという。〔注32〕プログラムの食事に占める脂肪の割合は七〇パーセントだった。この研究を率いたラッセル・スワードロウ博士はアルツハイマー病協会国際会議でこう発言した。「アルツハイマー病介入試験のADAS‐cogで見られた改善の中では、私の知る限り、もっとも大きな改善です」。

これだけは覚えておいてほしい。食事は、これまで試されてきたどんな抗アミロイド薬よりもアルツハイマー病患者の認知機能を改善する。この事実は食事、とくに炭水化物と脂肪について、大切なことをはっきりと伝えている。

二〇一五年に発表されたこれよりもはるかに大きな研究結果によると、五年間、高齢者に無作為臨床試験を行なった結果、オリーブ油とナッツ類を含めた地中海式の食事が認知機能の改善をもたらすことがわかった。〔注33〕このあと提案するが、食事に良質の脂肪を取り入れるもっとも簡単な方法の一つはエクストラバージンオリーブ油をふんだんに使うことだ。エクストラバージンオリーブ油は、認知機能低下リスクを低減するほか、脳卒中、糖尿病にかかりにくくする効用があることが数々の研究からわかっている。[注34] そんな恩恵をもたらすことのできる市販薬を私は知らない。

「炭水化物」がいかにやっかいかということと、「脂肪」の利点を存分に理解するには、生物学の基礎をいくらか知っておくといい。

体内では、食事に含まれる炭水化物（糖質、デンプンなど）がグルコースに変換される。この変換が行なわれると、すい臓に対し、血中にインスリンを分泌するように指令が出る。インスリンはグルコースを細胞内に送り込み、グリコーゲンとして肝臓や筋肉に蓄積させる。また、おもに体内での脂肪蓄積を促進し、肝臓や筋肉にこれ以上のグリコーゲンが蓄積できなくなると、体脂肪に合成する。

食事で得た脂肪ではなく、炭水化物が体重増加の一番の原因なのだ。

考えてみてほしい。多くの畜産農家が家畜に脂肪やタンパク質ではなく、コーンや穀物のような炭水化物を与え、太らせて出荷しているのだ。たとえば、穀物を与えた牛のステーキと牧草を与えたステーキを比べてみれば違いはわかる。これで低炭水化物の食事によって、体重が減ることの説明がつく。

さらには、低炭水化物の食事が糖尿病患者の血糖値を下げ、インスリン感受性を改善させる。

実際、炭水化物を脂肪に置き換える方法が、「2型の糖尿病」の治療として勧められるようになりつつある。

いつも炭水化物をたっぷり食べていればインスリン値は上がり続け、体脂肪が燃料として分解されにくくなる（分解が止まるとまではいかなくても）。

体は炭水化物からつくられるグルコースに燃料を依存し続け、グルコースも使い切るかもしれない。しかしインスリン値が高いために、本来は燃料として利用可能な脂肪は蓄積されたままで、なおも苦しい思いをする。要するに、炭水化物主体の食事のせいで肉体は飢餓状態なのだ。だから多くの肥満体の人たちは炭水化物を食べ続け、体重が減らない。インスリン値が高いために体脂肪を蓄え続けるのだ（このメカニズムについては、ゲーリー・トーベスがその著作中で見事に説明している。私が彼にしたインタビューを〈ジ・エンパワリング・ニューロロジスト〉でご覧いただける）。

脳も体も食事からの「脂肪」を必要としている

食事による脂肪の話に移ろう。

脂肪はこれまでもそして現在も、私たちの栄養の基本的な柱だ。人間の脳は七〇パーセント以上が脂肪で構成されているというだけではなく、脂肪は免疫系を調整するのに極めて重要な役割を果たしている。

さらに特定のビタミン、とくに、ビタミンA、D、E、Kを体に適切に吸収するためには脂肪が必要だ。食事で脂肪を摂ることは、こうした「脂溶性の」ビタミンを運ぶために欠かせないのである。これらのビタミンは水には溶けないので、脂肪と合わせなければ小腸から吸収されない。このように生きるために極めて重要なビタミンが、完全に吸収しきれずに不足する事態は深刻で、何よりも脳の病気につながる可能性がある。

たとえば、ビタミンKが不足すると、傷ができても凝血しなくなり、出血が止まらない（もしも脳でそれが起こるとどうだろうか）。また、ビタミンKは脳と眼の健康にも寄与し、加齢に伴う認知症や黄斑《おうはん》変性のリスクを軽減する一助となる（そして、オメガ3脂肪酸に富んだ食品のような健康的な食事から摂る脂肪は黄斑変性の予防に効果的だ）。

十分なビタミンAが摂取できないと、あなたの脳はうまく機能しないだろう。失明したり、感染症に対して極端に弱くなったりするだろう。

ビタミンDの不足は、統合失調症、アルツハイマー病、パーキンソン病、うつ病などの慢性疾患、それに「1型糖尿病」のような自己免疫疾患などにかかりやすくなることが知られている。

現在、一般的には、総脂肪摂取量をカロリー摂取量のせいぜい二〇パーセントに制限すべき（さらに、飽和脂肪に関しては、一〇パーセント未満にすべき）だと言われている。そしてそれは現実的になかなか実行できない。

でも安心してほしい。それは間違った助言だからだ。私のプログラムでは、脂肪のグラム数を計算したり、全体のパーセンテージを気にしたりする必要はない。

マーガリンや加工食品に含まれる合成トランス脂肪は有毒である一方で、現在では一価不飽和脂肪（アボカド、オリーブ、ナッツに含まれる）は健康にいいとわかっている。また、冷水魚（サケなど）や植物（アマニなど）に含まれる多価不飽和脂肪オメガ3脂肪酸はいいと見なされている。

しかし、肉や卵の黄身、チーズ、バターに含まれるような自然由来の飽和脂肪はどうなのか。これまで飽和脂肪は評判が悪かった。ほとんどの人は、どうしてこういった脂肪が健康のためによくないのかと考えてみることすらしない。悪いと決めてかかっているだけだ。

しかし、実際には違う。私たちには飽和脂肪が必要で、体は自然の中にある飽和脂肪の源を大量に摂取できるように設計されている。

赤ん坊が飲んで育つ母乳中の脂肪の五四パーセントは飽和脂肪で占められているし、あなたの体のすべての細胞は飽和脂肪を必要としている。細胞膜の五〇パーセントが飽和脂肪だからだ。

飽和脂肪はまた、肺、心臓、骨、肝臓、免疫系の役にも立っている。肺では、ある飽和脂肪（パルミチン酸）が肺サーファクタント（肺の表面をおおう物質）をつくり、表面張力を弱めるので、肺胞（吸気から酸素を取り入れ、それを血流に取り込ませる小さな空気の嚢）がふくらむ。このサーファクタントがないと、表面の湿った肺胞どうしがくっついてしまい肺がふくらまなくなる。肺サーファクタントが正常であれば、喘息や呼吸障害を回避できる。

心筋細胞は栄養物としてある種の飽和脂肪を好み、骨は効率的にカルシウムを吸収するために飽和脂肪を必要とする。

飽和脂肪の助けを借りて、肝臓は脂肪を取り除き、アルコールや医薬品の成分も含め、毒素による悪影響からあなたを守る。免疫系の白血球が、侵入しようとする病原菌を識別して破壊したり、また腫瘍と闘うことができるのも、部分的にはバターやココナッツオイルなどに含まれる脂肪のおかげなのだ。

内分泌系でさえ、インスリンなどの特定のホルモンを「生成しなさい」、と伝えるのに飽和脂肪に頼っている。

また、飽和脂肪は、脳に「満腹だから食卓を離れていい」と知らせてもくれる。

ここまでの説明は飽和脂肪が生きていく上でいかに必要かを強調するためのものだ。こうしたいい脂肪がどこにあるのか（そして悪い脂肪はどこに潜んでいるのか）を、すべて示したリストは152ページをご覧いただきたい。

脳の重さの5分の1はコレステロールである

検診などでコレステロール値を調べたことがあるだろう。

おそらくはＨＤＬ（高比重リポタンパク）やＬＤＬ（低比重リポタンパク）がそれぞれ別の二つのカテゴリ、つまり「いい」ものと「悪い」ものに分けてあったはずだ。コレステロールを二つに分類することについてはすでに触れた。ＨＤＬとＬＤＬはコレステロールと脂肪を入れる別々の二つの入れ物を示しており、それぞれ体内で異なる役割を果たしている。

そのほかのリポタンパク質として、ＶＬＤＬ（超低比重リポタンパク）やＩＤＬ（中間比重リポタンパク）なども存在する。

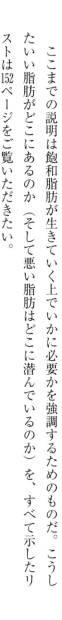

そしてすでに概要は述べているが、コレステロールはどの「種類」であっても、これまで思い込まされてきたほどやっかいなものではない。

最近では、コレステロールの生物学的（とくに脳の健康にとっての）価値に関する研究が進み、このパズルのピースがどのように合わさって筋道の通った話になるのかもわかってきている。

これまで見てきたように、病気になった脳には脂肪もコレステロールもひどく不足していることや、年齢を重ねてからの総コレステロール値の高さが長寿化に関連していることが最近の科学でわかってきている。〔注35〕

脳のかさは体全体のわずか二パーセントにすぎないが、総コレステロールの二五パーセントは脳にあり、脳の機能と発達を支えている。脳の重さの五分の一はコレステロールなのだ！

コレステロールは細胞を覆う膜を形成し、細胞膜の透過性を維持しながら細胞の「防水加工」状態を保つので、細胞の内と外で異なる化学反応が起こる。

脳内での新たなシナプスの成長はコレステロールに依存しており、電気信号がシナプス間をすんなり飛び越えられるように細胞膜と細胞膜の間をつないでいるのがコレステロールだということを私たちは究明している。コレステロールはニューロンを取り巻いているミエリンの極めて重要な成分でもあり、ミエリンのおかげで情報がすばやく伝達される。メッセージを伝達できないニューロンは役に立たず、値打ちのないものとして捨て去られる。その残骸が脳疾患の特徴だ。要するに、コレステロールは脳が適切にコミュニケーションを取り、機能するための進行役としてふるまっているのである。

さらに、脳内のコレステロールは強力な抗酸化物質としても働く。フリーラジカルによるダメージから脳を守るのだ。コレステロールは、エストロゲンやアンドロゲンのようなステロイドホルモン、およびビタミンDという極めて重要な脂溶性の抗酸化物質の前駆体だ。

ビタミンDも強力な抗炎症剤であり、生命を脅かす疾患につながる感染性病原体を体から取り除く手助けをする。ビタミンDは実際にはビタミンではなく、むしろ体内でのステロイド、あるいはホルモンのようにふるまう。

パーキンソン病やアルツハイマー病、多発性硬化症のようなさまざまな神経変性疾患の患者はビタミンDの値が低いが、それが直接的にコレステロールからつくられることを考えれば驚くようなことではない。年齢を重ねると、一般的に体内のコレステロール値は自然と上昇する。これがよいことなのは、加齢によってつくられるフリーラジカルも増すからだ。コレステロールはこうしたフリーラジカルに対し一定レベルの保護機能を果たしてくれる。

脳だけではなく、コレステロールは人間の健康と生理機能において、ほかにも重要な役割を担っている。

胆のうから分泌される胆汁酸塩は、脂肪の消化、ビタミンA、D、Kなどの脂溶性ビタミンの吸収に必要で、コレステロールでできている。それゆえに、コレステロール値が低いと、脂肪の消化能力が弱くなる。

また、体の電解質バランスも危うくなるだろう。というのも、コレステロールはその繊細なバランスの維持に一役買っているからだ。実のところ、体にとってコレステロールは重要なサポーターなのだ。


では、こうしたことは、食事にとっては何を意味するのだろうか。

何年にもわたって、私たちは「低コレステロールの食べ物」に注目するように言われてきた。

しかし、卵のようにコレステロール豊富な食べ物は非常に有益だし、「脳にいい食べ物」と考えるべきだ。私たちは二〇〇万年以上もコレステロール豊富な食べ物を口にしてきたのだ。

もうおわかりだろうが、脳機能や健康の低下にかかわる真犯人はグリセミックインデックス（136〜137ページ）の高い食べ物だ。この値は基本的に炭水化物において高い。

脳が燃料としてグルコースを好むという見解もまた真実からは程遠く、広く流布した通説の中で私が誤りを暴こうとしているものの一つだ。脳はむしろ脂肪を極めて上手に利用する。脂肪は「脳のパワフルな燃料」と考えられている。

あらゆる種類の神経変性疾患に対する治療として、脂肪主体の食事を利用するのはそういう理由からだ(第6章で、脳が燃料として脂肪をどのように用い、それが健康にとって、いかにいいのかをくわしく説明する)。

脂肪、とくにコレステロールに私が注目している理由の一部は、こうした成分が脳の健康と大いに関係があるからだけではない。

私たちが脂肪やコレステロールを「悪しきもの」と決めつける社会に生きているから、巨大な製薬業界が人びとの誤解を食いものにして嘘を永続させているのだ。そして、その虚偽の多くが私たちの健康を破壊しているのである。

こんな話を持ち出して私が何を言おうとしているのか。そこを理解していただくために、ある問題点を見てみよう。「スタチン」という薬の普及についてである。

コレステロール低下薬「スタチン」が何を引き起こしているか

コレステロールが脳の健康にとってどれだけ重要なのかを理解した私や同分野の人間の多くは、「スタチン」という薬が脳疾患や機能障害を引き起こしたり、悪化させたりするかもしれないと考えるようになった。

スタチンとは、コレステロール値を下げるために何百万人ものアメリカ人に処方されてきた効果絶大な薬だ。

記憶機能障害は、スタチンの副作用として知られている。

故デュアン・クラベリン博士はNASAの宇宙医学研究のパイオニアで、「宇宙ドクター」というニックネームで呼ばれていた。

博士はスタチンの使用に強く反対していたが、神経筋変性疾患に長年苦しんだ末、二〇一六年に亡くなった。記憶をすっかり失った経験があり、それは当時服用していたスタチンのせいだと確信した。記憶喪失を経験して以来、博士は世界中の人たちから副作用の証拠を集め続けてきた。そしてそのテーマで三冊の書籍を執筆した。中でもとくに知られているのが『リピトール、記憶泥棒(Lipitor, Thief of Memory)』[注36]だ。

二〇一二年の二月、米国食品医薬品局は、スタチン系薬剤が記憶の喪失や錯乱のような認知面での副作用を引き起こし得ることを示唆する見解を発表した。米国医師会が実施し、二〇一二年一月の『アーカイブス・オブ・インターナル・メディシン』に発表した研究結果によると、驚いたことにスタチン系薬剤を服用する女性の間では、糖尿病のリスクが四八パーセントも増えたのだ。[注37]この実験には、一六万人を超える閉経後の女性たちが参加した。したがっ

スタチン系薬剤を服用中の女性が2型糖尿病にかかるリスク

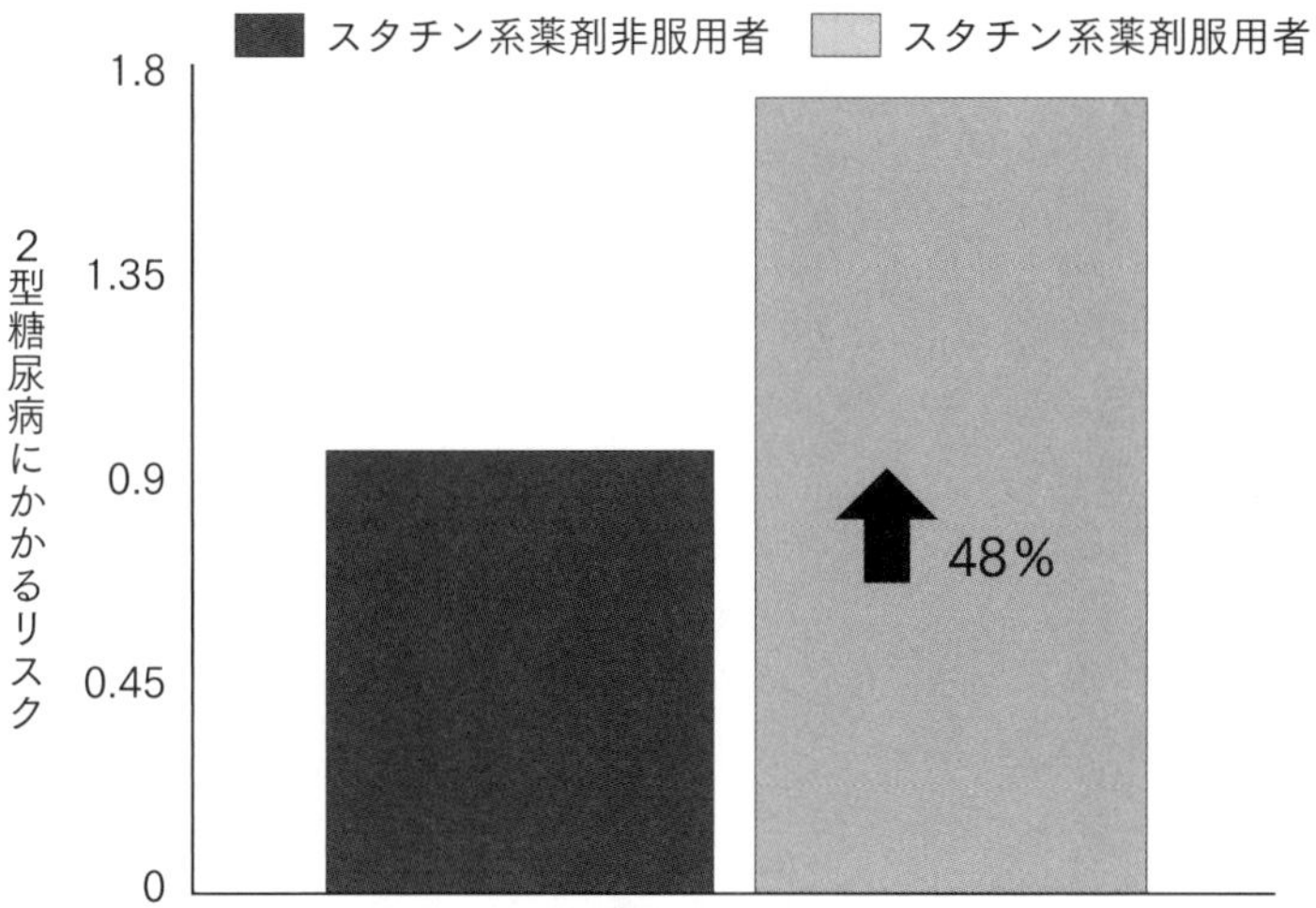

て、研究の意義と重大性は無視できない。

2型糖尿病がアルツハイマー病の強力なリスク因子だとすれば、スタチン系薬剤と、認知機能低下あるいは認知機能障害の関係は確実に理解しやすくなる。その後、数々の研究結果がつながりを実証しているが、リスクの生じる確率は研究によってばらつきがあり、その人がすでに糖尿病にかかりやすい体なのかどうかに確率が左右される可能性もある。〔注38〕活発な研究領域ではあるが、医学界ではまだ意見が定まっていない。

このテーマについて私は数々の議論に参加してきた。データに矛盾があるために議論が過熱したことも一度ならずあった。私のウェブサイトで「スタチン」と入力し検索してほしい。「スタチンの適切な臨床使用」について仲間の研究者たちと交わした二〇一三年の議論から、最新の情報までが入手できるだろう。私は引き続きスタチンの使用に強く反対する立場を取っているが、リスクよりもメリットのほうが上回る独特の症例がありうることは認めている。また、単なる「高コレステロール」以外の理由でスタチンを使用することについても認めている。しかし、それらはごくまれな、個別に対応すべきケースである。

ステファニー・セネフ博士はMITコンピュータ科学・人工知能研究所の上級研究科学員で、薬と食事が健康や栄養に及ぼす影響に関心を持つようになった。

二〇〇九年、博士は低脂肪の食事とスタチンがアルツハイマー病の一因となる理由を説明した説得力ある小論を執筆した。〔注39〕この論文の中でセネフ博士は、スタチンの副作用を詳述し、スタチンが存在すると脳がどれほど苦しむのかを極めて印象深く描き出している。また、最新の科学とほかの分野の専門家から得た情報もまとめている。

セネフ博士の説明によると、スタチンが脳の機能障害を促進するおもな理由の一つは、肝臓のコレステロール合成能力をスタチンが抑えるからだという。コレステロールができにくくなり、血中のLDL値が著しく低下するというわけだ。

先に述べたように、コレステロールは脳内で重要な役割を果たし、ニューロン間の電気信号伝達を可能にし、新しい脳細胞の成長を促す。製薬産業が、脳内や肝臓でのコレステロール合成をはばむと言ってスタチンを宣伝しているが、皮肉なことにそれは本筋からそれた話なのである。

アイオワ州立大学で生物物理学教授を務めるイエロン＝キュン・シン博士は、コレステロールの神経回路網中における機能についての権威である。

博士は『サイエンス・デイリー』誌のインタビューを受けてこう述べた。〔注40〕

「もし、脳からコレステロールを取り除いてしまったら、神経伝達物質を放出するしくみが直接影響を受けることになります。神経伝達物質はデータの処理や記憶機能を左右します。言いかえれば、あなたがいかにかしこくて、いかに物事をよく覚えているかを左右するということです。

肝臓でのコレステロール合成のしくみを攻撃する薬でコレステロール値を下げようとすると、その薬は脳にも作用し、脳にとって欠かせないコレステロール合成をも抑制するでしょう。

私たちの研究によって、コレステロールと神経伝達物質の放出には直接的なつながりがあることが明らかになっています。そして細胞の中で起きていることの分子レベルでのしくみもよくわかっています。コレステロールはタンパク質の形を変え、思考と記憶を刺激するのです」

認知症やアルツハイマー病に見舞われるリスクを抱えた二万六〇〇〇人以上が服用してきた

スタチン系薬剤について、二つの重要な研究が二〇〇一年に完了した。

そして二〇〇九年にその最新レビューが発表され、スタチンではアルツハイマー病を防ぐことができず、それまでの考えは間違っていることが判明した。

論文の筆頭著者であるバーナデット・マクギネスによる次のような発言が『サイエンス・デイリー』誌に引用されている。「結果として、血管疾患のリスクがある人に、年齢を重ねてからスタチンを投与しても認知症は防げないことがわかります」[注41]。

カリフォルニア大学ロサンゼルス校の研究者、ベアトリス・ゴロムは、結果についてのコメントを求められ、「予防薬としてのスタチンについて言えば、症例報告の中には、認知能力がスタチンによって明らかに不都合な影響を受けている個々の症例が数多く見られます」と答えている[注42]。

スタチンをテーマに私との議論に参加してくれたゴロムは、スタチンが認知能力によくない影響を与えるか、あるいはどちらともいえない、ということをさまざまな研究が実証しており、肯定的な結果を示した実験はいまのところない、とつけ加えた。

スタチンは、コレステロールに直接影響を及ぼす以外に、脂肪酸と抗酸化物質の供給にも間接的な影響をもたらす。

LDL粒子に含まれるコレステロールの量を減らすだけではなく、LDL粒子の数自体をも減らすのだ。だから、コレステロールが枯渇するのみならず、LDL粒子によって運ばれる脳にとっては秘蔵の脂肪酸や抗酸化物質まで制限されてしまうというわけだ。脳がうまく機能するかどうかはこれら三つの物質にかかっている。〔注43〕

体中に見られるビタミンのような物質、コエンザイムQ10をつくる細胞の能力をスタチンが無力化し、アルツハイマー病を促しているかもしれないことを、前述のセネフ博士が見事に説明している。〔注44〕

コエンザイムQ10は、抗酸化物質としても、細胞のためのエネルギーをつくり出す際にも、体の中で重要な役割を果たす物質だ。

コエンザイムQ10の代謝経路はコレステロールと同じなので、スタチンによって合成が妨げられると体と脳でコエンザイムQ10が不足する。疲れや息切れ、運動や平衡感覚における支障、筋肉痛、虚弱、消耗症など、スタチンの副作用の一部は、筋肉中にコエンザイムQ10が不足していることとエネルギー生成能力が低下していることに関係している。

これが極端になると、スタチンにひどく反応する人は骨格筋の深刻なダメージに苦しむことになる。また、コエンザイムQ10の欠乏は心不全、高血圧、パーキンソン病とも結びつく。こうしたすべての影響を考えると、コエンザイムＱ10がアルツハイマー病治療に使われてきたのも理にかなっているのだ。

最終的に、スタチンはビタミンＤにも間接的な影響をもたらし得る。

体は太陽の紫外線にさらされると、皮膚中のコレステロールをもとにビタミンＤを生成する。ビタミンＤの化学式は、コレステロールの式と簡単には見分けられない。ほぼ同じだからだ。「ＬＤＬ値を人為的に低く抑えてしまうと、体は適量のコレステロールを新たに補給できなくなり、皮膚のコレステロールの蓄積分が枯渇しても補うことができなくなるだろう。これが米国中で問題になっているビタミンＤ不足だ」とセネフ博士は書いている〔注45〕。

ビタミンＤ不足は、骨が弱くなってもろくなり、はては骨軟化症になるリスクを高めるだけではない。糖尿病やうつ病、心血管疾患など、認知症のリスクを高める多くの病気とも関連している。もしも脳が適切な発達と機能のためにビタミンＤを要求しない器官であったら、ビタミンＤ受容体が広く点在していなかったはずだ。

スタチンの賛否については議論が続いている。スタチンがどのようにして体を病気から保護するのかを明らかにしている大規模な研究はまだない。

スタチンが冠状動脈疾患の死亡率低減に貢献する点を指摘する研究は多い。しかし、それらの研究結果はスタチンのコレステロール低減作用とはほとんど関係がなく、むしろ疾患の主因である炎症をスタチンが抑制していることを反映したものだ、とする新たな研究結果が出ているのだ。

しかし、だからと言って、スタチンを服用することにメリットがあるとは言えない。一部の人には負の副作用のリスクが大きすぎる。心臓疾患のリスクは高くないけれど、ほかの病気のリスクが高い人は、スタチンを服用すると体を傷めることになるだろう。心血管疾患にかかるリスクが高いためにスタチンを飲んでいる人は、自分個人にどういうリスクとメリットがあるのかを医師と話してみてほしい。

スタチン治療というリスクを冒すことなく体調を管理する方法がほかにもありそうだ。心臓と脳を守ることに関しては、とにかく炭水化物を減らすこと、そして直観に反するけれど、食事から摂る脂肪を増やすことに尽きる。そして、どうかコレステロールを心配しすぎないでほしい。

食事からコレステロールを摂る必要性

炭水化物の摂取を本当に必要な量だけに限定し（くわしくは第9章に）、おいしい脂肪とタンパク質で穴埋めできれば、文字どおり、遺伝子のプログラムを組み直し、生まれたときに持っていた自然な状態に体をリセットできる。

これこそ、あなたにとって「頭の回転をよくし、脂肪も燃やせる」状態だ。

血中コレステロールの検査をすると出てくる数値は、実際のところ七五〜八〇パーセントはあなたの体がつくり出したものに由来していて、必ずしも食べたものが反映されているわけではない。

コレステロールの高い食べ物は、体がつくるコレステロールを減らしている。私たちはみな一日に二〇〇〇ミリグラムものコレステロールをつくり出すが、それはどうしても必要だからだ。これはしかも食事で摂る分の数倍に値する。

しかし、この驚くべき能力があるにもかかわらず、食事からコレステロールを摂取するのはやはり重要なのである。

人間の体は、内部でコレステロールをつくるよりも、食べ物からコレステロールを摂るのを好むのだ。内部でつくるのは複雑で何段階にも及ぶ生物学的プロセスを経なければならず、肝臓に負担がかかる。

現在、多くの人が誤って実践しているように、コレステロールの摂取を制限したら何が起こるだろうか。

体は危機（飢餓）を示す警告を発する。肝臓はこの信号を感じてＨＭＧ-ＣｏＡ還元酵素と呼ばれる酵素をつくり出す。この酵素のおかげで、食事に含まれる炭水化物を使用して不足を補い、コレステロールを余分につくり出せるのだ（これはスタチンが対象にするのと同じ酵素だ）。

炭水化物を摂りすぎると、コレステロール摂取を減らしても、体内ではコレステロールが絶え間なく過剰生産される。

この体内の異常事態を収めるただ一つの方法は、食事から適量のコレステロールを摂取し、炭水化物を摂らないことに尽きる。これによって高コレステロールの患者は、コレステロール豊富なおいしい食事を楽しみながら、薬を使わずに正常な値に戻すことができる。

悪者あつかいの「コレステロール」――真実は？

コレステロールは冠状動脈心疾患に、ちょっとしたかかわりしか持たず、心臓発作のリスクの予測因子としても極めて小さい。

心臓発作のため入院した全患者の半数以上は、コレステロール値が「正常」範囲なのだ。コレステロール値を精力的に下げると、心臓発作のリスクも大幅に低減するだろうという考えは、いまや完全に、そしてきっぱりと論破否定されている。

心臓発作に関して、もっとも重要で軽減可能なリスク因子は、喫煙、アルコール過剰摂取、有酸素運動の不足、体重過多、高炭水化物の食事などである。

たとえばコレステロール値が二四〇㎎／㎗以上の患者は、ほぼ間違いなく一般医からコレステロール値降下薬の処方箋を受けているだろうが、これは考え方も処置も間違っている。

これまで述べてきたように、コレステロールは人間の生理機能の中でも極めて重要な化学物質の一つだが、それはとくに脳の健康と関係しているからだ。

人の健康状態を判断する際に調べるべきは、ヘモグロビンA1cであって、コレステロール値ではない。高コレステロールだけを脅威だと考えるのはおかしいのだ。

性生活の問題も低コレステロールにある

実は「いいもの」であるコレステロールは、あなたの脳の働き、身体的な健康、将来の長寿にとって重要なだけではない。健康に関する本の中でうやむやにされがちな生活習慣の非常に重要な部分についても重要である。

ズバリ聞こう。性生活はどれだけ順調だろうか。

性的機能障害に苦しみ、勃起不全（ＥＤ）でセックスを避けている人や、ピルを瓶ごと買いためて窮地から脱しようとする人など、それなりの人数を私は診ている。

かつての私の患者で性生活の悩みを持っていた人たちは、とくにそのために私のところにやってきたわけではなかった。しかし、患者にその部分について聞いてみると、実は際立って問題になっているのだった。

ちょっとした例を紹介しよう。

引退した七五歳の元エンジニアが私のところにやってきて、不眠、うつ病など、さまざまな不平を漏らしたことがあった。彼はそれまでの四〇年間、睡眠剤を服用していた。そして、うつ病は私と会う約束の二、三カ月前にとくにひどくなっていた。

彼はすでに数種類の薬を飲んでいた。抗うつ剤、不安症の治療薬、EDのためのバイアグラだ。

私はまず彼にグルテン過敏症検査を実施した。結果は陽性を示した（私がまだそういう検査をしていたころの話だ）。こうして彼にはグルテンを含まない、高脂肪の食事を実践してもらった。それから約一カ月後、電話で連絡をとってみると、うつ病が改善したうえ、バイアグラを飲まずに妻とのセックスができる、と喜ばしいニュースが返ってきた。彼は私に何度も礼を言った。

セックスは脳の中で起こっていることと大いに関係があるということには、大半の人たちが同意するだろう。セックスは感情、衝動、思考と深く結びついている。

しかし、セックスはホルモンや血液化学とも厳然としてつながっている。確かに、あなたが憂うつな気分でよく眠れないとしたら、まずセックスなど思いつきもしないだろう。

それでも、性的不能の理由としてもっともよくあるのは不眠でもうつでもない。

それこそ本章で多くのページを割いて私が述べてきたこと、つまり極端に低いコレステロール値の問題だ。

テストステロン値が正常でないかぎり（これは男女ともに当てはまる）、たとえ性生活を送っていても刺激的なものにはならないということを証明する研究結果は、これまでにいくつも発表されている。

では、このテストステロンは何によってつくられるのか。コレステロールである。何百万人ものアメリカ人は今日、いったい何をしているだろうか。食事とスタチンの摂取（あるいはそのいずれか）によってコレステロール値を下げている。そうするうちにＥＤが蔓延し、ＥＤの薬に対する需要が増加しているのだ。

多くの研究が、それらの結びつきを実証している。〔注46〕

性欲減退はスタチンを服用している人にもっともよく見られる不平として挙げられるし、実験報告ではスタチンを服用する人はテストステロンの値が低いことがくり返し示されている。〔注47〕

スタチンを服用する人たちは、テストステロン値の低くなりやすさが二倍となる。幸い、この症状はスタチンをやめ、コレステロールの摂取を増やせば元に戻る。

スタチンは二つのやり方でテストステロン値を下げている。まず、直接コレステロール値を下げる。それから、活発なテストステロンを生成する酵素を阻害する。

二〇一〇年に英国で発表された研究では、冠状動脈心疾患を抱える九三〇人の男性を調べ、テストステロン値を測定した。〔注48〕

患者の二四パーセントはテストステロン値が低かった。テストステロン値が正常だった患者の死亡リスクは一二パーセントだったが、テストステロン値が低かった患者では二一パーセントだった。つまり、冠状動脈心疾患をわずらい、テストステロン値が低い場合のほうがはるかに死亡のリスクが高いということなのだ。

くり返すと、スタチン系薬剤を投与してコレステロール値を下げようとし、それでテストステロンの値が低くなり……テストステロン値が低いために死亡のリスクが高まる。これが狂気の沙汰でなくて何なのか。

お腹は全身とつながっている

本書の旧版を刊行したあと、人間の微生物叢《びせいぶつそう》が脳の健康にどんな役割を果たしているのか、具体的には、腸内にすみつく微生物（ほとんどが細菌）と脳との複雑なかかわり合い方を私は考えるようになった。いまでは微生物叢を形成、維持する手助けをするのが生活習慣であることも、微生物叢の健康が免疫系の機能や炎症レベル、さまざまな疾患（うつ病、肥満、腸疾患、糖尿病、多発性硬化症、喘息、自閉症、アルツハイマー病、パーキンソン病、がん等々）にかかるリスクにからんでいることもわかっている。

微生物叢は腸の透過性をコントロールする手助けもする。それが体の炎症の「設定値」にかかわる重要な概念だということはすでに述べたとおりだ。腸の壁にすき間があると、グルテンなどの食品由来の毒素や病原体がそこを通り抜け、体に炎症反応が起きる可能性がある。このすき間は、腸以外の器官や組織、たとえば骨格系や皮膚、腎臓、すい臓、肝臓、脳などにも影響を及ぼすのだ。

私たちの体の中にすむ微生物は、生理機能に役立つ多くの仕事をしてくれる。微生物なしではつくることのできない神経伝達物質やビタミンをつくり、胃腸が正常に働くように促し、感染から体を守り、代謝と食物の吸収を調整し、血糖バランスを調節できるようにする。太りすぎややせすぎ、空腹感や満腹感にまで影響を及ぼす。微生物に関しては、『「腸の力」であなたは変わる』(三笠書房)で深く探っているので、くわしく知りたい方はそちらを読んでほしい〔注49〕。だが、本書で紹介する最新プログラムを実行すれば、あなたにとって最高の微生物叢を育み、最適に機能する脳を手に入れることができるはずだ。腸の微生物叢を不健康にするリスク因子の大部分は修正がきく。精白した炭水化物や砂糖、加工食品、グルテンや加工植物油など食事由来の毒素がふんだんに入った食事を改めればいいのだ。

本章では根拠となる考え方をたっぷり紹介してきたが、そのほとんどは脳における脂肪の役割についての話だった。

しかし、ここで私たちは問いかけてみる必要がある。脳を脂肪の代わりに糖質で満たしたら何が起こるのか。

炭水化物が体に与えるダメージを訴えて私は本書をスタートさせたが、残念ながら、とくに悪質な炭水化物、糖質についてはまだ触れていない。

ありがたいことに、糖質が脳の健康に果たす役割についてはすでに世の中に情報が流れている。最初にこの本を書いたときには、見事なまでに注目されないテーマだった。

糖質と糖尿肥満の関係、糖質と心臓疾患の関係、糖質と脂肪肝の関係、糖質とメタボリックシンドロームの関係、糖質とがんのリスクの関係などについては、もう誰もが知っている。だが、糖質と脳の機能不全の関係について耳にするようになったのは最近になってからだ。この両者の関係についてあまり確信の持てていない人は、ぜひ次章を読んでいただきたい。

いよいよ、糖質が脳に与える影響についてくわしく見ていくことにしよう。

第4章

脳を「糖」でベトベトにするな

進化の点で考えれば、糖質は私たちの祖先にとって、
一年のうちわずか数カ月の収穫時期に果実として、
あるいはハチミツとして手に入るものであった。
しかし最近では、糖質はほとんどすべての加工食品に添加されている。
自然由来の糖質は手に入りにくく、人工のものは手に入りやすい。
――ロバート・ラスティグ博士ら〔注1〕

糖質——炭水化物の中でもとくに注意すべきもの

炭水化物の中でもとりわけ糖質が、さほど健康にいい成分ではないことは誰もが知っている。過剰に摂取したり、精白したものや加工したものを摂取する場合にはとくにそうだ。棒つきキャンディだろうが、シナモンレーズンパンだろうが変わりはない。

さらに、糖質は肥満、食欲、血糖コントロール、2型糖尿病、インスリン抵抗性などにかかわる原因の一つだともわかっている。それでは糖質と脳についてはどうだろうか。

ゲーリー・トーベスについては前章で言及した。『よいカロリー、悪いカロリー(Good Calories, Bad Calories)』や『ヒトはなぜ太るのか？』(メディカルトリビューン)の著者である。〔注2〕トーベスは二〇一一年、『ニューヨーク・タイムズ』紙に「糖質は毒か？」というタイトルの秀逸な記事を寄せた。〔注3〕

彼はその中で、人類の生活や食品における糖質の歴史のほか、糖質が私たちの体に及ぼす影響についてもくわしく述べている。二〇一六年末に出た次の著書『犯人は糖質だ(The Case Against Sugar)』では、糖質(スクロースと異性化糖の両方)について説得力ある論を展開しており、私たちを死に追いやる可能性がもっとも高い慢性疾患の主因だと述べている。〔注4〕トーベスにインタビューした際、科学ジャーナリストとして誰も足を踏み入れたことのない栄養学の分野に分け入り真相を究明している理由を私は質問した。

自分はただデータを追跡しているだけで、物理学の分野にいる友人たちから、「迷走科学」に興味があるなら公衆衛生で起きていることを調べるといいと言われた、というのが彼の返事だった（『常温核融合スキャンダル　迷走科学の顚末』（朝日新聞社）は彼の初期の作品だ）。友人たちの言葉に導かれ、当然ながら彼は迷走しきっている科学、栄養学にたどり着いたのだ。

トーベスは二〇一一年に出した作品で、カリフォルニア大学サンフランシスコ校医学部における小児肥満の第一人者であり、糖質が「毒素」あるいは「毒薬」であると主張しているロバート・ラスティグの著作『果糖中毒　19億人が太り過ぎの世界はどのように生まれたのか？』（ダイヤモンド社）を紹介している。この二〇一二年のベストセラーでも、最近のインタビューで彼と私がえんえん議論したトピックでも、おもな悪者となっているのは糖質である。〔注5〕

ラスティグがとくに問題視しているのは、糖質によって代謝のされ方が、それぞれ違っているという点だ。彼は糖質に対する人びとの意識を高めたパイオニアの一人であり、糖質には常習性があり、糖質は人体の健康を大きく損ねる有害物質であると警鐘を鳴らした人物だ。

糖質のもっとも単純な形である純粋なグルコースと、グルコースとフルクトースが結合したグラニュー糖との違いを説明する際、ラスティグは「カロリーは同じでも代謝が同じとは言えない」という言い回しを好んで使う（フルクトースについてはこのあと述べるが、これは自然由来の糖質の一種で、フルーツやハチミツだけに含まれる）。

私たちが、たとえばジャガイモから一〇〇カロリー分のグルコースを摂取するのと、同じ一〇〇カロリー分でも半分がグルコース、半分がフルクトースでできている糖質を代謝して起こる体への影響とは違う。

肝臓では、糖質のうちフルクトースを処理する。一方、ほかの炭水化物やデンプン由来のグルコースは体内のすべての細胞で処理される。したがって、両タイプの糖質（フルクトースとグルコース）を同時に消費すれば、グルコースだけから同じ量のカロリーを消費するよりも肝臓はより懸命に働かなくてはならないことになる。

そうした糖質をソーダやフルーツジュースといった液体という形で消費する場合も、やはり肝臓は酷使されるだろう。液体の糖質を飲むことは、たとえば丸一個のリンゴと同量の糖質を摂ることとは違う。

ちなみにフルクトースは、自然由来の炭水化物の中でもっとも甘く、だからこそ私たちの大のお気に入りなのだろう。しかし、これだけ甘いのに自然由来のすべての糖質の中でフルクトースはもっともグリセミックインデックス（GI値）が低い。理由は簡単だ。肝臓がほとんどのフルクトースを代謝するので、血糖値やインスリン値にただちに影響が出るわけではないからだ。

グラニュー糖や異性化糖の場合は違う。グラニュー糖や異性化糖に含まれるグルコースは全身を循環して血糖値を上げてしまう。

しかし、この事実だけにだまされてはいけない。フルクトースはただちに影響をもたらさないとはいえ、天然由来ではないものをそれなりの量だけ摂れば長期的な影響が出る。これは科学的に実証されている。

フルクトースを消費すれば、耐糖能異常、インスリン耐性、高血中脂肪、高血圧症を伴うのだ。しかも、フルクトースを摂っても、インスリンやレプチンという代謝の調整に重要な二つのホルモンを生成するきっかけにはならないので、フルクトースが多い食事をとれば肥満になり、代謝に悪影響が出る。たくさんのフルーツを食べる人たちにとって、これが何を意味するのかはのちに明らかにする。ただ、幸いなことに、フルーツ一個に含まれるフルクトースの量は、加工食品に含まれるフルクトースの量にはおよばない。

糖質が体のいろいろな部分に影響を及ぼす話については聞く機会があるだろうが、脳に及ぼす影響についてでは耳にすることはない。くり返すが、糖質が脳に及ぼす影響は、マスコミでもこれまで驚くほど注目されてこなかったテーマである。本章で問いかけ、私が回答することになる問題は次のとおりだ。

・糖質の摂りすぎは脳にどのように影響するか。
・脳は糖質の種類を区別できるのか。何に由来するかによって、代謝は異なるのか。

私があなただったら、いま、コーヒーとともに食べようとしていたビスケットを置いてしまうだろう。この章を読めば、フルーツやデザートに対する見方もがらりと変わるはずだ。

グラニュー糖、清涼飲料水の糖、果物の糖

まずいくつかの用語を定義しよう。

グラニュー糖、果糖、異性化糖などの違いは何か。これまで説明したように、フルクトースはフルーツやハチミツに自然に含まれている糖質で、グルコースと同じように単糖だ。

一方、グラニュー糖（スクロース）は、コーヒーにさらりと入れたり、クッキー生地にどっ

さり入れたりする白い粒子状のもので、グルコースとフルクトースからなる。だからこれは二つの分子が結合した二糖である。

私たちが摂取するフルクトースの大半は自然なかたちのものではないし（要するにスクロースの一部だということ）、天然（果実）に由来するものでもない。平均的なアメリカ人が一日に摂る精白糖は一六三グラム（六五二カロリー）で、このうち七六グラム（三〇二カロリー）が加工度の高いフルクトース、つまり異性化糖に由来するものだ〔注6〕。

異性化糖はソーダやジュースをはじめ、いろいろな加工食品に含まれていて、分子の組み合わせが異なり、フルクトースが優勢だ。異性化糖の成分は約五五パーセントがフルクトース、四二パーセントがグルコース、三パーセントがその他の炭水化物である。

「約」という言葉を使うのは、異性化糖には表示されている以上に多くの遊離フルクトースが含まれている可能性があると複数の研究結果が示しているからだ。小児肥満研究センター所長であり、南カリフォルニア大学予防医学教授のマイケル・ゴラン博士は、ロサンゼルスで買ったソーダの中に遊離フルクトースが六五パーセントも含まれていたことをつきとめた〔注7〕。

異性化糖は一九七八年に、飲み物や食品に入れるグラニュー糖の安価な代用品として登場した。マスコミはこの人工的に製造したものを肥満増大の根本原因だと攻撃しているが、重要な点が見落とされている。ウエストが太くなったり、肥満や糖尿病のような関連性のある症状が出るのは確かに異性化糖を摂取したせいだが、異性化糖以外の糖質もすべて原因に挙げられる。糖質はどれも炭水化物という生体分子の一種であって、同じ性質を持っているからだ。炭水化物は糖分子の長い鎖にすぎず、脂肪（脂肪酸の鎖）やタンパク質（アミノ酸の鎖）やDNAとは違う。

しかし、すでにおわかりのように、炭水化物がみな同じようにつくられるわけではない。そして炭水化物がどれも体内で同じように処理されるわけでもない。

その炭水化物がどれほど血糖値を上げ、その結果、インスリンの分泌がどれほど増えるのか。それは炭水化物によって異なるのだ。

炭水化物が豊富な食事、とくに混じりけのないグルコースが多い食事を摂ると、細胞中に血糖を蓄積するためにすい臓はインスリンの分泌を増やす。消化の過程で炭水化物は分解され、糖質は血中に取り込まれ、再びすい臓がインスリン分泌を増やし、グルコースが細胞に入り込む。やがて血糖値が上がり、すい臓からのインスリン分泌量が増える。

血糖をもっとも急上昇させる炭水化物は、それゆえにもっとも人を太らせる。

精製した粉類でつくったもの（パン、シリアル、パスタ）はどれもそうだし、米、ジャガイモやコーンのようなデンプン、ソーダやビール、フルーツジュースのような液体状の炭水化物もそうだ。

これらすべてがすばやく消化されるのは、血流にグルコースをたくさん流し込み、インスリンを急上昇させるため、そしてインスリンが過剰なカロリーを脂肪としてため込んでしまうためだ。

同じ炭水化物でも野菜に含まれるものはどうなのか。

ブロッコリーやホウレン草などの緑色の葉物野菜に含まれる炭水化物は、消化しにくい繊維と結びついているので、分解されるまでに時間がかかる。そのため、グルコースは時間をかけて血流に送り込まれる。さらに野菜は重量に対する水分量がデンプンに比べて多いため、血糖の反応がさらに鈍くなる。

フルーツの場合も丸一個食べると、果糖を摂取することにはなるが、その中に含まれる水分と繊維もまた血糖への影響を「弱める」。

たとえば、同じ重さのモモとベークドポテトを食べるなら、血糖に及ぶ影響はみずみずしく繊維も豊富なモモよりも、ポテトのほうがはるかに大きい。とはいえ、モモが、ついでに言えばどんなフルーツも、問題を起こさないと言っているのではない〔注8〕。

私たちの祖先はかつて洞窟で暮らしていたころもフルーツを食べていたが、一年中毎日というわけではなかった。私たちの体は毎日のように食べる大量のフルクトースを処理できるところまで進化していない。

とくに加工されたフルクトースの場合はそうだ。天然のフルーツは、たとえばごく一般的なソーダ一缶に比べると比較的糖質が少ない。一方、ソーダは大量の糖質を含んでいる。

中くらいの大きさのリンゴの糖質は約四四カロリーだ。実には天然由来の溶解性ペクチンの繊維があり、皮には不溶性の繊維があるため、食物繊維が豊富に混ざっている。逆にコカ・コーラやペプシの一二オンス（約三五〇ミリリットル）缶にはその約二倍、八〇カロリー分の糖質が含まれている。

しかし、リンゴの場合、数個をしぼってその汁を濃縮させ、一二オンス分の飲み物にすると（そのために繊維は残らない）、驚くなかれ、糖質はソーダから得るのとちょうど同じくらい、八五カロリーにまで跳ね上がる。

フルクトースは肝臓を直撃する際、ほとんどが脂肪に変わり、脂肪細胞に送られる。四〇年以上も前の生化学者がフルクトースを「もっとも太らせる炭水化物」と呼んだのも無理はない。

現代の私たちにとってとりわけやっかいな事実は、フルクトースとグルコースを結合させたもの、たとえばグラニュー糖でつくったものをよく食べていることだ。

結合された糖質のうちフルクトースは私たちの血糖にすぐに大きく作用するわけではない。

ところが、一緒にとったグルコースがインスリン分泌を促進し、脂肪細胞にもっと蓄積するように働きかけてしまう。糖質を摂れば摂るほど、それを脂肪に変えるように体に指示するのだ。

これは肝臓内で起こって「脂肪肝疾患」と呼ばれる症状を引き起こすだけではなく、盛り上がったわき腹、ベルトからはみ出たぜい肉、ビール腹という形で現れる。重要な器官にぴったりくっついていて外からは見えない内臓脂肪はとりわけよくない。

『ヒトはなぜ太るのか？』でゲーリー・トーベスは、炭水化物と肥満の因果関係と、喫煙とがんの関連との類似点を説明している。もしもこの世界にタバコがなかったら、肺がんはまれな病気になっているだろう。同じように、こんなにも高炭水化物の食事を摂らなければ肥満もまれな症状になっているだろう。〔注9〕

糖尿病、心臓疾患、認知症、がんなど、関連性のあるほかの症状もきっと、めったにないものになっているはずだ。そして、あらゆる疾患を回避するという点から見て、もっとも重要な要素をあげるとしたら、「糖尿病」になるだろう。

糖尿病が認知機能を低下させる

糖尿病になってはいけない。これは、何度くり返し述べても足りないくらいだ。もしもすでに糖尿病になっているなら、血糖のバランスをとっておくことが重要だ。米国では、六五歳以上の人の一一〇〇万人近くが「2型糖尿病」である。その人たちと、六五歳以上の前糖尿病の人たち（二三一〇万人）が、アルツハイマー病を発症した場合に起こる大惨事たるや、十分に予想がつく。〔注10〕

糖尿病とアルツハイマー病の関係を示すデータは深遠で難解だが、糖尿病が単なる認知機能低下の強力なリスク因子であることは理解しておくべきだ。糖尿病を十分にコントロールできていない人たちに関しては、とくにそう言える。

代表例をあげよう。

二〇一二年六月、『アーカイブス・オブ・ニューロロジー』誌に、糖尿病が認知機能の低下のリスクを高めるのか、また血糖のコントロールができないと認知能力が悪化するのか、三〇六九人の高齢者を分析した結果が公表された。〔注11〕

研究開始時に参加者の二三パーセントがすでに糖尿病で、七七パーセントはそうではなかった（研究者は意図的に「さまざまな健常高齢者からなるグループ」を選んだ）。参加者たちには一連の認知検査が行なわれ、その後、九年間、それらの検査がくり返された。

結論は次のとおりだった。

「健常な高齢者の中で、DM［真性糖尿病］、およびDMを抱える人がグルコースをコントロールする難しさは、認知機能の悪化とさらなる機能低下に関連する。これによって、DMの重症度が認知面での老化を加速させる一因となっているかもしれないことを示唆する」

また、糖尿病の人たちと糖尿病でない人たちの精神的衰弱の割合を比較し、かなり大幅な差があることを示した。さらに興味深いことだが、研究開始時においてさえ、基準となる認知スコアは糖尿病を抱える人たちのほうが、そうではない人たちに比べて低かったことにも気づいた。

加えて、認知機能低下の割合とヘモグロビンA1c、つまり血糖のコントロールのマーカーの値が高いこととの直接的な関係も見出した。

この研究者らによれば、「高血糖症（血糖の上昇）は、糖尿病と認知機能の低下のかかわりの可能性の高さを示すかもしれないメカニズムであると提起されている」ということだ。続けて彼らは、「高血糖症は、『終末糖化産物』の形成、炎症、微小血管疾患のようなメカニズムを通じて認知機能障害を助長するかもしれない」と述べている。

ここで初めて出てきた「終末糖化産物」とは何か、そしてそれがどのように形成されるのかについて説明する前に、二〇〇八年に行なわれたメイヨー・クリニックによるもう一つの研究を見てみよう。

『アーカイブス・オブ・ニューロロジー』誌に掲載された研究は、人がどのくらいの期間にわたって糖尿病をわずらっているかということと、認知機能低下の重症度の関係を調べたものだ。

そこには明白な関連があった。糖尿病の発症が六五歳以前だと、軽度認知機能障害のリスクは、二二〇パーセントというとんでもない値になるというのである。そして一〇年以上糖尿病を抱え続けた人たちの軽度認知機能障害のリスクは一七六パーセントまで上昇する。インスリンを摂取している人たちなら、リスクは二〇〇パーセントまで上がる。

この論文の著者たちも、高血糖が続いていることとアルツハイマー病のつながりを説明するために「終末糖化産物の形成の増大」について言及している。〔注12〕

いま注目の文献に登場する、この「終末糖化産物」とはいったい何なのか。

終末糖化産物(AGEs)とは

一九九〇年代中ごろに、世界中をかけめぐったニュースを覚えているだろうか。

当時、イギリスで狂牛病がウシからヒトに伝染するという証拠が明らかになり始め、その恐怖が一気に拡散した。一九九六年の夏、ピーター・ホールという二〇歳の菜食主義者が人間における狂牛病にあたる、変異型クロイツフェルト・ヤコブ病で死亡した。彼は子供のときにビーフバーガーを食べて以来、ずっと菜食主義だった。その後すぐに、ほかの症例が確認された。そこで米国を含めた国々は英国産の牛肉の輸入を禁止した。マクドナルドでさえ、一部の地域では、問題を撲滅させる措置がとられるまで、しばらくはバーガー類の販売を見合わせた。

狂牛病とは、感染したウシが奇妙な行動をとるところから名づけられた病名だ。ウシ海綿状脳症とも呼ばれるプリオン病の一種で、畜産牛が感染するまれな疾患だった。

狂牛病は通常、アルツハイマー病やルー・ゲーリッグ病のような、よく知られた神経変性疾患には分類されない。それに、アルツハイマー病やルー・ゲーリッグ病は、狂牛病のように人に伝染はしない。それにもかかわらず、これらの病気はどれも同じような特徴を示す。その特徴についてはは科学者も最近になってようやく理解し始めている。つまるところ、変形したタンパク質に行きつくのだ。

現在では、多数の変性疾患が炎症に結びついていることがわかっており、それと同じように、いくつもの同様の疾患（2型糖尿病、白内障、アテローム性動脈硬化症、肺気腫、認知症など）が変形したタンパク質に関係しているのもわかっている。

狂牛病などプリオン病の特殊性は、こうした異常なタンパク質がほかの細胞を害し、正常な細胞を異常な細胞に変えてしまい、その異常な細胞が脳のダメージや認知症を招くところにある。一つの細胞がほかの細胞の正常な調整機能を奪い、健康なものとは異なる働きをする新たな細胞群をつくり出すという点では、がんと似ている。

科学者たちはマウスを使って実験を行ない、主要な神経変性疾患が類似したパターンであることを示す証拠を集めているところだ。〔注13〕

タンパク質は体内でもっとも重要な要素である。実際に肉体そのものを構成し、形をつくり、作動し、人間の操作マニュアルのマスタースイッチのような役目を果たしている。遺伝物質、つまりDNAは私たちの体のタンパク質を遺伝記号で表したものだ。タンパク質はアミノ酸が鎖のようにつながったもので、体のプロセスを正常化したり、感染から身を守ったりと、自分の役目を果たすために三次元構造をとらねばならない。特別な方法で折りたたまれ、最終的にはそれぞれのタンパク質が特有の形となる。そして、その形によって固有の機能が決まる。

変形したタンパク質がほとんど機能しないのは明らかだ。残念ながら、突然変異を起こしたタンパク質は修復不可能だ。

正常に折りたたまれて正しい形にならなければ、よくて不活性、悪くて有害だ。通常、細胞は本来備わった方法によって変形したタンパク質を消滅させるが、老化やほかの因子のせいでこのプロセスが妨げられることがある。有害なタンパク質がほかの細胞を誘導し、誤って折りたたまれたタンパク質をつくらせると、結果は悲惨なものになりかねない。だからこそ、今日多くの科学者は、異常構造のタンパク質が細胞から細胞へと拡散するのを止める方法を探し、こうした疾患をその場で食い止めることを目標にしているのである。

カリフォルニア大学サンフランシスコ校で神経変性疾患研究所所長を務めているスタンリー・プルシナー博士は、プリオンを発見し、その功績によって一九九七年にノーベル賞を受賞した。二〇一二年、機関誌『米国科学アカデミー紀要』に発表された画期的論文の執筆者の一人として、彼は、アルツハイマー病に関連するアミロイドβ《ベータ》タンパク質にもプリオンのような性質があることを示した。〔注14〕プルシナーらは実験で、マウスの片側の脳にアミロイドβタンパク質を注入し、その影響を観察することによって疾患の進行を追跡することができた。発光する分子を用いた彼らは、うろつき回っていたタンパク質が凝集し、マウスの脳が明るくなるのを確認した。アルツハイマー病患者の脳内で起きていることと類似した有害な事象だった。

これは、脳疾患以外に対しても重要な手がかりを与える発見である。脳以外の部位を研究している科学者も、形を変えるタンパク質の影響にこれまで注目してきたのだ。実は「狂った」タンパク質がいろいろな疾患にかかわっているのかもしれない。

たとえば２型糖尿病の場合、インスリン分泌に悪影響を与えかねない狂気のタンパク質が患者のすい臓の中にあると考えれば、この観点から見ることができる。アテローム性動脈硬化症の場合は、コレステロールの蓄積が特徴で、それが起こるのはタンパク質が誤って折りたたまれるせいかもしれない。白内障をわずらう人たちは変異タンパク質を持っており、それが目の水晶体に凝集している。嚢胞性線維症《のうほうせいせんいしょう》という遺伝性疾患は、ＤＮＡの欠陥が原因で、タンパク質が不適切に折りたたまれているのが特徴だ。さらに、遺伝的に生じるタイプの肺気腫は、肝臓でつくられた特定のタンパク質が、肺を守るはずなのに肺まで届かず肝臓に蓄積していることが原因だ。そのせいで肺はタバコの煙にさらされなくとも病気にかかりやすくなってしまうのである。

形を変えたタンパク質が、とくに神経変性において害をなすことは明らかだ。

では、なぜタンパク質は誤って折りたたまれてしまうのだろうか。嚢胞性線維症のような異常は遺伝的欠陥によるものだ。しかし、発生が謎に包まれたほかの病気、あるいは年齢を重ねてから現れる病気についてはどうだろう。

そこで、前にも触れた糖化反応の最終生成物を考えてみよう。

年齢不相応に老化している人

糖化反応とは、糖分子がタンパク質、脂肪、アミノ酸に結合することを意味する生化学用語だ。糖分子自身が結合して自然発生的に起こる反応はメイラード反応と呼ばれることもある。ルイ・カミーユ・メイラードは一九〇〇年代初期にこの反応について初めて述べた人物である。〔注15〕

メイラードはこの反応が医学に重要な影響を及ぼす可能性があると予測したが、注目されるようになったのは一九八〇年、研究者たちが糖尿病患者の合併症と老化の関係を理解しようと糖化反応に目を向けてからのことである。

このプロセスによって形成される終末糖化産物（ＡＧＥｓ）のせいでタンパク質の線維はゆがみ、硬くなってしまう。

年不相応に老化している人、つまりシワやたるみ、肌の変色があり、また加齢によって輝きが失われた人を見ると、ＡＧＥｓが作用していることがわかる。裏切り者である糖と手を組んだタンパク質が体にどんな影響を及ぼすのかを目にしているということだ。そういうわけで現在、ＡＧＥｓは肌の老化の主因と考えられている〔注16〕。

チェーンスモーカーのことを考えてみよう。彼らによく見られる肌の黄ばみも糖化反応の特徴だ。

タバコを吸う人は肌の抗酸化物質が少なく、喫煙自体が体や肌の酸化を増大させる。喫煙者は体の潜在的な抗酸化物質が極めて弱まっていて、押し寄せる酸化に追いつかないからだ。ほとんどの人は糖化反応の外面的な徴候が三〇代で現われる。そのころになるとホルモンが大きく変化していて、日焼けによるダメージなど環境に由来した酸化ストレスが十分蓄積されているからだ。

生きているかぎり糖化反応は避けられない。正常な代謝のもたらす産物であり、老化プロセスの土台をなす反応なのだ。

最近では、糖化反応がどれだけ進んでいるかを計測することさえ可能だ。

糖分子とタンパク質の結合を明るく照らし出すハイテクカメラで撮った蛍光画像を比べれ

ば、子供と大人の違いはすぐにわかる。子供の顔は非常に暗く写り、AGEsがないことがわかるが、大人の顔の場合は明るく輝いている。糖化反応の結合が照らし出されるからだ。

脳と体のアンチエイジングの目標が、糖化反応を制限するか遅らせることであるのは明白だ。現在、アンチエイジング・プログラムの多くは、糖化反応を軽減し、場合によっては有毒な結合を絶つ方法を見出すことに力を入れている。しかし、高炭水化物の食事をしていながらではそれも実現しない。高炭水化物の食事によって糖化反応のスピードが増すからだ。

とくに糖質は糖化反応を急速に促進する。というのも、糖質は体内のタンパク質とたやすく結合するからだ（ちなみに、アメリカにおいて、食事のカロリー源のナンバーワンは異性化糖だ。これは糖化反応の速さを一〇倍に上げる）。

タンパク質が糖化すると、重要な事態が少なくとも二つ起きる。

まず、糖化したタンパク質の機能が鈍くなる。次に、タンパク質はいったん糖と結合すると、同様にダメージを受けたほかのタンパク質とも結びつくため、この結合によってますます機能が低下する。

しかしおそらく、それよりもはるかに重要なのは、タンパク質がいったん糖化されるとフリーラジカルの産生が大幅に増え、これをきっかけに組織が破壊され、脂肪、そのほかのタンパク質、DNAさえもダメージを受けるということである。

困ったことに、タンパク質の糖化反応そのものは代謝の正常なプロセスであるにもかかわらず、度を超すと多くの問題が持ち上がる。

糖化反応の度合いが高まると、認知機能低下のほか、腎臓疾患、糖尿病、血管疾患、それにいま述べたような老化自体のプロセスにも結びつく。〔注17〕

体内のどんなタンパク質もこの糖化プロセスは避けられず、AGEsになり得る。だからこそ、世界中の医学研究者は薬物を用いてAGEsの形成を軽減するさまざまな方法を、懸命になって開発しようとしているのだ。しかし、AGEsを形成させない一番の方法は、何よりもまずAGEsの形成に使える糖質を減らすことであるのは明白だ。

脳にダメージを与えたくないなら、「糖化」を防げ

AGEsは炎症がもたらすダメージの原因となるだけではなく、血管に対するダメージも伴い、糖尿病と血管の不具合との関連を説明するものと考えられている。

前章で述べたように、糖尿病になると冠状動脈心疾患や脳卒中のリスクが大幅に増える。糖尿病を抱える多くの人は脳に血液を供給する血管にかなりのダメージを受けている。その血液供給の問題が原因となり、アルツハイマー病ではなくても認知症に苦しむ可能性がある。

先に、ＬＤＬ、いわゆる悪玉コレステロールは、脳に欠くことのできないコレステロールを運ぶ大切な運搬体のタンパク質であると説明した。このＬＤＬは酸化されるときにかぎって血管を破壊する。そしてタンパク質であるＬＤＬが糖化されると、劇的に酸化を増大するのだ。

酸化ストレスと糖質の結びつきはいくら誇張してもしすぎではない。タンパク質が糖化されると、産生されるフリーラジカルの量は五〇倍に増え、これがきっかけで細胞の機能が失われ、最終的に細胞は死んでしまう。

悲しいことに、アルツハイマー病、パーキンソン病、ルー・ゲーリッグ病のような深刻な神経障害の診断が下りるころには、すでにダメージが生じている。つまり、脳に損傷を与える酸化ストレスとフリーラジカルの活動を軽減したいなら、糖化に利用される糖質を減らさなくてはならないということだ。

ほとんどの医者は、ある糖化タンパク質の測定を医療業務の中でごく普通に取り入れている。それは、すでに述べたヘモグロビンＡ１ｃだ。

これは糖尿病患者の血糖コントロールの具合を見るための標準的な測定値である。医者はときどきヘモグロビンＡ１ｃを測定し血糖コントロールの状態を知ろうとしているのだろうが、実はその糖化タンパク質が脳の健康に極めて重要な意味を持っている。ヘモグロビンＡ１ｃは九〇日間ないし一二〇日間の平均の血糖コントロールを表すだけのものではないということだ。

ヘモグロビンA1cとは赤血球の中にあるタンパク質で、酸素を運び、血糖と結びつく。血糖値が高いと、ヘモグロビンと結合する糖の量が多くなる。ヘモグロビンA1cは、そのときどきの血糖値を示しはしないが、それまでの九〇日間の平均血糖値を示すという点で非常に有益だ。

アルツハイマー病、軽度認知機能障害、冠状動脈心疾患のようなさまざまな疾患プロセスと血糖コントロールとの相関を示そうとする研究で、ヘモグロビンA1cが頻繁に用いられるのはそういう理由からなのだ。前章で取り上げた二〇一七年の研究結果を忘れないでほしい。ある大きな研究者チームが、「体重過多・肥満が脳構造と認知機能に与える影響と2型糖尿病が脳構造と認知機能に与える影響を分離しよう」とした研究である。〔注18〕

このチームは体重過多と肥満が初期の2型糖尿病患者の脳に及ぼす影響を実証しようとした。彼らは、「体重過多・肥満で2型糖尿病の被験者のほうが、標準体重で2型糖尿病の被験者に比べ、2型糖尿病の初期において脳構造や認知機能により深刻な進行性の異常があった」ことをつきとめたほか、被験者のヘモグロビンA1c値も計測し、当然ながら、体重過多・肥満のグループのほうが、はるかに高い値を示すことも実証した。

ヘモグロビンA1cの値と年間に脳が失われる割合

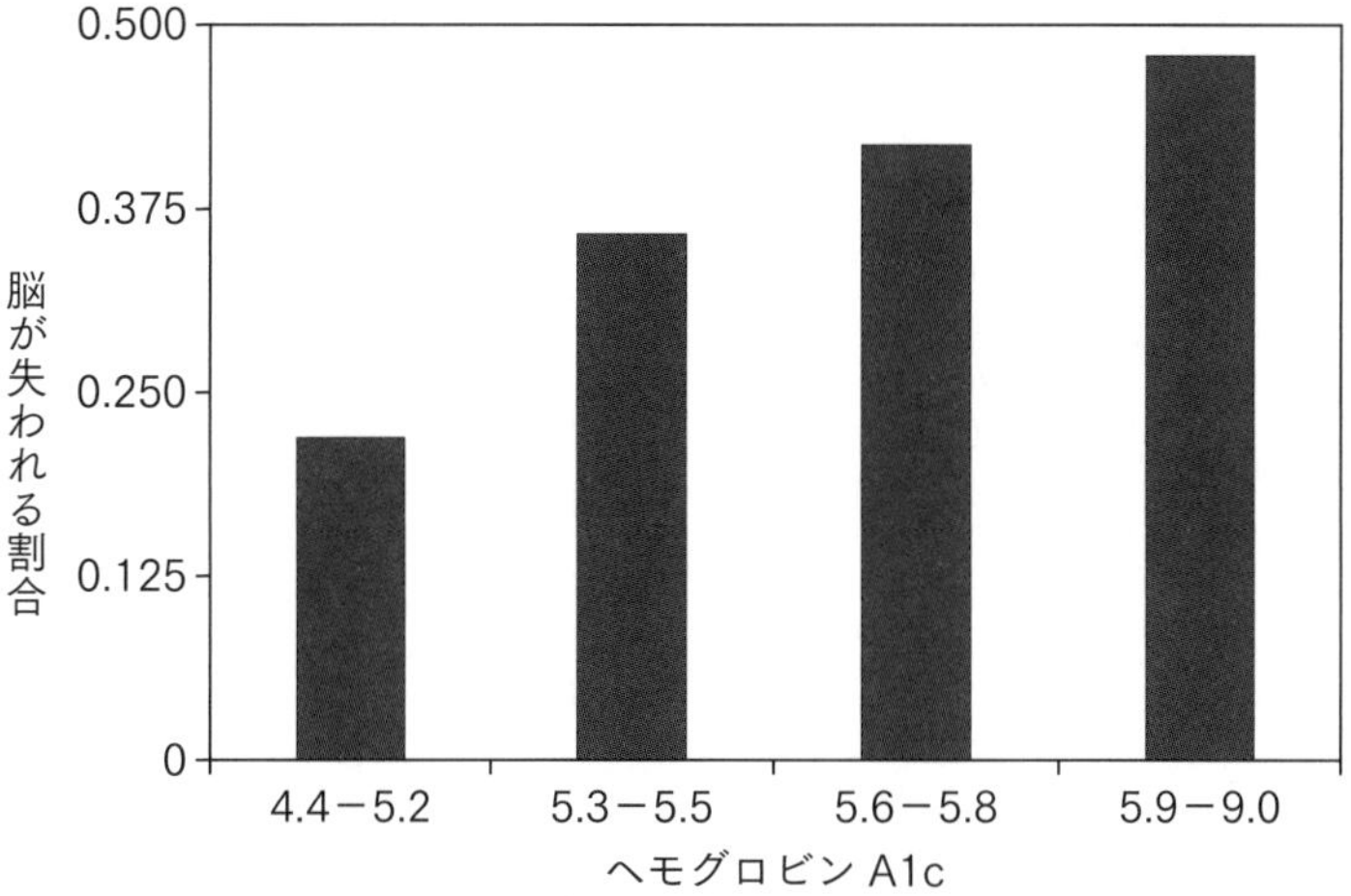

糖化したヘモグロビンが糖尿病のリスク因子だということは十分に立証されている。さらに脳卒中、冠状動脈心疾患、そしてほかの病気による死のリスクとも相関関係がある。ヘモグロビンＡ１ｃを測定して六・〇パーセントを上回っていれば、こうした相関関係が極めて強力だと考えられる。

上昇したヘモグロビンＡ１ｃが脳の大きさの変化に関連することを示している研究が専門誌『神経学』で発表された。

その中で、どの臨床検査が脳の萎縮と一番関係しているのかを磁気共鳴映像法（ＭＲＩ）で調べたところ、ヘモグロビンＡ１ｃがもっとも密接な関係を示していることが示された。〔注19〕

脳の組織がどれだけ喪失しているか、その程度をヘモグロビンA1cの値がもっとも低い（四・四から五・二）人たちと、もっとも高い（五・九から九・〇）人たちで比較したところ、もっとも高い人の脳の喪失は六年間でほぼ二倍になった。

つまり、ヘモグロビンA1cは、血糖バランスのマーカーというだけではなく、間違いなくあなた自身がコントロールできる「脳を守る指針」でもあるのだ。

理想的なヘモグロビンA1cは四・八～五・四の範囲だろう。

炭水化物の摂取を減らし、体重を減らし、運動をすると、最終的にインスリン感受性は改善され、ヘモグロビンA1cを減らすことができる。

また現在では、ヘモグロビンA1cと将来のうつ病のリスクの直接的関係も示されている。ある研究では、平均年齢六三歳の四〇〇〇人以上の男女の調査によって、ヘモグロビンA1cと「うつ症状」の直接の相関関係が証明された。〔注20〕

グルコースの代謝がよくないことが、うつ病の発症リスク因子となっていた。タンパク質の糖化反応は脳にとってはよくないのである。

内臓脂肪はそれ自体が悪い炎症を起こす

血糖値を正常にするために、すい臓は長時間にわたって働き続けなくてはならない。つまり血糖値が上がって糖尿病になるだいぶ前から、インスリン値が上がっていることがわかるということである。だから「空腹時血糖」だけではなく、「空腹時インスリン値」も調べることが非常に重要なのだ。

空腹時インスリン値が上昇していれば、すい臓が血糖値を正常に保とうと必死にがんばっているという証拠だ。おまけにあなたが炭水化物を摂りすぎていることも、明確に示している。そして間違えないでほしいのだが、インスリン抵抗性があることが脳の変性や認知機能低下の強力なリスク要因になっているのである。「自分は糖尿病ではないから脳の疾患のリスクが低い」と自信を持ったりするのは望ましくない。たとえ現在、血糖値が正常でも、インスリン抵抗性があるかどうかを知るには空腹時インスリン値を検査してもらうしかない。

イタリアで二〇〇五年に実施された研究もある。糖尿病でもなく血糖値が高くもない七〇歳から九〇歳の五二三人を調べたものだ。〔注21〕

糖尿病ではないこれらの人びとのうちの多くが、空腹時インスリン値からインスリン抵抗性があることがわかった。そして、インスリン抵抗性がある人たちは、そうではない正常な人たちに比べて認知機能障害のリスクが劇的に高いことが明らかになったのである。

インスリン値は低ければ低いほどいい。米国におけるインスリン値の平均は、成人男性で八・八uIU／mℓ、成人女性で八・四uIU／mℓだ。しかし肥満と炭水化物の摂りすぎから、こうした平均値は、理想的な値よりもはるかに高くなりがちである。

実験報告に記されたインスリン値が二・〇uIU／mℓ未満程度であれば、炭水化物摂取に非常に気を配っている患者だろう。

この数値なら理想的だ。つまりその人のすい臓が無理に働きすぎておらず、血糖値が見事にコントロールされており、糖尿病のリスクがとても低く、インスリン抵抗性を示す証拠もない状態を示すサインだ。

重要な点は、もしも空腹時インスリン値が高くなっても（五を超えれば高いと見なすべきだ）、改善できるということだ。それについては第9章でくわしく説明しよう。

その前に、高血糖がいかに脳によくない影響を及ぼすのかを示す最新の科学的事実について話させてほしい。すでに強調してきたことだが、忘れてもらいたくないのでくり返し言おう。

血糖が脳に与える影響を心配せねばならないのは、2型糖尿病の人にかぎったことではない。血糖値が正常の範囲内でも、脳全体や灰白質の萎縮に大きな影響が出ている可能性がある。要するに、血液中に糖質があると脳が縮むのである。

すでに述べたように、これは、オーストラリアの研究者グループが追跡調査をして発表した二〇一八年のレビュー論文の結論なのだ。〔注22〕世界中で実施された研究を網羅したこのレビュー論文は、血糖値（炭水化物の摂取もその一因）と脳の衰弱や萎縮との間に、糖尿病の有無にかかわらず、強い相関関係があることを示している。つまり、血糖値と脳の萎縮と認知症になるリスクは、健康な人にとっても重要な問題ということなのだ。

事実、血糖値が少し高くなると、アルツハイマー病に関係した脳の領域の機能性が低下することがすでに実証されている。「正常」の定義など曖昧だ。医師に血糖値が「正常」の範囲内だと言われても、正常値の上限で、糖尿病すれすれのところにいるかもしれない。低炭水化物の食事にすれば血糖値をコントロールできて認知症のリスクが下がるというのは、科学的に裏づけられた事実なのだ。すでに2型糖尿病になっている場合はどうか。低炭水化物の食事法にはインスリン療法に匹敵する効用があるかもしれないことは科学的に明らかになっている。〔注23〕そして、このことを覚えておいてほしいのだが、六〇歳から先、平均的な大人の脳は年〇・五パーセントずつ縮んでゆく。わずかな萎縮に思えるが、積み重なるとばかにならない。ではこれから、脳の大きさが体脂肪ともかかわりがある可能性について見てゆこう。

太っていることが不健康な状態だという察しは、誰にでもついている。しかし、余分な体重を落とすのにあと一つだけ理由が必要というなら、「(文字どおり、物理的に)頭の中身を失う」恐れがあるから、と言えばその気になるだろうか。

私が医師を目指して学んでいた当時は、脂肪細胞はおもに貯蔵庫であり、そこには望まれない余剰分がただたまっているという考え方が有力だった。ところがそれは見当違いだったのだ。いまや、脂肪細胞はただカロリーを蓄積する以上の、人間の生理機能に深くかかわる役割を果たすことがわかっている。

大量の体脂肪は、複雑で高度なホルモン分泌器官を形成する。その器官は決して黙ってため込み続けているだけではない。

つまり、脂肪は体内で勤勉に働く器官なのだ。〔注24〕これはとくに内臓脂肪に言えるのだが、体を温め、保護するほかにもたくさんの機能を持っている。内臓脂肪とは、肝臓、腎臓、すい臓、心臓、腸など体内の器官を包み込む脂肪だ。最近、マスコミでも盛んに取り上げられるようになったこの脂肪は、健康に大きく影響することがわかっている。

太ももの太さ、脇腹の出っ張り、セルライト(お尻や太ももなどの皮膚の表面にできるデコボコ)、大きな尻について嘆く人は多いだろうが、もっともよくない脂肪は目に見えず、感じられず、触れられないものだ。

しかし極端な場合、ふくらんだお腹やベルトからはみ出したぜい肉として目にすることができる。それは分厚い脂肪にくるまれた体内器官が外に見えているというしるしだ。そういうわけで、ウエストまわりは健康のバロメータになることが多い。将来の健康上の問題や死亡率が予測できるからだ。ウエストまわりが太ければ太いほど、疾患や死亡のリスクは高くなる。〔注25〕

内臓脂肪は、体内での炎症反応を引き起こし、体における正常なホルモンの作用を妨害する分子に、シグナルを送っていることが実証されている。〔注26〕それに、炎症を誘発する要因になるだけではない。内臓脂肪それ自体が炎症を起こすのだ。

この種の脂肪は大量の炎症性白血球を蓄えている。そして内臓脂肪がつくり出すホルモン分子、および炎症分子は肝臓に直接放出され、肝臓は再び攻撃的手段（すなわち炎症と内分泌攪乱物質）で応戦する。

内臓脂肪は、一本の木のうしろに潜む肉食獣ではなく、武装している危険な敵にたとえられよう。現実に、内臓脂肪は肥満やメタボリックシンドロームなど明らかに目に見えるものから、がんや自己免疫疾患、脳の疾患などあまり目立たないものにまでかかわっている。

腹部が大きい人ほど脳の海馬は小さい

過剰な体脂肪は、脳の変性に直接かかわる炎症性化学物質も増加させる。

一〇〇人以上のウエストとヒップの比率を、脳の構造的変化と比較した二〇〇五年の研究がある。〔注27〕

この研究では同時に、空腹時血糖と空腹時インスリン値に関連した脳の変化も調査された。研究者たちが確認したかったのは、脳の構造とその人の腹部の大きさに関係があるのかどうかという点だった。結果は注目に値するものだった。

ヒップに対するウエストの比率が大きければ大きいほど（すなわち腹部が大きければ大きいほど）、脳の記憶中枢である海馬が小さかったのである。

海馬は記憶に関して重要な役割を果たす器官で、その機能は完全にその大きさしだいだ。海馬が萎縮するにつれて記憶は低下する。特筆すべきは、ヒップに対するウエストの比率が大きいほど、脳の中で小さな「卒中」の起こるリスクが高まることが発見されたことだ。これが脳機能の低下と関連しているのである。

研究は次のようにまとめられている。

「これらの結果は、肥満や血管疾患や炎症が認知機能低下や認知症と結びつく証拠として、相次いで発見されているものと一致している」

以後行なわれた研究によって、この発見は確固たるものとなった。あろうことか、体に余分な体重が増えるたび、とくにヒップに対するウエストの比率が大きい中心性肥満の場合に、脳は小さくなる。体が大きくなればなるほど脳が小さくなるだなんて！

カリフォルニア大学ロサンゼルス校とピッツバーグ大学の共同研究において、神経科学者たちは心血管の健康と認知に関する初期研究にかつて参加していた七〇代の九四人の脳画像を調査した。〔注28〕

参加者には認知症など認知機能障害をわずらった人はいなかった。五年にわたる追跡調査の結果、肥満体（体格指数三〇以上）の人たちの脳は、標準体重で健康な人たちよりも一六歳ほど老化していることを研究者たちは発見した。やや肥満（体格指数二五〜三〇）の人たちは、やせた人たちに比べて八歳老化していた。

具体的に言うと、肥満の人たちは標準体重の人たちに比べ脳組織が八パーセント少なく、やや肥満の人たちは標準体重の人たちに比べ脳組織が四パーセント少なかった。

中でも、脳の前頭葉と側頭葉、つまり決断を下したり記憶を蓄積したりする領域で多くの組織が失われていた。

老化が進んでいる体重過多や肥満の人たちにとって、この発見には深刻な意味があり、アルツハイマー病のリスクが高まることなどが考えられると研究者たちは指摘した。


間違いなく、ここにはよくないサイクルがある。

遺伝的特徴が、食べすぎて体重が増える傾向に影響を与えている可能性があり、それが行動レベル、インスリン抵抗性、糖尿病のリスクの要因になる。そして糖尿病が体重コントロールと血糖バランスに悪影響をもたらす。いったん糖尿病をわずらい、運動不足になると、脳を含む体の組織や器官が衰え、弱るのは避けられない。さらに、いったん変性したり、物理的に縮退したりし始めた脳は、適切に機能できなくなってくる。すなわち、脳の欲求や体重のコントロールの中枢は正しく作動しなくなり、それどころか誤って動くようになる。それがまたよくないサイクルを助長するのである。

余分な体脂肪がつき始めるや、体にさまざまな変化が起こるのだから、ダイエットを始めるならいますぐ、というのが重要なポイントだ。

いまから三〇年後に誰の脳が損なわれてしまうのか、体脂肪を測定するだけで、ある程度の予測はつく。

二〇〇八年に、一九六〇年代半ばから一九七〇年代にかけての六五〇〇人以上の調査記録をくまなく当たったカリフォルニアの科学者たちのある研究報告が発表された。〔注29〕

彼らが知りたかったのは誰が認知症になったかであった。平均して三六年前の最初の調査のとき、どのくらいの脂肪があるのかを見るため、被験者たちは腹部、太ももの周囲、身長、体重など体のさまざまな部位を測定された。当時、体脂肪の多かった人たちは、およそ三〇年後、糖尿病のリスクが非常に高くなっていた。もとの集団の中で一〇四九人が糖尿病であると診断された。

体脂肪がもっとも少なかったグループともっとも多かったグループを比較すると、体脂肪が多いグループにいた人たちは糖尿病のリスクがほぼ二倍であった。報告によれば「糖尿病と心血管疾患の場合と同様に、中心性肥満（腹部脂肪）も糖尿病のリスク因子だ」とのことだった。さらに注目すべきは、中年期に体重過多で、のちに減量できても悪影響は出るという点だ。なんといっても、余計な体重をつけないことが肝心なのだ。

二八年間に一万人以上を追跡し、残念な結果を立証した論文が、二〇一八年にイギリスで発表された。〔注30〕五〇歳のときに肥満で、六〇歳や七〇歳のときには減量できた人でも、認知症のリスクを伴うというのである。「現在蔓延している肥満は、将来認知症にかかる人の割合に影響を与えるだろう」という気の滅入る結論が出ているが、このデータが生活習慣を即刻変える動機づけになるのではないかと私は望みをかけている。

読者から寄せられた体験談

『「いつものパン」が～』は、命にかかわる脳腫瘍と診断されて初めて読んだ本のひとつでした。この本は私の命を救ってくれたと心から思っています。二〇一三年、私は極めて悪性の脳腫瘍の「末期」と診断されました。そこで、がん細胞を飢餓状態にし、健康な細胞のミトコンドリアを増やすために、自分の農園の助けを借りて徹底的なケトン食療法を始めました。

それから三年、私はいまもこうして生きていますし、スキャンの結果を見るとがんもまったく進行していません。さらに良いことには、多嚢胞性卵巣症候群、慢性甲状腺炎、胸筋腫、関節痛や関節炎、季節性アレルギーが快方に向かったり症状が消えたりしたうえ、とても健康的に減量することもできています。血液検査の結果を見ると、炎症マーカーと血糖値が大幅に減っています。

アリソン・G

数々の研究結果からもわかるように、食事による減量、あるいは食事と運動を組み合わせた減量は、インスリンシグナル伝達やインスリン感受性に大きく影響する。〔注31〕

ここで頭に入れておくべき教訓は明らかだ。

インスリン感受性を向上させ、あらゆる脳疾患は言うまでもなく、糖尿病のリスクを低減するには、生活習慣を改善し、脂肪を徐々になくしてしまえばいいということである。

そして、食事療法に運動を加えれば、より大きい変化が望めるのである。

細くてしなやかな体、よく働く鋭い脳を手にするために

もうこれで、私がコレステロールをはじめ、体にいい脂肪をたっぷり含む低炭水化物の食事を支持する意味はおわかりだろう。

ただし、私の言うことをただ鵜呑みにしてはならない。このタイプの食事の威力を証明する最新の研究に目を向けてほしい。二〇一二年、『米国医師会ジャーナル』で、三つの評判の食事療法が、体重過多、あるいは肥満体の若い成人グループにもたらした効果が公表された〔注32〕。各参加者は次の①から③のうち、一つの食事療法に一カ月取り組んだ。

①低脂肪食（カロリーの六〇パーセントを炭水化物から、二〇パーセントを脂肪から、二〇パーセントをタンパク質から摂取する）

②低血糖食（カロリーの四〇パーセントを炭水化物から、四〇パーセントを脂肪から、二〇パーセントをタンパク質から摂取する）

③超低炭水化物食（カロリーの一〇パーセントを炭水化物から、六〇パーセントを脂肪から、三〇パーセントをタンパク質から摂取する）

どの食事法もカロリー数は同じだったが、③の超低炭水化物食の人たちがもっともカロリーを燃焼した。

またこの研究では、それぞれの食事について、四週間の療法中、インスリン感受性も調べた。その結果、③の超低炭水化物食を摂るとインスリン感受性がもっとも改善され、①低脂肪食のほぼ二倍の効果が出ることがわかった。

トリグリセリドという心血管リスクの強力なマーカーは、③超低炭水化物食のグループでは平均六六、①低脂肪食のグループでは一〇七だった（トリグリセリド値の上昇は食事中の炭水化物が多すぎることを示してもいる）。

また、①の低脂肪食グループの検査結果を見ると、血中の化学物質に変化が見られ、被験者たちが体重の増加に対して脆弱になっていることも指摘されている。減量を続けるためにもっとも適した食事が③の超低炭水化物、高脂肪食だということは明らかだ。

その後、ほかの数々の研究でも、③の超低炭水化物、高脂肪の食事はどんなときでも、①の低脂肪、高炭水化物の食事をしのぐという結論が出ている。

そして、健康、とりわけ脳の健康に影響をおよぼす減量、インスリン感受性、血糖コントロール、C反応性タンパク質などの数値を考えるとき、③の超低炭水化物、高脂肪の食事療法は、ほかの方法よりもはるかに効果的だ。

ほかの方法では数々の脳機能障害（頭痛のような日常的な悩みから、慢性偏頭痛、不安障害、ＡＤＨＤ、うつ病まで）のリスクを高める結果になるだろう。

二〇一三年二月、『ニューイングランド医学ジャーナル』に大規模かつ重大な研究結果が掲載された。
地中海式の食事をする五五歳から八〇歳の人たちが、典型的な低脂肪の食事をする人たちに比べ、心臓疾患や脳卒中のリスクが三〇パーセントも低いことが示されたのである。[注33]
地中海式の食事は、オリーブオイル、ナッツ、豆、フルーツ、野菜をたっぷりと食べ、食事と一緒にワインを飲むことで知られている。
穀物を少々摂ってはいるものの、私の考える食事法と非常に似通っている。実際、昔ながらの地中海地方の食事からグルテンを含む食品をすべて除外し、甘いフルーツやグルテンを含まない炭水化物を制限すれば、完璧な穀物なしの食事ができる（この、二〇一三年の論文の執筆者たちは、手順に対する批判を受けて二〇一八年に元の論文を撤回し、データを再分析して同じ雑誌に結果を発表した。〔注34〕二〇一三年の研究結果には、食事から出てきた結果に対する考察が限定的であったことや、研究者たちにはあまりコントロールできない因子をコントロールしていたこと等の欠陥が見られた。しかし、二〇一八年の再分析後も結論は変わらなかった)。
「心臓によいものは脳にもよい」という考え方は、いまや根拠のある科学的事実である。二〇一七年、『神経学』誌に発表されたある研究結果から、地中海式食事法は脳によいとして再び是認されることになった。
一貫して地中海式の食事を摂っている高齢者のほうが脳の体積が大きいことを示す研究だった。〔注35〕
イギリスを拠点に研究している研究者たちが、磁気共鳴映像法（ＭＲＩ）で四〇一名の高齢者の脳体積を七三歳と七六歳の時点で測ったのだが、糖尿病、高血圧、教育等、脳の大きさの違いを説明する因子を調整したうえでも、地中海式の食事をあまり実行していない人たちは、三年後に脳が萎縮することが予測されるという明白な結論が出た。地中海式の食事をもっとも厳守している被験者の脳の総体積は、厳守していない被験者のそれに比べ、平均して一〇㎖大きかったのは興味深い。

砂糖の代用品にだまされるな

本書を初めて出版したとき、砂糖の代用品に対して警鐘を鳴らさなかったのは、まだ研究結果が出ていなかったからである。サッカリン、スクラロース、アスパルテームといった砂糖の代用品はインスリン値を上げないから代謝に影響しないとかつては考えられていたのだが、実は代謝機能をめちゃくちゃにし、本物の砂糖と同じくらいにひどい代謝機能障害を引き起こしかねないことがいまではわかっている。

それはなぜか。腸内細菌のバランスを崩し（腸内毒素症）、血糖バランスを悪くし、代謝機能を全般的に不健康にするような微生物叢にしてしまうからである。そう、食品業界と飲料業界は、この最新の研究結果に頭を痛めている。

二〇一四年、『ネイチャー』誌に発表され、その後ほかの研究でも同様の結果が出て、人工甘味料がいかに体によくないのかが示されたからだ。人工的に甘くされた「ダイエット」飲料を飲むと、糖尿病になるリスクが高くなる可能性がある。また、一日に二本ダイエット飲料を飲むと、そのリスクが倍になるという研究結果も複数出ているのだ。[注36]

アルツハイマー病にかかるリスクの点から見て、それが何を意味するのか、もうあなたはお

人工甘味料入りの飲料を飲む頻度と脳卒中にかかるリスク

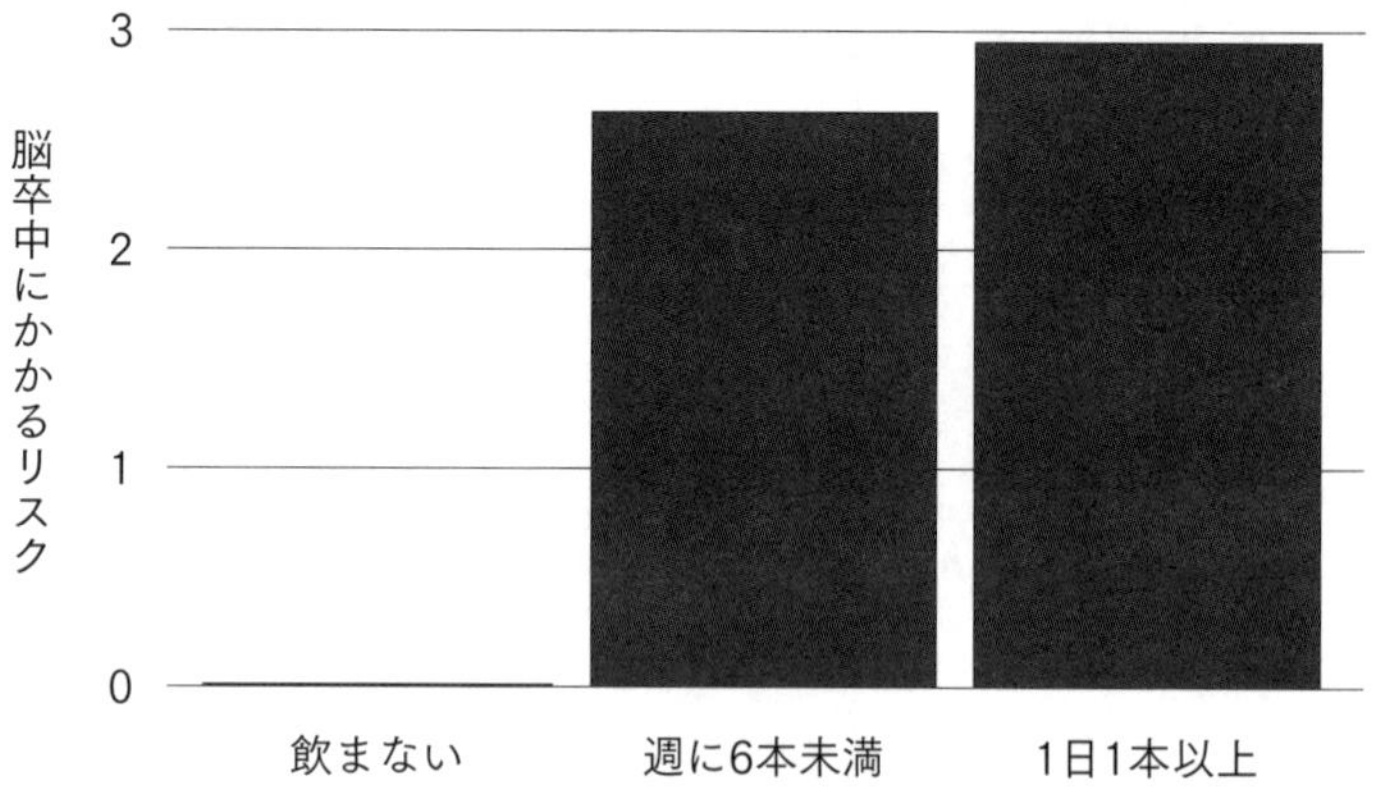

わかりだろう。

二〇一七年には医学誌『脳卒中』が、人工甘味料を使った飲料を飲んだ人たちが脳卒中、アルツハイマー病、認知症にかかるリスクを報告する驚くべき論文を掲載した。その結果は目を見はるものだった。一日一本以上、人工甘味料を使った飲み物を飲んだ人は、脳卒中やアルツハイマー病になるリスクがほぼ三倍に、認知症を発症するリスクが二・五倍となったのだった。〔注37〕

これまでよく言われてきた格言のように、一日一個のリンゴを食べれば医者いらずなのか。そんなことはない。ここまで私の話を聞けば疑念の声も出てくるのは確かだろう。

「脂肪を食べて生きていながら一生太らないいな

人工甘味料入りの飲料を飲む頻度と認知症にかかるリスク

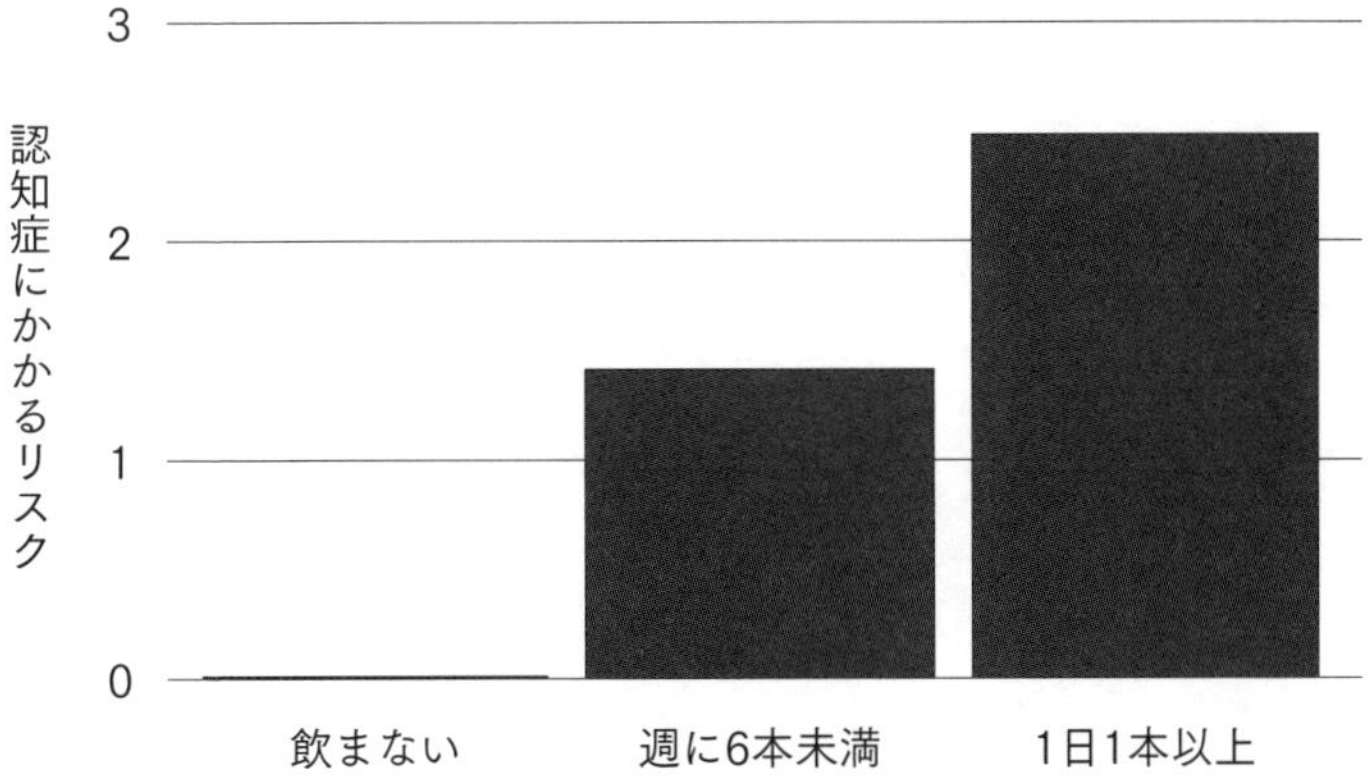

人工甘味料入りの飲料を飲む頻度とアルツハイマー病にかかるリスク

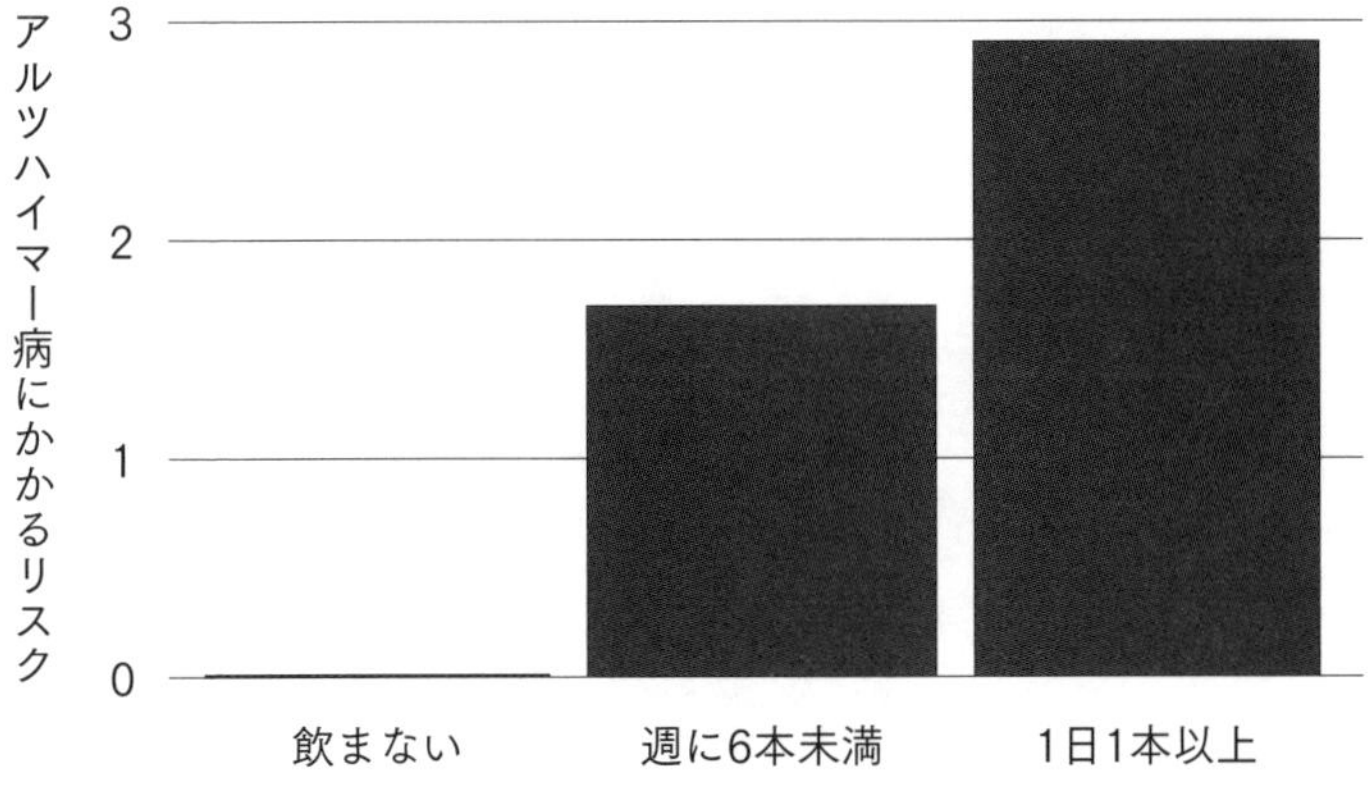

んて、ありえるのか」

確かに、これはいい質問だ。

炭水化物にほとんど頼らず、脂肪やコレステロールを大量に摂取して生きていくなど不可能にも思える。しかし、それは可能なのだ。

食品メーカーがどう言おうと、人類は過去二六〇万年にわたり、「脂肪ベース」の食事をしてゲノムを形づくってきたのである。なぜ、それを変えるのか。ここまでお読みいただいたように、脂肪ベースの食事をやめたから、現代人は太ったのだ。

この流れを逆転させるにはどうすればいいか、それを次章で説明しよう。

第5章

心の病も頭痛も「食事」を変えれば治っていく

概して人は、見えているものよりも見えていないものに、
ひどく心をかき乱される。

――ジュリアス・シーザー

認知症だけではないグルテンの悪影響

いつもの全粒粉パンや、元気の出る糖質やグルテンたっぷりの炭水化物の食べ物が、あなたの脳の長期的な健康や機能に徐々にダメージを与えているとしたら……。では、短期的にはどんな影響があるのだろうか。

たとえば、行動に変化を引き起こすだろうか。集中力を乱し、チックやうつ病のような障害のもとになるのだろうか。慢性的頭痛や偏頭痛の原因になるのだろうか。

答えは「そのとおり」なのだ。

糖質やグルテンたっぷりの炭水化物は、単に脳の神経組織の発生を妨げ、時間をかけて進行する認知症のリスクを高めるだけではない。

前章までもお伝えしたように、炎症性の炭水化物がたっぷりで、脂肪が少ない食事は頭を混乱させる。認知症だけではなく、ＡＤＨＤ（注意欠如・多動性障害）、不安障害、トゥレット症候群、精神的疾患、偏頭痛、さらには自閉症などの一般的な神経病のリスクにつながるのである。

ここまではおもに認知機能低下や認知症に目を向けてきたが、行動や心理面でよく見かける不調という視点から、グルテンが脳に与える破壊的な影響について考えてみよう。

一つだけ確実に言えることがある。食事からグルテンを取り除き、グルテンと無縁の生活を送るのが脳の病気を軽減する何より確かな手段であり、この簡潔な「処方箋」はどんな薬物療法にも勝るのだ。

家族全員が健康になった読者の体験談

二〇一三年秋、甲状腺機能不全と診断された私は医師からレボチロキシンを処方されました。最初は症状がいくらかよくなりましたが、時がたつにつれて、またぶり返してきました。

思うようにいかずストレスがたまってきた私は、インターネットで情報やアドバイスを探し、グルテンが甲状腺に悪影響を与えているかもしれないことを知りました。私はかかりつけの医師にグルテンフリーの食事にすべきかどうかを尋ねてみました。「そんなのはイカサマです」が医師の返答でした。ですから、引き続き薬を飲み、ずっとみじめな気分でいました。

翌春私は、四旬節《しじゅんせつ》（キリスト教の復活祭前の四〇日の準備期間のこと）の間、炭水化物だらけのスナックをやめてみることにしました。すると四八時間もしないうちに気分がよくなったのです。ずいぶん長い間そんな気分を味わったことはありませんでした。

私は自分の食事について考え、グルテンについてもう少し調べてみました。そして、グルテンをやめてほんとうに体調が良くなるのかどうか確かめてみることにしました。思いきって自分の食事と生活に変化を取り入れてみたのです。その結果、甲状腺の薬をやめることができ、以後、血液検査の結果も良好です。

一番下の息子はこれまでずっと病気がちでした。生まれてこのかたずっと慢性の喘息や数々の病気と闘ってきました。二〇一四年の春、息子の体調が悪化したので、食事からグルテンを取り除いたのですが、それでも学年最後の二カ月、息子は病気で学校を休みました。その年の終わりごろには反射性交感神経性ジストロフィーと診断され、ハイキングをする理学療法をたくさん受けました。

二〇一五年、学校の年度の初めごろはとても体調が良かったのですが、厳しいグルテンフリーの食事が少しずつできなくなっていきました。するとまた病気につぐ病気で、かなり体重が増えました。結局、その年の最後の二カ月も学校に行けませんでした。

息子を低炭水化物、グルテンフリーの食事法にむりやり順応させるしかない、と私は思いました。しかし、一三歳の子供には簡単なことではありません。できることとできないことがあれこれあり、大変な時期でした。ちょうどそのころ、機能性医学の医師に出会い、カンジダ症と診断され、免疫系の機能もかなり低いと言われました。

息子は生活習慣を変え、九カ月でなんと八キロも減量できました！　その後も体調は良く、免疫系もかつてないくらいに良好です。

夫もこの食事法に変えています。私が体調を崩す二年前にカンジダ症になり、カロリー制限食など、さまざまな治療法を試しました。『「いつものパン」が～』に出ている治療プログラムで私の体調が良くなったのを見た夫は、グルテンフリーにトライし、かなり体調が良くなっています。いまでは、生活習慣が脱線するとすぐ気づくまでになっています。

娘はもう何年も頭痛や慢性副鼻腔炎や胃痛で悩んできました。ですが、本書に影響されて家じゅうのいろいろなことを変えている私を見て、馬鹿げていると思っていたようです。

娘に強要はしませんでしたが、私はこの生活習慣のメリットについてうんざりするほどしゃべりました。自分でやろうと決めないかぎり、娘が私のやり方に同意することはないとわかっていました。彼女は一年前にグルテンフリーを実行しようと決心し、それによって人生が大きく変わることに気がつきました。二カ月ほど前、私はあらゆる穀物をやめるように娘を説得しました。いまは果物を必要以上に食べているので、糖分を控えるようにと働きかけています。

『「いつものパン」～』は私の家族全員を驚くほど健康にしてくれました。私の目を開かせ、ちまたに出回っている食材や、医師たちが学校で教わってきたことの問題点に気づかせてくれました。本書の情報に心から感謝しています。これからもずっと穀物とは無縁の人生を送っていこうと思います。

ウェンディ・S

「ADHD」(注意欠如・多動性障害)だとされたS君の回復例

私が初めてS君に会ったのは、彼が四歳になったばかりのころだった。S君の母親と私は数年来の知己だった。私の患者を何人も癒してきた理学療法士である。

彼女は息子におかしいところがあると思っていたわけではないが、幼稚園の先生にS君の活発さは異常なので、一度医者に診てもらうのがいいと言われたのだという。

このことでS君を診察する医者は私が初めてではなかった。私のところに来る一週間前、母親が訪ねた小児科医は、S君を「ADHD」と診断し、リタリンの処方箋を出していた。

母親は息子に薬を飲ませることを心配し、私に相談しにきた。S君がたびたび怒りを爆発させること、落胆するとどうしようもないほどおののくことから母親の話は始まった。

S君にはこんな病歴があった。何度も耳の感染症に苦しみ、数えきれないほどの抗生物質を服用しており、私が彼を診たとき、耳の感染症予防のための抗生物質を、半年間服用しているところだった。耳の病気以外にも関節の痛みをずっと訴えていた。あまりに痛みがひどく、当時はナプロキセンという強力な抗炎症薬も日常的に服用していた。S君はきっと母乳で育てられていないのだろう、と聞いてみたらそのとおりだった。

S君を診ている間に、三つの重要なことに気づいた。

まず口を開けて呼吸をしていた。鼻腔内で炎症が起きていることは間違いなかった。次に、典型的な「目のまわりのくま」があった。つまり、アレルギー疾患に伴う黒い輪が目のまわりに出ていたのだ。三番目に、非常に活発だった。一〇秒以上おとなしく座っておられず、立ち上がっては診察室の隅々まで歩き回り、診察台の周囲のものに手を出した。

ここまでの状況を見た私は、S君の抱える一番の問題、炎症の原因を標的にしようと決めた。炎症が、この幼い男の子に起きているほぼすべての事柄（たとえば、耳の問題、関節の問題、落ち着きのなさなど）における大きな問題になっていると考えたからだ。

私は母親に、グルテンフリーの食事を実践してほしいと説明した。それから、これまで長く抗生物質にさらされた消化管を健康に戻すには、食事療法だけでなく、有益なバクテリアであるプロバイオティクスを加える必要があった。最終的に、オメガ3脂肪酸であるＤＨＡがそのリストに加わった。

二週間半後、これ以上ない素晴らしい報告がやってきた。

幼稚園の先生からの電話によると、S君のふるまいが大幅に改善しているというのだ。実際、母親は息子が穏やかで対話しやすくなっていて、よく眠っていることに気づいた。薬によるものではなく、食事療法だけで大幅な改善につながったのである。

その二年半後、私は母親から手紙を受け取ったが、そこで彼女はこう語っていた。

「Sは学校で読解や算数に優れていますし、過剰な活発さが問題になることも、もはやありません。あっという間に成長し、クラスの中でもとりわけ背の高い生徒たちの仲間入りをしました」

最初にS君がされたように、ADHDは小児科医が頻繁に下す診断の一つだ。運動過剰の子供の親は、学習能力を妨げる何らかの疾患に、自分の子供がかかっていると信じるよう仕向けられている。

「手速く解決」するなら薬物治療が一番、と医学界は親たちに思い込ませている。ADHDは薬で簡単に治療できる疾患だとする考え方は、都合はいいが気をつけなければならない。米国では、精神状態を大きく変える効果のある薬物治療を、なんと生徒の二五パーセントが日常的に受けているという学校があちこちにある。しかし、その治療の長期的影響はまったく研究されていないのだ。

米精神医学会は、『精神疾患の診断・統計マニュアル』で、学齢期の子供たちの約五パーセントがＡＤＨＤをわずらっていると述べている。〔注1〕

二〇一六年に米国疾病予防管理センター（ＣＤＣ）が発表した最新データによると、二～一七歳の子供の約九・四パーセントがＡＤＨＤと診断されてきたという。

その数は推定六一〇万人。罹《り》患率《かんりつ》が最多のケンタッキー州では、なんと子供の一八・七パーセントがＡＤＨＤと診断されている。〔注2〕

『ニューヨーク・タイムズ』紙が報告したように、「ＡＤＨＤの診断が下りた人たちの約三分の二はリタリンやアデロールのような興奮剤の処方箋を渡される。これらの薬によって生活は劇的に向上するが、常習癖がでたり、不安になったり、精神病にかかったりする人もいる」のだ。〔注3〕

一方、米国精神医学会では、ＡＤＨＤの定義を変え、もっと多くの人がＡＤＨＤとの診断を受け、薬による治療ができるようにする検討を始めた。

子供たちに興奮剤が処方される割合が上がっているが、それは成人に鎮痛剤や抗生物質を濫用することと似ていると、米国疾病予防管理センターの元所長、トーマス・R・フリーデン博士は述べている。私もその意見に同感である。

ハーバード大学医学部教授で、精力的に著作を発表している作家でもあるジェローム・グループマン博士は、『ニューヨーク・タイムズ』紙のインタビューを受けてこう述べた。「子供のふるまいが、いわゆる異常と考えられるなら（机の前におとなしく座っていられないなら）、それは病気に起因するのであって、単に子供だからではない〔注4〕」

私たちの定義する「子供時代」というものが、ADHDのようなあいまいな診断によって踏みにじられている。これはいったいどういうことなのだろう。米国はADHD治療のための興奮剤（アデロールやリタリン等）の消費が、他国に比べて大幅に多いことも興味深いと私は思っている。そういう薬をおもに使っているのは子供だが、最近では、子供をはるかに上回るペースで大人の使用者が増えている。病気の根本原因を無視して対症療法の薬を飲む。数十億ドル規模の精神治療薬業界が、そんな考え方を基盤に成立していると思うと嘆かわしい。

過去一〇年でADHD治療のための薬物使用が大幅に増えたことを別にしても、精神治療薬の使用は急増している。いまや、アメリカ人の六人に一人が、精神障害、行動障害の治療のため、抗うつ剤、抗不安剤、抗精神病薬などの精神治療薬を服用している。
興味深いことに、女性のほうが男性に比べ、メンタルヘルスの異変に対して薬を飲む傾向がはるかに強く、服用者の割合は男性が一二パーセントであるのに対し、女性は二一パーセントだ。〔注5〕この傾向を、ハーバード大学の研究者たちは、思春期、妊娠、更年期に関連して女性に起こるホルモンの変化のせいと考えている。うつ病は女性にも男性にも等しく影響を与えるが、女性のほうが一般的に医療の助けを求める傾向が強い。
米国疾病予防管理センターの報告を見ると、二〇〇七～二〇一〇年の間に精神興奮薬を使用した一八歳未満の子供の数は、一九八八～一九九四年の五倍になっており、二〇一四年の最新データによると四・二パーセントであった。また、同じくこの二つの期間において子供に抗精神病薬が処方された割合を見てみると、六倍にふくれ上がっていることが全米外来診療調査の結果からわかっている。〔注6〕
一二歳以上のアメリカ人で抗うつ薬を飲んでいる人の割合は一一パーセントだが、四〇代から五〇代の女性となると、その割合がなんと二三パーセントに急増する。

薬に頼らない治療法がある

精神障害や行動障害の人の割合が急上昇し、そのために強力な薬がますます利用されているというのに、この傾向の根本原因をどうして誰も気に留めないのだろう。

問題の根源は何なのか。あの粘着性のある小麦のタンパク質、グルテンだ。

グルテン過敏症と行動面、精神面の問題との関連性について判定はまだ下されていないものの、いくつかわかっていることがある。

・セリアック病をわずらっていながら、そう診断が下りていなかったり治療を受けていなかったりする人たちは、発達遅延、学習障害、チック障害、ADHDに見舞われるリスクが高まっている可能性がある。[注7]

・グルテン過敏症の患者の場合、うつ病と不安障害が深刻になるケースが多い。[注8] おもな原因は、セロトニンなど気分を調整するのに欠かせない脳内の重要な神経伝達物質の生成をブロックするサイトカインだ。グルテン、そして多くの場合は乳製品も除外すれば、気分障害だけではなく、アレルギーや関節炎など、過活動免疫系による異常からも解放される患者は多い。

・自閉症スペクトラム障害（ＡＳＤ）の人たちの四五パーセントは胃腸の問題を抱えている。〔注9〕
ＡＳＤの胃腸の問題が、すべてグルテン過敏症に由来するとはかぎらないが、小児自閉症の症例におけるセリアック病の罹患率が、小児人口全体に対する罹患率に比べて多いことがデータからわかっている。
神経障害、精神障害、行動障害の症状の多くを改善するには、グルテンフリーを続けて、ＤＨＡや有益なバクテリアであるプロバイオティクスのような栄養補助食品を食事に加えるだけでいい。

こうした薬に頼らない簡単な処方箋の効果を説明するために、当時五歳の女の子、ＫＪの例をあげてみよう。

私がＫＪに出会ったのは一〇年以上前だった。チック症状が持続する障害で、トゥレット症候群と診断されていた。この病気の本当の原因は科学的にわかっていない。一方、多くの神経精神病学的疾患と同じように、環境要因によって悪化しうる遺伝的要因が存在することは知られている。今後の研究の進展によって、この症候群の背後にある真実が実証され、グルテン過敏症がかかわっていることが明らかになるだろうと私は考えている。

最初に受診しに来たとき、ＫＪの母親は、前年に娘が原因不明の首のチック症状を起こしたと説明した。さまざまなマッサージ療法のおかげでいくらか改善したものの、問題は現れたり消えたりしていた。結局は悪化し、ＫＪのアゴや顔、首がしきりに動くようにまでなり、おまけにくり返し咳払いをしたり、のどを鳴らすようになったのだという。

それまでの経緯を聞いてみると、深刻な症状が現われる三年前に何度も下痢を起こし、慢性的に腹痛を抱えるようになったということだった。その症状はそのときもまだ続いていた。

グルテンフリーの食事に切り替えてわずか二日後に、すべての異常な動き、咳払いがやみ、腹痛さえも治まった。もはやトゥレット症候群の患者だとは思えなかった。

ＫＪの変化はめざましく、説得力があるので、私は医療の専門家を対象としたレクチャーでこの症例を持ち出すことが多い。

警告

ＡＤＨＤの治療に用いられる薬によってトゥレット症候群の症状が出ることは、一九八〇年代初期以降、科学的に立証されてきている。〔注10〕グルテンフリーの絶大な効果を証明する研究結果はもう出ているのだから、そろそろ歴史を変え、新しい歴史をつくっていく時期にきているだろう。

こんな症例もある。

KMというかわいらしい九歳の女の子が、両親に連れられてやってきた。ADHDの典型的な兆候と「記憶力の悪さ」のためだった。

両親が説明したKMの経緯の中で興味深かったのは、考えたり集中できなかったりするのが「何日間か続き」、その後数日間は「調子がいい」という点だった。

調べた結果、KMの問題の原因として考えられることが二つ見つかった。グルテン過敏症と血中のDHA値が標準より低いことだ。

そこで私は厳重なグルテンフリーの食事と、一日四〇〇ミリグラムのDHAの補給を指示し、人工甘味料のアスパルテームを口にしないように指示した。KMは一日にダイエットソーダを数本飲んでいると聞いたからだ。

三カ月後に会ったとき、KMの両親は娘の変化に感動し、KM本人も満面の笑みを浮かべていた。新たに学力検査をしてみると、小学校三年生のKMの計算力は五年生初期レベルであり、学力全般としては四年生の中位レベルだった。話を思い出す能力は中学二年生の中位レベルだった。KMの母親から受け取った手紙を引用する。

「娘は今年三年生を終えました。食事にグルテンが含まれていたときは勉強、とくに算数が苦手でした。おかげさまで、ご覧になったように、娘はいま算数が得意になっています。学校の先生は、四年生を飛ばして五年生に進んでもクラスの中位くらいに入るだろうと言っています。素晴らしい成績です！」

このような話は私のまわりではよくあることだ。長い間グルテンフリーを続けた末の「達成効果」については、ありがたいことに科学的証拠が事例証拠に追いつきつつある。

私にとってはごく当たり前に感じるある研究成果が、二〇〇六年に発表された。ADHDをわずらい、六カ月間グルテンフリーを続けた人たちの「実施前」と「実施後」についての非常に重要な調査である。この研究は三歳から五七歳までにわたる広範囲の人たちを調べたものだ。六カ月後の改善度は明白だった。〔注11〕

「細かい点に注意しない」は三六パーセント減った。
「注意力を保てない」は一二パーセント減った。
「仕事を終えられない」は三〇パーセント減った。
「簡単に気が散る」は四六パーセント減った。
「答えや引用文を唐突に言い出すことが多い」は一一パーセント減った。

より多くの人たちに、もっと健康で、もっと頭がよくなるために、グルテンフリーの食事を実践してもらうこと――それが私の願いだ。

帝王切開で生まれた子供はＡＤＨＤのリスクが高い

帝王切開で生まれた子供がＡＤＨＤにかかるリスクが高いのはなぜだろうか。

腸内環境と体全体の健康維持のためには、腸内バクテリアが重要ということである。

赤ん坊は産道を自然に通過するとき、無数の「有益なバクテリア」にさらされ、それによって適切なプロバイオティクスを接種される。そして、その効果は生きている間中、持続する。

しかし、帝王切開で生まれると、その子供は「バクテリアのシャワー」を浴びるチャンスを逃してしまう。こうして腸の炎症の土台ができ、のちの人生においてグルテンに過敏になったり、ＡＤＨＤになったりするリスクが高まるのだ。〔注12〕

新たな研究では、子供は母乳で育てることがよいという事実が明らかにされつつある。

母乳のみで育てられた赤ん坊は、初めてグルテンを含む食事を口にするとき、母乳で育てられていない子たちと比べて、セリアック病にかかるリスクが五二パーセントほど低くなることがわかったのだ。〔注13〕

母乳で育つことで胃腸の感染が減り、免疫力の弱い腸内のリスクが減っているのが理由の一つだろう。母乳育児はグルテンに対する免疫反応も阻止できるのだ。

低コレステロールと「うつ」の関係

うつ病は世界中の心身障害のおもな原因だ。世界保健機関（ＷＨＯ）の見積もりによれば、二〇二〇年になるころには、うつ病は苦痛の原因として二番目となり、それを上回るのは心臓疾患だけになるという。米国のような先進国の多くで、うつ病はすでに死亡原因の上位に上がっている。〔注14〕

さらに不穏なのは、多くのうつ病患者の薬箱にある抗うつ剤だ。ボストンで五〇歳から七九歳までの女性一三万六〇〇〇人以上を調べたところ、抗うつ剤を使っている人は四五パーセントほど脳卒中になりやすく、あらゆる原因による死のリスクも三二パーセント高かった。〔注15〕いずれも『アーカイブス・オブ・インターナル・メディシン』に掲載された調査結果である。

選択的セロトニン再取り込み阻害薬（ＳＳＲＩ）という新しい抗うつ薬であろうと、エラビルなど昔からある三環系抗うつ薬であろうと、結果に変わりはなかった。

このほかにも、コレステロール値が低い人にはうつ病がはるかに多いことが多くの研究からわかっている。〔注16〕

そしてコレステロール値を下げる薬（スタチン）を使う人は、さらにうつ状態になる可能性が高くなる。〔注17〕私は実際に日々の診療の中でこれを目撃してきたのだ。うつ病が薬自体の作用の結果なのか、単にコレステロール値が下がった影響を反映しているだけなのか、あるいはその両方なのかはよくわからないが、私自身は最後の理由に説得力があると考えている。

総コレステロール値が低いこととうつ病とのつながりを示す研究結果は、一九九〇年代に複数発表されている。

精神科認定専門医のジェームズ・M・グリーンブラット博士は二〇一一年の『サイコロジー・トゥデイ』誌に優れた記事を寄せている。〔注18〕

一九九三年、コレステロール値の低い高齢の男性たちは、同等の条件でコレステロール値が高い人たちに比べ、うつ病にかかるリスクが三〇〇パーセントであることが判明した。〔注19〕

一九九七年のスウェーデンでの研究からも同様のパターンが認められた。コレステロール以外の面では健康な三一歳から六五歳の三〇〇人の女性の中で、コレステロール値が低い人たちは高い人たちに比べてうつ症状を経験する場合が著しく多かった。〔注20〕

二〇〇〇年にはオランダの科学者が、長期間にわたりコレステロール値が低い人は高い人に

比べてうつ病になりやすいと報告した。〔注21〕
また二〇〇八年には『臨床精神医学ジャーナル』に、「血清コレステロール値が低い（一六〇未満）ことと、自殺未遂歴は関連している可能性がある」という報告が掲載された。〔注22〕
この報告をした研究者たちは、自殺を図ったことのある四一七人の患者を調べ、自殺を図ったことのない一五五人の精神病患者、三五八人の健康な人と比較した。結果は非常に驚くべきものだった。コレステロール値が低い区分の人たちは二〇〇パーセント自殺を図りやすかったのである。
二〇〇九年、『精神医学研究ジャーナル』が、米国の退役軍人四五〇〇人を一五年にわたって追跡した研究を発表した。〔注23〕それによると、総コレステロール値が低い、うつ状態の人は、自殺や事故のような不自然な原因で早死にするリスクがほかの人たちの七倍だった。
同じ結論に達している世界中の研究はほかにもどんどん紹介できる。もし、あなたのコレステロール値が低いなら、うつ病にかかるリスクは格段に高い。そして値が低いほど、自殺を念頭に浮かべやすくなる。私は決していい加減に言っているのではない。この因果関係がどれほど深刻なものか、多くの高名な学会が認めた証拠がちゃんとあるのだ。
グルテンと、うつ病など脳に関係した疾患とのつながりを考えるとき、炎症が果たす役割も見逃すことができない。現在、うつ病は炎症性の疾患と考えられている。これは近年、科学文献で注目されるようになってきた事実の一つである。心臓疾患の場合に上昇する炎症マーカーは、うつ病の場合でも上昇することがいまではわかっている。

これはなにも「新しい」情報ではない。うつ病について街角の誰かに尋ねてみたら、おそらくこんな感じの答えが返ってくるだろう。「うつ病は脳内の化学物質のアンバランスで起きてるんだよ」。この二〇年、科学文献は、うつ病や統合失調症などの心の病気に炎症が影響していることを強調している。〔注24〕うつ病の始まりに免疫系が作用していることは、精神医学の分野では二〇世紀の早い時期から知られていた。しかしそのつながりが理解されるようになってきたのは、技術が進歩し、長期的な研究の成果が出てきたごく最近のことである。〔注25〕体内の炎症がひどいと、うつ病発症のリスクは劇的に高くなる。そして炎症マーカーの値が高ければ高いほど、うつ病は重症化する。その点では、うつ病はパーキンソン病や多発性硬化症やアルツハイマー病と同じような疾患なのだ。

研究結果の中には目を見はるものがある。たとえば、うつ病の徴候がない健康な人に炎症を誘発する物質を点滴で与えると、典型的なうつ病の症状がすぐさま現れる。C型肝炎の治療のためにインターフェロンを投与した場合も同様で、炎症サイトカインが増え、与えられた患者の四分の一が重いうつ病を発症することが立証されている。〔注26〕インターフェロンは体内で自然に分泌される、免疫系になくてはならないタンパク質だが、抗ウイルス薬として製剤することもでき、患者に投与されている。

さらに説得力のある新しい研究結果も出ている。抗うつ薬は炎症性の化学物質を減らす力があるため、一部の患者に効いている可能性があることを実証した研究だ。別の言い方をするなら、脳の化学物質に対して効能があるのではなく、炎症を低減することに大きな力を発揮するのが、現代の抗うつ薬のメカニズムということだ。

食事を変えて一週間で現れる変化

グルテンが一般的な精神障害と結びついていることについて、このように話をしていくと、なぜ、そうなるのかという疑問が持ち上がる。

ここでいう精神障害とは、米国ではもっとも一般的な精神疾患である不安障害（およそ米国内で四〇〇〇万人がこれに苦しんでいる）から、統合失調症や双極性障害のように複雑な苦しみにいたるまでのさまざまな病気である。

統合失調症や双極性障害のような精神疾患は、遺伝的因子や環境的な因子が働く複雑な病気だが、やはりグルテン過敏症を発症している場合が多いことが、さまざまな研究によって明らかになっている。

それに、セリアック病の病歴があれば、そうでない人よりもこうした精神障害にかかるリスクが高い。その上、現在では、グルテン過敏症の母親が産んだ子供の五〇パーセント以上が、のちの人生において統合失調症をわずらいやすいという証拠が得られている。


のちの人生において現れる疾患の多くは、出生前か直後に要因が発生していることを立証する科学的証拠は増えており、二〇一二年、『米国精神医学ジャーナル』で発表された研究結果もその一つだ。

「生活習慣と遺伝子は疾患リスクを決定づける唯一の要因ではない。出産前、出産中、出産後の要因や周辺環境によって、成人してからの健康の大部分が決まるのだ。私たちの行なった研究は、生まれる前の食事の過敏症が二五年後の統合失調症や同様の疾患の発症を促進しうることを示唆する実例である〔注27〕」


生まれる前の過敏症と将来の統合失調症が、いったいどのようにして結びつくのか。

ジョンズ・ホプキンズ大学と、ヨーロッパ最大かつもっとも高名な医科大学の一つ、スウェーデンのカロリンスカ研究所に所属するこの研究論文の著者たちは、スウェーデンで一九七五年から一九八五年の間に生まれた子供たちの出生記録と新生児の血液サンプルを調査した。

七六四人の子供たちのうち二一一人はのちに精神疾患をわずらい、著しく人格が乱れ、現実と乖離《かいり》した人生を送った。

血液サンプル中の牛乳と小麦に対する免疫グロブリンG抗体の値を見ると、小麦タンパク質であるグルテンに対する抗体の値が異常に高い母親の子供は、グルテンに対する抗体の値が正常な母親の子供よりも、五〇パーセント以上、のちの人生において統合失調症を発症する可能性が高いことが判明した。[注28]

妊娠中の母親の年齢や、子供が産道を通って生まれたか帝王切開だったかといった、統合失調症の発症リスクを高めるものとして知られているその他の要因を除外しても、関連性は依然としてあった（概して、遺伝子の要因と子宮内での環境の影響は、のちの人生でさらされる環境要因よりも、統合失調症のリスクとしてはるかに重視される）。

しかし、牛乳のタンパク質に対する抗体の値が異常に高い母親の子供は、精神障害のリスクが高くはないようだった。

精神障害と母親から受け継いだ食物過敏症の結びつきが明らかになり始めたのは、第二次世界大戦のころになってからだった。

米軍の研究者カーティス・ドーハン博士は、戦後のヨーロッパにおける食料不足（そして結果的に食事における小麦不足）と、統合失調症による入院事例の大幅な減少との関係に初めて気づいた研究者の一人だ。

幼児期の子宮内環境の重要性

ここ数十年、大規模な研究領域として重要性を増してきているのが胎児期プログラミング仮説である。胎児期の環境によって、のちの人生で発症する疾患が胎児にプログラミングされるとする説で、近年、新たな研究方法が猛烈な勢いで増えている急成長分野だ。

その中心的役割を担っているのがＤＯＨａＤ学会、すなわち、「健康と疾患の発生起源に関する国際学会（International Society for Developmental Origins of Health and Disease）」だ。世界中の研究者たちが、胎児期の子宮内環境や曝露と、のちの人生での疾患発症（精神疾患、心血管疾患、糖尿病等）との深い関係を立証し続けている。

二〇一五年の論文「精神疾患の胎児プログラミング」の著者は、「子宮は家庭と同じくらい重要かもしれない」と書いていたが、〔注29〕これはイギリスの疫学者デヴィッド・Ｊ・バーカー博士に敬意を表した引用である。バーカー博士は一九九〇年に、「子宮は家庭よりも重要かもしれない」とする考え方を提唱した人物である。〔注30〕

第6章で説明するような低炭水化物、高脂肪の食事が、うつ病ばかりではなく統合失調症の症状も改善することは数々の研究からわかっている。

文献内でくわしく説明されているある女性の例によると、グルテンフリー、低炭水化物の食事を採用したところ、統合失調症の症状が完全になくなった。〔注31〕彼女は一七歳のときに初めて統合失調症と診断され、日常的な幻覚などを経験し、自殺未遂を起こして何度も入院し、薬を使っても症状が改善することはなかった。ところが七〇歳になって低炭水化物の新たな食事法を開始するや、気分がよくなり力が出てきたと一週間もたたないうちに感想を述べ、三週間たつと、もはや幻聴も幻覚もなくなったという。

ごく一般的な頭痛でさえも

慢性的な頭痛の苦しみをずっと抱えてきた多くの患者も私は診てきた。たとえば、二〇一二年の一月に初めて会った六六歳の紳士、Cさんについて考えてみよう。

Cさんは三〇年もの間、容赦ない頭の痛みに苦しんでいた。

偏頭痛向けに開発されたイミトレックスのような鎮痛剤から、バイコディンのような催眠作用のある鎮痛剤まで、一流の頭痛クリニックで処方された薬を飲んでもすべてムダだったという。病歴の中には、偏頭痛以外とくに目立つものはなかったが、彼の姉にも頭痛があり、著しい食物アレルギーもあると聞いた。その話を聞いた私は、もう少し検査をすることにした。

Cさんの血液検査の結果を見たところ、いくつか判明したことがあった。Cさんはグルテンに関係する一一のタンパク質に著しく反応し、姉と同じく、「スティッフパーソン症候群」に関連性のある抗体に強い反応を示した。また、Cさんは牛乳にも極めて過敏であることもわかった。

そこで私は、ほかの多くの患者と同様、グルテンと乳製品を制限する食事をCさんに指示した。三カ月たって、Cさんは私にこう言った。先月は鎮痛剤をまったく使う必要がなく、頭痛の度合いも一から一〇の尺度で考えれば、もっともひどい場合でも「強烈な九」ではなく「何とか耐えられる五」だ、と。何よりよかったのは、もはや頭痛が一日中続くことはなく、三、四時間だけになったことだった。

完治したわけではなかったが、Cさん自身にとっては非常に満足のいくものだった。自分にもたらされた結果にCさんはたいそう喜び、医療関係者にこの症例を紹介するときには自分の写真を使ってくれていいとまで言ってくれたのだった。

頭痛は私たちにとってごく一般的な病気の一つだろう。とくに偏頭痛は、世界で三番目に多く見られる疾患だ。〔注32〕米国にかぎっても、三九〇〇万人以上の人たちが偏頭痛に悩んでいて、さらに数百万人が慢性頭痛に苦しんでいる。〔注33〕もし、あなたが慢性頭痛に苦しんでいるなら、まずはグルテンフリーの食事にしてみてはどうだろう。それで失うものは何もないのだから。

ここでいう頭痛とは、緊張性頭痛、群発型頭痛、副鼻腔炎《ふくびくうえん》に伴う頭痛、偏頭痛のどれであろうと、病状の性質が同じものと考えてほしい。つまり、脳内での物理的生化学的な変化による頭の痛みである。現実には、偏頭痛は生活に深刻な影響をもたらし、吐き気、嘔吐、光線過敏症などを伴うことが多い。

偏頭痛は数えきれないくらいの事柄が作用して引き起こされる。たとえば、質の悪い睡眠、気候変動、食べ物に含まれる化学物質、副鼻腔鬱血《うつけつ》、頭蓋骨損傷、脳腫瘍、過度のアルコール。頭痛の原因や解決策が見極められていない人たちは、十中八九、グルテン過敏症である可能性が高い。

ニューヨークにあるコロンビア大学メディカルセンターの研究者は、二〇一二年に一年間におよぶ研究を終えた。

その研究では、グルテン過敏症の人たちの五六パーセント、セリアック病の人たちの三〇パーセントに慢性頭痛が見られることが示された（グルテン過敏症とされた人たちはセリアック病の検査で陽性反応を示さなかったが、小麦を含む食べ物を口にすると症状が見られると報告した。この場合も、グルテン過敏症の症状があろうがなかろうが、グルテンの影響を受けているということである）〔注34〕。

さらに、炎症性腸疾患をわずらう人たちの二三パーセントには慢性頭痛も見られることがわかった。偏頭痛について調べたところ、セリアック病患者のグループでは二一パーセント、炎症性腸疾患患者のグループでは一四パーセントが症状を抱えており、そうではないグループ（六パーセント）よりも割合がはるかに高かった。

この結びつきについて研究リーダーであるアレクサンドラ・ディミトローヴァ博士は、すべての事柄の究極的な犯人を「炎症」だとほのめかした。

「炎症性腸疾患を抱える患者は体全体におよぶ炎症反応を示す可能性があり、セリアック病の患者についてもおそらく同様のことが考えられるでしょう。患者は、脳も含めた全身で炎症の影響を受けています。……ほかに可能性があるのは、セリアック病に抗体が存在し、その抗体が……神経系を網羅している脳細胞と細胞膜を攻撃して頭痛を引き起こすというものです。健康な対照グループと比べて、炎症性腸疾患の人たちは、偏頭痛も含めてどんな頭痛であれ、罹患率が高いと確実に言えます」

ディミトローヴァ博士はさらに、いったんグルテンフリーの食事を始めると頭痛の頻度や深刻さがみるみる改善した患者が多かったと述べた。中には頭痛がまったくなくなる人もいる、とも言った。

本書の執筆に際し、その研究を参照しているマリオス・ハジヴァッシリウ博士は、頭痛とグルテン過敏症についての幅広い研究を行なった人物だ。〔注35〕中でもとりわけ驚くべき研究成果がある。グルテン過敏症をわずらい頭痛に苦しむ患者の白《はく》質《しつ》（脳内で神経線維が集積している部分）には、大きな変化が見られることが脳のＭＲＩ走査でわかったのだ。

この異常な変化は炎症のプロセスを示している。こうした患者の大半は、一般的な薬の処方では効果が現れなかったが、いったんグルテンフリーの食事にすると苦痛から解放された。

アレシオ・ファサーノ博士は世界的に有名な小児の消化器専門医で、マサチューセッツ総合病院のセリアック病研究治療センター長であり、グルテン過敏症研究の第一人者だ。〔注36〕彼については本書の中ですでに述べた。

ファサーノ博士と私はある全国的な学会で会い、どちらも講演をしたのだが、そのとき彼は私にこう言った。「グルテン過敏症の患者は、セリアック病と診断されている人も含めて、頻繁に頭痛に苦しむということはもはや目新しいことではありません」。私たちは、グルテンに起因する頭痛が一般社会から誤解されていることについて、ともに憂えた。ごく簡単に解決できるのに、苦しんでいる当人たちのほとんどは、自分がグルテンに過敏だとは気づいてもいないのだから。

イタリア人の研究者が、セリアック病や慢性頭痛に悩まされている八八人の子供たちに対してグルテンフリー試行実験を行なったとき、子供たちの七七・三パーセントは頭痛が大幅に軽減し、そのうち二七・三パーセントは頭痛から完全に解放された。

この研究では、頭痛に悩みながらもセリアック病と診断されていない子供たちの五パーセントが、実はセリアック病だったこともわかった。この数値は、一般的な子供たちを調べた研究者が発表した〇・六パーセントよりもはるかに高い。

慢性的な頭痛に苦しむ子供たちのうち、こんなに多くがグルテンに対して強い過敏症であるのは偶然なのか。そして、食事からグルテンを除外すると不思議と頭痛が消えるのは運がよかったからなのか。どちらも違う。

残念ながら、慢性の頭痛に苦しむ子供たちの多くはグルテン過敏症の検査を受けたことがなく、代わりに強い薬を投与されている。

子供の頭痛には標準的に非ステロイド性の抗炎症剤、アスピリン含有化合物、トリプタン、麦角アルカロイド、ドーパミン拮抗薬などが処方される。これらの薬によって、体重減少や食欲不振、腹痛、集中力の欠如、鎮静状態、知覚異常といった副作用が現われる。〔注37〕私は自分の子供にはこうした副作用を味わってほしくない。

また、ここ数年で行なわれた数多くの研究において、抗けいれん剤は子供たちの頭痛を軽減できず、効果はプラセボ（偽薬）にもおよばないことがわかった。〔注38〕有益で効果があり、安全に使えると証明できている薬は、実際にはほとんどない。食事の選択や栄養の補足よりも薬を重視すると、残念ながら頭痛の根本的原因が解決しにくくなるのである。

子供と偏頭痛

小児の偏頭痛の罹患率が増加している。思春期の始まる前は、女の子も男の子も等しくかかる。

その後、偏頭痛に悩む女性は男性の三倍となる。偏頭痛を持つ子供が成人してからも偏頭痛に苦しむリスクは五〇～七五パーセント。また、偏頭痛は八〇パーセントが遺伝する。子供のころの偏頭痛は、学校を欠席する理由の第三位だ。〔注39〕

お腹の脂肪が頭痛を悪化させている

腹部の脂肪がさまざまな健康問題（心臓疾患、糖尿病、認知症など）のリスクを高めることはすでにお話しした。

しかし、腹囲のせいで頭痛のリスクが上昇するとは誰も考えていないだろう。驚くなかれ、腹囲は、五五歳までの男性にとっても女性にとっても、一般的な肥満よりもよほど偏頭痛の予測因子となるのだ。

過去十年でこの結びつきがどれほど確かなものであるかを科学的に示すことができるようになったのは、フィラデルフィアにあるドレクセル大学医学部の研究者たちのおかげである。彼らは、現在進行中の全国健康栄養調査（ＮＨＡＮＥＳ）の二万二〇〇〇人以上の参加者のデータを調べた。[注40]

その結果、二〇歳から五五歳までの人の場合、性別にかかわらず、過剰な腹部脂肪があると偏頭痛が悪化するという結論が導き出された。お腹のまわりに余分な脂肪を蓄えている女性は、余分な脂肪のない女性よりも偏頭痛に苦しむ割合が三〇パーセント以上高くなるということだった。

ほかにも数多くの研究が行なわれ、肥満と慢性頭痛のリスクの間に厳然たる強い結びつきがあることが判明している。〔注41〕

三万人以上の人たちを対象にしたある大規模な研究では、日常的な慢性頭痛のリスクは標準的体重のグループに比べて、肥満のグループでは二八パーセントも高いことがわかった。病的に太っている人の場合には、日常的に慢性頭痛を発症するリスクが七四パーセントも高かった。

とくに偏頭痛に悩む人たちをくわしく調べたところ、体重過多の人たちは四〇パーセントもリスクが高く、肥満体の人は七〇パーセントも高かった。〔注42〕

本書をここまで読んだ方々は、脂肪が強力なホルモン分泌器官であり、炎症促進性化合物を生成しかねない組織であることをご存じのはずだ。脂肪細胞は炎症反応を引き起こすサイトカインを大量に分泌する。頭痛は根本的に炎症が現われたものであり、これまで網羅してきた脳関係のほかの病気とほとんど変わりはない。

だとすると、生活習慣因子（たとえば体重過多、運動不足、喫煙）と周期的に起きる頭痛の関係を調べた研究が、腹部の脂肪と慢性頭痛を結びつけるのも道理にかなったことだ。

二〇一〇年、ノルウェーの研究者が、五八四七人の青年期の学生に頭痛についての聞き取り調査を行なった。診察のほかに、生活習慣に関するアンケートも実施された。〔注43〕定期的に運動し、喫煙しない学生は望ましい生活習慣グループに分類された。そして、一つ以上望ましくない生活習慣のある、さほど健康的ではないと見なされた学生と比較された。

結果はどうだったか。体重過多の学生は四〇パーセントも頭痛に悩まされるリスクが高かった。あまり運動をしない学生はリスクが二〇パーセント高く、喫煙する学生は五〇パーセント高かった。しかし複数のリスク因子にチェックがついていると、パーセンテージの数字が大きくなった。体重過多で、喫煙し、運動しない学生は慢性的頭痛のリスクがはるかに高くなった。

腹部が大きければ大きいほど頭痛のリスクは高まる。頭痛のあるとき、生活習慣や食事が原因だとはほとんど考えない。その代わり、私たちは薬に頼って何とか対処しようとする。しかし今日までのあらゆる研究を見れば、頭痛をコントロールし、治療し、治癒させるには、生活習慣がいかに大事なのかがわかる。

頭痛に対処する際に大切なのは、余分な体重を減らし、グルテンを除外し、低炭水化物・高脂肪の食事をし、健康的な血糖バランスを維持することだ。

頭痛から解放される処方箋

頭痛を引き起こす原因はたくさんある。

考えうる犯人をすべてあげることはできないが、頭痛を和らげるいくつかのヒントを示しておこう。

・睡眠のサイクルをきっちりと守ること。これは体のホルモンを調整し、「ホメオスタシス」を維持するのに重要だ。ホメオスタシスとは、生理機能のバランスがとれている身体的に望ましい状態のことである。

・脂肪を減らすこと。体重が重ければ重いほど、頭痛に苦しみやすくなる。

・活動的であること。じっとしていると炎症を引き起こす。

・カフェインとアルコールの摂取には気をつけること。どちらも摂りすぎは頭痛を誘発する。

・不規則な食習慣を続けないこと。睡眠と同様、食事のパターンが決まっていれば、頭痛のリスクを高めるホルモンのプロセスをコントロールできる。

・ストレス、不安、心配、興奮をコントロールすること。こうした感情は頭痛のごく一般的な誘因となる。

偏頭痛に苦しむ人は、たいがいストレスの多い状況に敏感だ。ストレスを受けると脳内で特定の化学物質が放出され、血管に異変が起こって偏頭痛を起こす。不安や心配があると、筋肉が緊張して血管が拡張し、偏頭痛がひどくなるという悲惨な状況になる。

・グルテン、保存料、添加物、加工食品を除外すること。第9章で説明するような低血糖、低炭水化物で、体にいい脂肪がたっぷりの食事を摂ろう。とくに熟成チーズ、加工肉、グルタミン酸ナトリウム（MSG、中華料理などによく使われるうまみ成分）には注意すること。こういう食材のせいで偏頭痛リスクが三〇パーセントも増す。

・頭痛になるときのパターンを調べること。そうするといつ頭痛が起きやすいのか予想がついて注意できるようになる。たとえば女性は月経周期に連動するパターンの場合が多い。自分のパターンがはっきりすれば、頭痛のサイクルがよくわかり、それに応じた行動がとれる。

食事を変えるだけで神経系の病気を治療でき、場合によっては完全に病気とさよならできると思うと心強いではないか。

多くの人はすぐ薬に頼ってしまい、お金をかけずに生活習慣を少し変えればいいだけの治療法に気づかない。患者によっては短期間、心理療法や補足的な薬物療法が必要な場合もある。

しかし、多くの人は食品を変えるだけで問題を解決できる。薬の力を借りる必要のある人でも、たいていの場合、最終的には薬を断ち、薬と縁のない生活がもたらす喜びを感じることができるようになる。

忘れないでほしい。もし本書で勧めていることを実行し、グルテンと精白した炭水化物を除外すれば、本章で述べている以上に素晴らしい効果が得られるだろう。ほんの数週間で気分が向上するだけではなく、体重が減り、エネルギーも充ちてくるだろう。体に生来備わった治癒能力が高まり、脳も快調に働くはずだ。

第2部

脳の健康と機能を理想的に保つ食事・運動・睡眠

Grain Brain
Revised Edition

The Surprising Truth About Wheat, Carbs, and Sugar
—— Your Brain's Silent Killers

脳が穀物にどれだけ大きな影響を受けているか――それはおわかりいただけただろう。ここでいう穀物とは、小麦だけではなく炭水化物すべてが含まれる。

では、脳の健康と機能を理想的に保つにはどうすればいいのだろうか。第2部では、そのためのカギとなる三つの生活習慣を具体的に取り上げる。

その三つとは、言うまでもなく、食事、運動、睡眠だ。

脳が活発になるか、衰え出すかに重要な役割を果たすのがこの三つなのである。

第6章

最良の「脳のための食習慣とサプリメント」

われ、肉体と精神をより素晴らしく働かせるため、断食す。
――プラトン

断食が脳をより明晰にする

人類とほかの哺乳類の極めて大きな差は、体のほかの部位と比べたときの脳の大きさである。

たとえば象の脳の重さは七五〇〇グラムで、人間の一四〇〇グラムよりはるかに重いが、象の脳の重さが全体重の五五〇分の一であるのに対し、人間の脳は全体重の四〇分の一を占める。「脳力」や知性のカギは、体の大きさに対して脳がどれほど大きいかという、その割合である。〔注1〕

さらに重要なのは、人間の脳が不釣り合いなほど多量のエネルギーを消費することである。人間の脳は全体重の二・五パーセントしかないが、静止時の体のエネルギー消費量のなんと二二パーセントを消費している。人間の脳は、ゴリラやオランウータン、チンパンジーなど、ほかの類人猿の脳より、約三・五倍も多くエネルギーを消費するのだ。

だから、人が脳を機能させ続けるには、食事でカロリーをしっかり摂る必要がある。

幸い私たちは、食糧難のような過酷な状況でも生き延びられるよう、技能や知能を発達させてきた。人間は計画を立て、将来に備えることができる。自らの脳の驚異的な能力を理解すれば、脳を健康に働かせるための最適な食事法がわかるだろう。

人体の重要なメカニズムの一つが、飢餓状態のときに脂肪を「生命維持に必要な燃料」に変える能力である。

人は脂肪を「ケトン」という分子に分解することができる。この事実が、(一見矛盾しているようだが) 間欠的な断食が脳を育むという主張に強力な論拠を与え、熱い議論が闘わされてきた人類学の疑問の一つに説明をつけてもくれるのだ。

その疑問とは、なぜ人類の親戚であるネアンデルタール人が、三万～四万年前に地球上からいなくなったのかというものだ。

ネアンデルタール人はかしこいホモ・サピエンスに「消された」とするのが無難なようだが、いまでは、絶滅のおもな原因は食糧難ではないかと考える学者が多い。ネアンデルタール人は脂肪を利用して脳に栄養を与える生化学的経路がなかったので、脳の持久力で持ちこたえることがたぶんできなかったのだろう。

ほかの哺乳類の脳と違い、人間の脳は飢餓の際、代わりのカロリー源を用いることができる。

通常は毎日の食事によって、脳にブドウ糖 (グルコース) が燃料として供給される。食間にも脳には引き続きブドウ糖が安定して供給されるが、このブドウ糖はおもに肝臓と筋肉のグリコーゲンを分解してつくられる。

だが、グリコーゲンの蓄えは、同量のブドウ糖しか供給できない。蓄えがなくなると、代謝が変わり、新たにブドウ糖の分子を、おもに筋肉にあるタンパク質のアミノ酸からつくるようになる。この過程はその名も「糖新生」という。糖新生には、必要なブドウ糖が器官に与えられるというプラス面があるが、筋肉が犠牲になるというマイナス面もある。飢えた狩猟採集民にとって、筋肉の消耗は当然ながら好ましいことではない。

ところが、人間には脳を働かせる生理学的しくみがもう一つある。

食料がもはや手に入らなくなって三日ほどたつと、肝臓が体内の脂肪を使って、「ケトン」をつくり始めるのだ。このとき、β《ベータ》ヒドロキシ酪酸が非常に効率のよい脳の燃料源となり、食料が不足しているときも長期間、認知機能を保つのである。こうした代替燃料源のおかげで「糖新生」にあまり頼らずにすむようになり、その結果、筋肉量は保たれる。

しかしそれ以上に、ハーバード大学医学部のジョージ・F・ケーヒル教授が言うように、「βヒドロキシ酪酸は『ただの燃料』ではなく『スーパー燃料』であることが最近の研究で示されており、ブドウ糖より効率よくATPエネルギーを生産する」のだ。〔注2〕

実際、ケーヒル博士をはじめとする研究者たちは、ココナッツオイルを食事に加えるだけで簡単に得られるβヒドロキシ酪酸が、抗酸化機能を高め、ミトコンドリアの数を増やし、新しい脳細胞の成長を促すことを確認している。

カロリー制限によって活性化される、脳にも体にもよい効果をもたらす遺伝経路の多くが、たとえ短期間の断食でも同じように機能する、という研究結果はすでに出ている。[注3]

これは従来の「断食をすると代謝が低下し、体が飢餓モードに入るため、脂肪を保ち続ける」という考え方とはまったく逆だ。断食は実際には減量を促し、脳の健康も高めるという全身への効果がある。

糖尿病、肥満、癲癇等、さまざまな疾患を治療するとして医師たちが断食を勧め始めたのは一九〇〇年代初頭のことだった。いまでは素晴らしい研究結果が多数出ており、間欠的な断食をすれば寿命が延び、糖尿病やがん等、命を縮めやすい疾患の発病を遅らせることができるとわかっている。[注4] カロリーを抑えた食事（通常は約三〇パーセント）を与えられた動物の脳ではBDNF（脳由来神経栄養因子）の産生が急増し、記憶その他の認知機能が劇的に改善されることが多数の研究で明らかになっているのだ。

しかし、コントロールされた環境下にいるラットの実験結果を解釈することと、動物実験をベースに人間に何かを勧めるのとはまったく別次元の話である。さいわい、人間に関しても、摂取カロリーを抑えること、または断食をすることで脳機能に絶大な効果がもたらされることを実証した研究がたくさんあり、その多くが信頼度の極めて高い医学誌で発表されている。〔注5〕

二〇〇九年一月、『米国科学アカデミー紀要』に、ある研究論文が掲載された。

ドイツの研究者たちが高齢者グループを二つに分け、片方はカロリーを三〇パーセント減らし、もう片方は何でも好きなものを食べてよしとして比較を行なったものだ。研究者たちは二グループの記憶機能に差が出るかを調べ、三カ月間の実験後、以下の結論を出した。

カロリー制限食グループの記憶機能はかなりの向上が認められた。一方、制限なしで自由に食べられる人たちは、小幅ながら記憶機能低下の特徴がはっきりと見られた。

研究者たちは、脳の健康に対して薬を用いるアプローチが、現在非常にかぎられていることを了解した上で、「この研究結果を利用すれば、高齢者の認知面の健康を維持するための、予防と治療の新戦略を展開できるかもしれない」と結論づけた。〔注6〕

カロリーを制限すれば脳が強化され、変性疾患への抵抗性が高まるとする考え方を裏づける科学的証拠をさらに提示したのは、米国国立老化研究所（ＮＩＡ）の神経科学研究室長、マーク・Ｐ・マットソン博士だ。

「摂取カロリーが少ない人は脳卒中や神経変性疾患のリスクが軽減するかもしれないことを疫学的データが示唆している。食物の摂取とアルツハイマー病や脳卒中のリスクの間には強い相関関係がある。集団症例対照研究のデータから、日常的に摂取カロリーがとりわけ少ない人はアルツハイマー病やパーキンソン病になるリスクが極めて低いことがわかった」〔注7〕

マットソン博士は、構成員の一部が米国に移住したナイジェリア人家庭を対象にした、長期的な集団症例研究についても言及していた。アルツハイマー病は遺伝としてDNAから受け継がれると思い込んでいる人は多いが、この研究を見るとそうではないことがわかる。米国に居住したナイジェリア移民のアルツハイマー病罹患率は、ナイジェリアに残った親族に比べて多かったのである。遺伝子的には移住したナイジェリア人もナイジェリアに残った親族も同じだ。〔注8〕変わったのは環境、ことにカロリー摂取だった。これは高カロリー消費が脳の健康に有害な影響を与えることにはっきりと的を絞った研究である。

マットソン博士は、『ジョンズ・ホプキンズ・ヘルス・レビュー』で発表した二〇一六年の研究結果で、神経変性疾患の回避、記憶と気分の改善には食事のカロリー制限が有効であることを再び強調した。〔注9〕カロリーを制限する方法の一つは間欠的な断食である。もう一つの方法は、言うまでもなく、日々の摂取カロリーを減らすことである。

カロリーを何パーセント減らせば脳にいいのか

「三〇パーセントもカロリー摂取を減らすなんて気が遠くなる」と思うなら、こう考えてほしい。

平均して私たちが一日に摂るカロリーは、一九七〇年に比べて二三パーセント増えている。[注10]国連の食糧農業機関（ＦＡＯ）のデータによれば、現在、平均的なアメリカの成人の摂取量は一日に三六〇〇キロカロリー以上だ。[注11]正常なカロリー摂取量は、女性が一日におよそ二〇〇〇キロカロリー、男性が一日におよそ二五〇〇キロカロリーというのが大方の見方だろう（活動や運動のレベルによってはもっと必要になる）。となると、そのレベルにまで摂取カロリーを減らすためには、一日平均三六〇〇キロカロリーの三〇パーセント、すなわち一〇八〇キロカロリーをカットせねばならないのだ。

増えてしまったカロリーの多くは糖質が原因だ。

平均的なアメリカ人は一日に約一六三グラム（六五二キロカロリー）の精製糖を摂取している。この三〇年間で三〇パーセント増という急上昇ぶりで、[注12]そのうちの約七六グラム（三〇二キロカロリー）が異性化糖だ。だから、口に入れる糖質を減らすだけでも摂取カロリーは大幅に減らせるだろうし、それが減量に役立つことは一目瞭然である。

カロリー制限が神経学的疾患の治療にもたらす効果はなにも目新しいものではなく、大昔から認識されてきたことだ。

カロリー制限は、癲癇の発作をめぐる医療において昔から一番効果的な治療法だった。それがどう効果的で、なぜ効果的なのか、いまではわかっている。カロリーを抑えると神経防護作用が生じ、新しい脳細胞の成長が進み、既存の神経回路網の影響範囲が広げられる（つまり、神経可塑性が高まる）のだ。

摂取カロリーを少なくすると寿命が延びることは、線虫類やサル等、さまざまな種において十分立証されている。アルツハイマー病やパーキンソン病の発症が減ることもわかっている。

消費するカロリーが少ないと、フリーラジカルの産生が減ると同時にミトコンドリアのエネルギー生成が高まる。

ミトコンドリアとは、ごく小さな細胞小器官で、化学エネルギーをＡＴＰ（アデノシン三リン酸分解酵素）という形で生成する。ミトコンドリアはそれ自体がＤＮＡを持ち、アルツハイマー病やがんなどの変性疾患において重要な役割を果たすことが現在ではわかっている。

カロリー制限には、アポトーシス（細胞がプログラムに従って自滅してゆくときのプロセス）を大きく減らす効果もある。

アポトーシスは細胞内の遺伝子メカニズムにスイッチが入ったときに起こり、最終的にその細胞を死にいたらせる。なぜこの現象が建設的なのか不可解に思えるかもしれないが、アポトーシスは生命にとって極めて重要な細胞の機能である。あらかじめプログラムされた細胞の死は、すべての生体組織にとって正常かつ不可欠なプロセスの一部だが、効果的なアポトーシスと破壊的なアポトーシスのバランスというものが取れていなくてはならない。

カロリー制限はこのほか、炎症因子を減少させ、神経細胞保護因子、とくにＢＤＮＦ（脳由来神経栄養因子）を増加させるきっかけをつくる。また、過剰なフリーラジカルを抑制する際に重要な役目を果たす酵素や分子を増やし、体の自然な抗酸化防衛のしくみを強化することも立証されている。

二〇〇八年、チリ大学のヴェロニカ・アラヤ博士が、体重過多と肥満の人たちにカロリー制限食を三カ月課した研究の報告を行なった。被験者は摂取カロリーを二五パーセント減らされた。[注13]博士たちが測定したところ、被験者のＢＤＮＦ生成は並外れて増加しており、これが食欲を大きく減らしていることがわかった。さらに、糖質の多い食事を与えた動物はＢＤＮＦ生成が減っているという正反対の結果も示された。[注14]同様の発見はその後もくり返し報告されている。

カロリー制限と新しい脳細胞の成長に関連するとしてもっとも研究された分子の一つが、遺伝子の発現を調整する酵素、サーチュイン１（ＳＩＲＴ１）である。

サルの場合、ＳＩＲＴ１の活性が上昇するとアミロイド（蓄積するとアルツハイマー病のような疾患の特徴となる、デンプンのようなタンパク質）を分解する酵素が増える。〔注15〕さらに、ＳＩＲＴ１の活性化で細胞上の特定の受容体が変化し、炎症が抑制されるようになる。

おそらくもっとも重要なのは、カロリー制限によってＳＩＲＴ１の反応経路が活性化すると、ＢＤＮＦの能力が高まることだろう。ＢＤＮＦが脳細胞の数を増やし、脳細胞が機能的なニューロンに分化するように促すのだ（またしてもカロリー制限の効用だ）。ＢＤＮＦが学習と記憶を向上させると言われているのはこういう理由からである。〔注16〕

断食は炎症を抑え、脳を保護する抗酸化物質を増やす。

断食をすると脳はブドウ糖を燃料にすることをやめ、肝臓でつくられるケトンを使うようになる。脳がケトンを燃料として代謝しているときは細胞の自滅（アポトーシス）が減り、ミトコンドリアの遺伝子が始動して、ミトコンドリアが複製される。つまり、断食で脳がよりクリアに働くようになるのだ。

多くの宗教が断食を勧めている

精神的な探求を行なう際の断食は宗教史に欠かせない。主要な宗教はどれも、儀式をはるかに超えた行為として断食を奨励している。イスラム教のラマダンやユダヤ教の贖《あがな》いの日の断食など、断食は常に精神修養の基本だった。ヨガ行者は食事で禁欲生活を実践し、シャーマンは霊界との交わりを求める儀式の間、食を断つ。断食は敬虔《けいけん》なキリスト教徒の間でも一般的な修行であり、聖書には一日、三日、七日、四〇日の断食の例が見られる。

いま注目の「ケトン食療法」について

カロリー制限はさまざまな反応経路を活性化することができる。それらの反応は脳を保護するだけではなく、新しい神経回路網の成長を促す。

一方、この同じ反応経路は、ケトン体と呼ばれる特別な脂肪を消費することによっても活性化される。一九二〇年代初頭以来、いわゆる「ケトン食療法」が癲癇の治療法となり、現在では、パーキンソン病、アルツハイマー病、ALS、うつ病、がん、自閉症に対しても大きな治療効果があるとして再評価されている。〔注17〕ケトン食は、減量や2型糖尿病の治癒にも有望視されている治療法である。マウスモデルの場合、ケトン食によって海馬の萎縮からくる記憶障害を免れ、健康寿命が延びている。
「ケトン食療法」でグーグル検索をかければ、ゆうに一〇〇万を超える検索結果が出てくるはずだ。二〇一五年から二〇一七年の間に「ケトン」という語によるグーグル検索は九倍に増加した。が、ケトン食療法のパワーを実証した研究は、それ以前にもさかのぼることができる。
たとえば二〇〇五年のある研究では、パーキンソン病患者がわずか二八日間のケトン食療法を行なっただけで、投薬や脳の手術に匹敵するほどの著しい改善を見せた。〔注18〕とくにケトン体脂肪（すなわち、中鎖脂肪酸〈ＭＣＴ〉油）が、アルツハイマー病患者の認知機能に著しい改善をもたらすことが判明している。〔注19〕
話題のココナッツオイルは、このＭＣＴの摂取源であり、アルツハイマー病治療の有益なアプローチとされている。〔注20〕ケトン食療法が脳内のアミロイドを減少させることもわかっているし、〔注21〕ケトン食で海馬のグルタチオン（体内に生来存在し、脳を保護する抗酸化物質）も増加する。〔注22〕さらに、ミトコンドリアの増加を促すので代謝効率が上がる。〔注23〕
ドミニク・ダゴスティーノは、南フロリダ大学で神経科学、分子薬理学、生理学を研究し、ケトン食療法の効用について多くの著作もある人物だ。そんな彼が、私のプログラム〈ジ・エンパワリング・ニューロロジスト〉のインタビューでこう述べた。

「ケトンは脳にとってパワフルなエネルギー基質であり、炎症を抑え、抗酸化防衛を促して脳を守ることが研究からわかっています。だから製薬会社は、間違いなく、栄養学的にみたケトン症を再現しようと必死になっています。私はケトン症が脳にもたらすメリットを理解しようと多くの課題をこなしてもきたんです。ケトン症とは、体がエネルギーを得るために脂肪を燃やし、その過程でケトンをつくり出している代謝状態のことをいいます。簡単に言えば、体がグルコースに頼らず、燃料にするケトンをつくっているとき、その人はケトン症になっているということです。そして脳はそういう状態を非常に好みます」

これまでの科学では、人間の生理機能におけるケトンの主要な生成源は肝臓と見なされてきたが、現在では、脳もまた星状《せいじょう》膠細胞《こうさいぼう》という特別な細胞でケトンを生成できると認識されている。こうしたケトンは神経細胞を大いに保護する。脳でのフリーラジカル産生を減らし、ミトコンドリアの発生を増やし、脳にかかわる抗酸化物質の生成を促すのだ。さらにケトンはアポトーシスの反応経路を妨げる。その反応が妨げられなければ脳細胞は自滅するしかない。

残念ながら、ケトンはこれまで不当に非難されてきた。インターン時代、夜中に看護師に起こされ、「糖尿病性ケトアシドーシス」の患者の治療をするよう言われたのを私は覚えている。医者も医学生もインターンも、そういう状態の患者にあたるとおびえてしまうのだが、そこにはそれなりの理由がある。

糖尿病性ケトアシドーシスは、インスリン依存型の1型糖尿病患者において、燃料としてグルコースを代謝するためのインスリンが不足した場合に起こる。体が脂肪に頼り、ケトンが大量に生成されて危険なレベルに達してしまう。ケトンは血液中に蓄積されると有毒なものになるのだ。それと同時に炭酸水素塩が大量に失われ、pHが著しく低下する（アシドーシス）。結果として、患者は血糖が上昇して水分を大量に失い、緊急医療措置が必要な状態になるというのが一般的なパターンだ。

が、こんな状態に陥るのは極めてまれであり、インスリン値を調整できない1型糖尿病患者に起こる症状だ。

人間の生理機能は通常、血中に存在するケトンにはある程度の量まで対処できるように進化している。この能力があるという点で人間は動物の中でもかなり特殊なのだ。おそらくは体の重さに対する脳の重さの割合が大きく、脳がエネルギーをたくさん必要とするからだろう。静止状態のとき、消費された酸素の二〇パーセントは脳に使われているのだから。

進化の観点からいえば、血糖を使い果たし、肝臓のグリコーゲンがもはや使えない（飢餓状態の）ときにケトンを燃料として使う能力は、生存し、狩猟採集を続けるうえで必須になっていった。ケトン症は人間の進化になくてはならない重要なステップであり、そのおかげで私たちは食糧不足のときにも耐えられるのだ。

『ヒトはなぜ太るのか?』の著者、ゲーリー・トーベスの言葉を引用しよう。「じつは、こういう軽度のケトン症は人間のノーマルな代謝状態だと定義することができる。人類はその歴史の九九・九パーセントの間、炭水化物を食べていなかった。それがノーマルな状態だったのだ。したがって、ケトン症は自然な状態であるばかりか、とりわけ健康な状態とまで言えるのである」〔注24〕

ケトン症とカロリー制限とは結びついている。脳を健やかにするという点で、この二つには強い効き目がある。カロリー(とりわけ炭水化物)を制限して脂肪の摂取量を増やすと、ケトン症が誘発され、血液中のケトン値が上がる。

二〇一二年、シンシナティ大学の研究者たちが軽い認知障害のある高齢者を無作為に二三人選び、高炭水化物の食事と低炭水化物の食事を六週間させてみたところ、低炭水化物食の人たちに顕著な変化が見られた。〔注25〕言葉の記憶力がよくなったほか、体重、腹囲、空腹時血糖値、空腹時インスリン値が減ったのである。「ケトン値と記憶力との間にはプラスの相関関係があった」というのがこの試験結果の重要ポイントだ。

これに先立つ二〇〇九年、ドイツの研究者たちがこんな試験を行なった。健康な、標準体重と体重過多の高齢者を五〇人集め、カロリーを制限して脂肪を二〇パーセント増やした食事をしてもらったところ、言葉の記憶力に明らかな改善が見られた。[注26] こちらも小規模な研究ながら、格式ある『米国科学アカデミー紀要』で発表され、先に述べた二〇一二年の試験のような後続研究を促すこととなった。カロリーを制限した人たちは、しなかった人たちに比べてインスリン値が改善し、あの悪名高き炎症マーカーであるC反応性タンパクが減っていた。予想どおり、もっとも顕著な改善を示したのは食事療法にもっとも厳密に従った人たちだった。

ケトン症の研究、ケトン症への関心は近年爆発的に増えているし、今後も増えてゆくことだろう。のちにくわしく説明するが、軽いケトン症になるためには炭水化物を厳密にカットし、食物脂肪を増やすこと。実にシンプルである。脳を至福の状態にしてやりたければ、炭水化物を控えねばならない。

炭水化物を減らし、脂肪を増やすと何が起きるのか。

断食をしたときと同様の反応が起こる。つまり、脳を働かせるための燃料として脂肪を使い、ケトンをつくるようになるのだ。前述のように、炭水化物ではなく脂肪を燃焼させるとケトン症になる。これは本来悪いことではない。

人間の体は、地上を歩きまわり出してからずっと、このしくみとともに生きてきた。軽いケトン症になることは、実は健康的なことなのだ。私たちは朝起きたとき、軽いケトン症になっている。肝臓が体内の脂肪を燃料として使うために動員するからだ。心臓も脳も、血糖よりケトンを使うほうが二五パーセントも効率よく働く。健康で正常な脳細胞は、ケトンを燃料にすると成長する。

完全にケトン食療法を実施しようとするとカロリーの八〇～九〇パーセントを脂肪から摂り、残りを炭水化物とタンパク質から摂らなければならない。確かにこれは極端だが、ケトンが脳にとって、はるかに効率的な燃料であることを認識してほしい。

一九二一年にメイヨー・クリニックのラッセル・ワイルダーがケトン食療法を開発したときには、「基本的にすべて脂肪から」と提唱していた。

一九五〇年代になり、中鎖脂肪酸トリグリセリド（MCT）が体内でβヒドロキシ酪酸の前駆体になること、MCTはココナッツオイルから摂取できることがわかった。

MCT油を摂ると、認知機能、要するに知力が改善することがわかっている。二〇一六年に日本で発表された研究結果は以下のような結論を導き出した。「（MCT油を加えた）ケトン食療法が、認知症ではない高齢者の作業記憶《ワーキングメモリー》、視覚的な注意力、作業の切り替えによい効果を及ぼすことが示唆された〔注27〕」。血液中のβヒドロキシ酪酸値の上昇と、MCTが豊富なケトン食を摂った人たちに見られる改善との間には、直接的な関係があることを日本の研究者たちが立証したのだった。近年、ケトン食療法は評判になっており、とくに研究者の間で人気が高い。全般的な脳機能を改善するだけではなく、ALSやパーキンソン病、1型糖尿病のような難病の治療にさえも役立つのではないかと研究者は精力的に調査しているところだ。

キース・ラニアン博士は、両タイプの糖尿病をケトン食療法で克服する方法について本を二冊書いている。救急医療、内科、腎臓病、肥満の分野で三〇年近く開業医をしてきた博士は1型糖尿病患者だが、その彼が持病に対する長年のアプローチに挑戦した。一九九八年に1型糖尿病と診断された博士は、その後一四年間、従来型の治療法でヘモグロビンA1cの「推奨される」値、六・五~七パーセントをキープした。だが、不快な低血糖発作にたびたび見舞われ、生活に支障をきたしていた。低血糖になると信じられないくらいに体が震え、混乱し、汗をかき、神経がいらだった。

トライアスロンに出るために定期的なトレーニングを二〇〇七年に始めた彼は、低血糖にならないようにとスポーツゼリーを摂るようになった。すると血糖がうまくコントロールできなくなった。〈アイアンマン・トライアスロン〉への参加を検討していたが、糖尿病をもっとうまくコントロールする方法はないかと彼は考えた。二〇一二年、ケトン食療法を試したところ、血糖値がうまくコントロールできるようになっただけでなく、低血糖症になることが減り、その症状も軽くなった。ラニアン博士は二〇一二年の〈アイアンマン・トライアスロン〉

を完走した。低血糖発作を起こすこともなかったし、糖分や特殊な食品を摂る必要もなかった。ケトン食療法で脂肪をたっぷり摂るようになっていたからだ。現在、博士はケトン食を糖尿病管理の方法として推奨している（DrPerlmutter.comかユーチューブの私のチャンネルで、私の彼へのインタビューをご覧いただける）。

ケトン食療法が、とくに2型糖尿病に絶大な効果をもたらすことについては、サラ・ハルバーグ博士（第3章に登場した、インディアナ大学で保健医療減量プログラムを展開している研究者だ）が二〇一八年の論文で明確に述べている。〔注28〕

ハルバーグ博士とその同僚たちは、2型糖尿病患者三四九人についてある研究調査を実施した。彼らは患者を二グループに分け、片方のグループには、かかりつけの内科医の指示のもと、一年間標準的なケアを受けてもらった。そして、もう片方のグループにはケトン食療法を受けてもらった。最初は毎日三〇グラムの炭水化物から始まった。炭水化物の量は、体がケトン症の状態をキープするよう調整された。この研究で独特だったのは、介入グループ（ケトン食療法を受けたグループ）がヘルスコーチや内科医と緊密にコンタクトを取り、血糖値やA1c値のほか、血中のケトン値を頻繁に測ってもらい、ケトン症状態を保つようにした点である。そのほかにも被験者の体重や服用している薬などが記録された。

出てきた結果は息をのむほど並外れたものだった。一年後、ケトン食療法を受けた人たちは体重が一二パーセント減り、Ａ１ｃの値は七・六から六・三に下がっていた。信じられないことに、かつてインスリンを処方されていた患者の九四パーセントが、使用量を減らしたり使用をやめたりすることができていた。また、糖尿病の一般的な経口薬、スルホニル尿素を飲んでいた人たちは全員、服用をやめることができた。ケトン食療法を受けなかった人たちは、Ａ１ｃの値も体重も変わらず、薬物治療にも変化がなかった。大事なことなのでもう一度言うが、ケトン食療法を受けたグループはヘルスコーチや医師から継続的な指示を受けていた。これもまた、彼らが劇的に改善した理由の一つと言えるだろう。

この研究結果が示すように、2型糖尿病治療への介入としては、このやり方で実施されたケトン食療法がこれまでで一番効果を上げている。この画期的な研究結果が『糖尿病治療』誌に発表された二週間後、ハルバーグ博士にインタビューすることができた（このインタビューは、DrPerlmutter.comかユーチューブの私のチャンネルでご覧いただける。また、二〇一五年の彼女のＴＥＤトーク「ガイドラインを無視して2型糖尿病をくつがえす」もお勧めだ。視聴回数は三〇〇万回を超え、いまも増え続けている）。

ケトン食療法で体内に生じるケトンは脳にとって非常に有益だ。糖尿病のリスク低減のほか、炎症を抑え、エネルギーを生み出し、抗酸化物質の生成を増やすメカニズムがある。さらにケトンは、細胞に信号を送る分子の役目を果たすことによってＢＤＮＦを増やし、特定の遺伝経路にスイッチを入れる。そして、それによって細胞の生存能力が高まる。

別の言い方をするなら、ケトン症の状態になると遺伝子の発現が変わり、血糖がコントロールされ、脳が使えるエネルギーが増え、インスリン値のバランスが保たれ、体内プログラムに組み込まれた細胞の死が減少するのである。ケトン食療法の利点について述べた二〇一二年の論文では、ケトン食によってサーチュイン遺伝子（動物の寿命を伸ばすことに関連した遺伝経路）の活性化が促されるとまで強調されていた。〔注29〕

第9章で示す食事計画は、このケトン体生成の原理に従い、体が脂肪を燃焼させるようになるまで炭水化物を十分に減らし、食物脂肪を増やす。そして、βヒドロキシ酪酸の生成を増やすために栄養素を補充する。

最初の四週間は正味炭水化物の摂取を一日に二〇〜二五グラムにまで制限する。その後は三〇グラムまで増やしていい。正味炭水化物とは、炭水化物の総グラム数から繊維のグラム数を引いたものだ。繊維は血糖に負の影響を与えないからである（その食品が糖アルコールを含んでいなければの話だが）。

どの程度ケトン症になっているかはケトンメーターで測定できる。以前は尿中のケトンを調べる〈ケトスティックス〉のようなケトン試験紙を勧めていた。しかしこのやり方は、指をチクリと刺すだけで血中のグルコースとケトンの値を測ることができるケトンメーターほど正確ではない。手頃な価格でオンライン注文できるケトンメーターは通常、βヒドロキシ酪酸の値を測る器具で、ケトン症の状態をモニターするのに非常に使い勝手がよい。軽いケトン症状態を保ち続けるためには、βヒドロキシ酪酸の値を〇・五mmol／Lから四mmol／Lの範囲内に維持したい。この範囲内であれば、体がケトンをエネルギーとして効率よく使用していることになる。

この食事計画を実行し始めると、第一週目が終わるころには軽いケトン症になっているだろう。その結果は自分で確かめられる。中にはケトン症の程度が高いほうが調子のいい人もいる。しかし、第一週目あたりで一時的に「故障」期間を経験する人もいる。その期間中は気分が悪くなるかもしれず、「ケト・フルー」と呼ばれたりもする。だが心配は無用だ。これは体がケトン症の状態に入り、グルコースを燃焼させる状態から脂肪を燃焼させる状態に切り替わったことへの自然な反応なのだ。軽いケトン症を維持する食べ方にいったん慣れたら、毎日、毎週ケトンメーターで測る必要はないだろう。

四週間の食事計画期間中はずっと軽いケトン症でいるほうがいいが、なにも三六五日それをキープする必要はない。健康的な正味炭水化物を二日間食べて、月に一、二回はケトン症状態を賢く中断すればいい。多くの人にとって週末は、炭水化物の摂取量を増やし、ケトン症状態のサイクルから抜け出すちょうどよいタイミングだ。月曜の朝になったらまた脂肪燃焼モードに戻ればいいのである。

脳の働きを高めるサプリメント・ベスト8

今日の診療現場では、残念なことに病院を訪れても、脳の不調の食い止め方について役に立つアドバイスはもらえそうにない。これが現実である。昨今、医師の患者一人あたりの診療時間は（どう長くみても）一五分未満で、しかもその医師が万全の最新知識を備えているかどうかはわからないのだ。なおいっそう困るのは、現在の医師の多くが教育を受けたのが数十年前で、現代の栄養やその健康への作用について、しっかり把握していないことである。

私は自分の業界をバカにしたくてこんなことを述べているのではない。その多くは経済的な原因から引き起こされていると言いたいだけだ。

次の世代の医師たちが、治療よりも予防面に重きを置いてくれるよう願っている。そういうわけで、私がお勧めする栄養補助食品（サプリメント）を八つ挙げておきたい（正確な摂取量や飲み方などは別途説明している）。

①DHA

DHA（ドコサヘキサエン酸）はサプリメント界のスターだ。脳を守ってくれる物質として、あらゆるところに登場している。

DHAがもっとも多い食べ物は？

私の講義で医師たちに、自然界でDHAをもっとも多く含むものは何かと尋ねると、ありとあらゆる答えが返ってくる。肝油、サーモンオイル、アンチョビオイル。アマニ油やアボカドだと考える者もいる。だがこれらには十分なDHAが含まれていない。自然界でもっともDHAを含むのは人間の母乳である。だから母乳養育が子供の神経の健康や成長のために大切だと、しきりに推奨されるのだ。

DHAの値と脳の大きさに相関関係があることを示す研究結果は多い。〈女性の健康イニシアチブ〉の記憶力調査に参加した閉経後の女性一一〇〇人以上を評価した二〇一四年の研究結果もその一つ。[注30] 多くの調査と同じく研究者はMRIを用い、調査の開始時と八年後に脳の大きさを測定した。その結果、DHAの血中濃度が高かった人ほど脳が大きく、とくに海馬が大きかった。また、フラミンガム心臓研究の参加者であった男女一五〇〇人以上を調査した二〇一二年の研究からも同様の結果が出た。[注31] 年齢とともに脳は自然に縮んでゆくが、もっとＤＨＡを摂取すれば対処できるのだから、萎縮を食い止めたい私たちにとっては朗報だ。
人間の脳はその重さの三分の二以上が脂肪であり、そのうちの四分の一がＤＨＡである。ＤＨＡは抗炎症作用を持っていて、体に負担がかかるような食事を摂ると、体を守るため戦士のように戦ってくれる。たとえば、グルテンに反応して起こる腸の炎症を抑えたり、糖質（とくにハチミツや果物に含まれる果糖）たっぷりの食事による悪影響を防いだり。さらに、炭水化物を摂りすぎて脳の代謝が低下するのを防いだりする。ＤＨＡは抗炎症作用という特性の点で、もう一つの人気オメガ3脂肪酸、エイコサペンタエン酸（ＥＰＡ）に勝っていると、『米国臨床栄養学ジャーナル』が二〇一六年に報告した。研究者たちによると、「ＤＨＡは、ＥＰＡよりも効果的に特定の炎症マーカーや血中脂質を調節する」ということである。[注32]
また、ＤＨＡは脳の機能を高めるとされている。
平均年齢七〇歳で、軽い記憶障害のある人たち四八五人を二つのグループに分けた介入試験がある。一方のグループには六カ月間、海藻から抽出したＤＨＡを含むサプリメントを、もう一方のグループにはＤＨＡを含まないプラセボを飲んでもらった。[注33]
すると試験が終わるころには、ＤＨＡを与えられたグループは血液中のＤＨＡ値が二倍になっただけでなく、脳の機能が格段によくなってもいた。実験の研究リーダー、カリン・ユルコ

＝マウロ博士はこう述べた。

「六カ月間、ＤＨＡのカプセルを飲んだ人たちは、そうではない人たちに比べ、学習と記憶の能力テストで誤答の減少がほぼ倍でした。これは学習および記憶能力がほぼ三歳若返ることに相当します」

六五歳から九四歳までの八一五人に対して行なった別の研究では、ＤＨＡをもっともたくさん摂取した人たちは、驚くべきことにアルツハイマー病にかかるリスクが六〇パーセントも低減していた。〔注34〕評判のよいほかの脂肪酸（ＥＰＡ、リノレン酸など）をしのぐ効果である。

フラミンガム心臓研究でも、素晴らしい効果を示していた。研究者たちは、一〇年近くにわたり、八九九人の男女のＤＨＡの血中濃度を比較した。期間中に認知症やアルツハイマー病になった人もいたが、血中のＤＨＡ濃度がもっとも高い状態を維持した人たちは、認知症やアルツハイマー病のリスクが四七パーセント低かった。また、一週間に二回以上魚を食べるとアルツハイマー病の発症が五九パーセント低くなることもわかった。〔注35〕

子供とＤＨＡ

子供の行動面の問題にどう対処したものかと親御さんたちに相談を受けたときには、ＤＨＡの話をすることが多い。ＢＤＮＦを誘発する役割を持つＤＨＡは、胎児期や幼少期に重要な栄養素だ。しかし、現代はＤＨＡ不足の子供が多い。ＡＤＨＤの症例が多く見られる理由の一つがそれだ。サプリメントのＤＨＡを私が勧めただけでＡＤＨＤが「治った」例は数知れない。第9章で、ＤＨＡのお勧め投与量を紹介している（382ページ）。

では、この頼もしいＤＨＡを増やすにはどうすればいいのか。

私たちの体は少量のＤＨＡを生成できるし、一般的な食事で摂取するオメガ3脂肪酸、アルファリノレン酸からもＤＨＡは合成できる。しかし少なくとも一日に必要な二〇〇～三〇〇ミリグラムをすべて食べ物や体内での生成に頼るのは難しい。ほとんどのアメリカ人はこの目標のうち二五パーセントも摂れていない。

今日では高品質のＤＨＡサプリメントがたくさん出回っているし、ＤＨＡ強化食品は五〇〇以上ある。魚油由来のＤＨＡだろうが藻類由来のＤＨＡだろうが大きな違いはない。ＤＨＡは、そのパワーと脳にもたらす効果という点ではＥＰＡをしのいでいるが、ＥＰＡとＤＨＡが一緒になった商品を購入してもまったく問題ない。

②ＭＣＴ油（ココナッツオイル）

すでに述べたように、ココナッツオイルは中鎖脂肪酸（ＭＣＴ）の素晴らしい摂取源だ。Ｍ

CTは消化しやすく、HDL（善玉）コレステロールを増やす優秀な飽和脂肪酸である。ココナッツオイルに含まれるMCTは、言うなれば脳のスーパー燃料で、炎症を抑えるメリットもある。神経変性疾患を予防し、治すだけではなく、記憶力や認知機能を高める働きをサポートするとして、科学文献中にも頻出する。

米国心臓協会（AHA）が二〇一七年に発表した「大統領諮問委員会」の意見書では、ココナッツオイルが不健康な飽和脂肪とされていたが、ここではっきり言わせてもらおう。AHAは科学的事実を誤認しているうえ、自分たちがバイエル クロップサイエンス（除草剤をかけても枯れない大豆を生産している会社）から資金提供を受けていることを述べずに大豆油などの多価不飽和脂肪油を激賞したのだ。AHAの意見書に対しては、ゲーリー・トーベスがCardioBrief.orgに手厳しい投稿をしているのでご覧いただきたい〔注36〕。

MCT油は一日大さじ一杯をココナッツオイルで摂ることをお勧めする。純正のココナッツオイルがお好みなら大さじ二杯がいいだろう。あるいは調理に使ったり、コーヒー、紅茶に加えてもいいだろう。ココナッツオイルは熱に強いので、高温で調理しても問題ない。卵を焼いたり切り身魚をソテーするとき、エキストラバージンオリーブ油の代わりに使ってみてほしい。

③ターメリック

ターメリック（ウコン）はショウガ科に属する、カレー粉を黄色くする香辛料であり、とくに脳に効能をもたらすものとして盛んに科学研究の対象とされている。その多くに有効成分クルクミンに由来する抗炎症性や抗酸化作用がある。

香辛料ターメリックのおもな有効成分であるクルクミンは、昔から中国やインドのアーユルベーダの医薬品として、何千年にもわたり用いられてきた。抗酸化や抗炎症、抗真菌、抗細菌作用がよく知られているが、とりわけ注目されているのが、脳に新しい神経細胞（ニューロン）をつくるときに重要な役割を果たすＢＤＮＦを増加させる力だ。ターメリックを大量に使用する地域では認知症にかかる人の率が著しく低く、それが多くの科学者の関心の的になっている。

二〇一八年、カリフォルニア大学ロサンゼルス校の研究者たちが驚くべき研究結果を発表した。記憶力に軽い問題のある人たちが、九〇ミリグラムのクルクミンを一日二回、一八カ月間摂取したところ、記憶力、注意力が大きく改善されたのである。〔注37〕被験者たちは気分までも改善されていた。この試験は、被験者にも実験者にもしくみがわからない二重盲検プラセボ対照の、巧みに設計されたものだった。参加したのは五〇歳から九〇歳の成人四〇名。このうち三〇名が放射断層撮影法スキャンを実施され、試験開始時と一八カ月後に脳内のアミロイドとタウタンパクの値が測定された（タウタンパクとは脳細胞の微細な構成要素で、ニューロンの生存になくてはならないもの。しかし、化学的に変化すると、損傷したり変質したりして有害になる）。

試験後に脳をスキャンしたところ、クルクミンを摂取した人たちはプラセボを摂取した人たちに比べ、記憶と感情の機能をつかさどる脳の領域でアミロイドとタウタンパクの信号がかなり減っていた。この研究はいま、さらに多くの被験者を対象に追試が行なわれているところだ。『米国疫学ジャーナル』に、高齢のアジア人のカレーの摂取程度と認知機能との関係を調べた報告が掲載されていた。〔注38〕

それによると、カレーを「ときどき、しばしば」食べるグループは、「まったく、あるいは、めったに」食べないグループよりも、認知機能を測るテストでかなり高得点を取ったということだった。

クルクミンには秘められた力がいろいろとある。ミトコンドリアの保護をするさまざまな抗酸化物質をつくり出す遺伝子を活性化したり、グルコースの代謝を改善したりする。こうした性質のおかげで脳疾患のリスクが低減されているのである。

もし、家庭であまりカレー料理をつくっていないなら、おそらく日々の食事からターメリックをあまり摂取できていないだろうから、サプリメントでの補充をお勧めする。

④プロバイオティクス

腸内細菌を支える生きた微生物、プロバイオティクスの豊富な食品を食べると、脳の活動が影響を受け、ストレスや不安、うつ状態の軽減につながることがあるという驚くべき研究がここ数年の間に発表されている。〔注39〕

プロバイオティクスは、腸内に存在して消化を助けるさまざまな「善玉細菌」を強化し、育む。また、セロトニン、ドーパミン、神経成長因子といった正常な脳と神経の機能に欠かせない神経化学物質の生成、吸収、移動に一役を買う（この点についての詳細は、私の本『「腸の力」であなたが変わる』を参照してほしい）。

こうしたしくみを理解するには、微生物と消化管と脳の間の情報伝達について知っておく必要があるだろう。〔注40〕

消化管が「第二の脳」だとよく言われるのは本当である。〔注41〕近年、脳と消化器系の間の緊密な情報伝達ハイウェイの存在を多くの研究が証明している。この双方向のつながりによって、脳は腸で起きていることに関する情報を受け取り、中枢神経系は情報を消化管へ送り返して、ちょうどいいバランスを維持しているのだ。

こうした双方向の伝達によって、人間は摂食行動と消化をコントロールすることができ、夜にぐっすり眠ることができる。消化管はホルモン信号も送り出し、満腹感、空腹感、さらには腸の炎症の痛みまでも脳へ中継する。

制御できないセリアック病、過敏性腸症候群、慢性炎症性腸疾患など、腸を襲う病気にかかると、私たちの幸福が腸に大きく左右される可能性がある。どう感じるか、よく眠れるか、活力はどれくらいか、どれほど痛みがあるか、さらには、どう考えるかといったことにさえ腸は影響を与えるのだ。

現在、数種類の腸内細菌が肥満、炎症性および機能性消化管疾患、慢性の痛み、自閉症、うつ病にかかわっている可能性があると見られている。またこれらの細菌が、感情面でどのような役割を果たすのかも調査されている。〔注42〕

腸が処理して脳へ送る情報は、ことごとく私たちの幸福感にかかわっている。腸のもっとも大事な協力者、健康な腸内細菌を飲むだけで幸せになれるなら、飲まない手はないだろう。ヨーグルトや乳酸菌飲料など、プロバイオティクス強化食品は多数あるが、こうした食品はしばしば糖分が多すぎるきらいがある。

理想を言えば、天然のプロバイオティクスに富んだ食品（ケフィア、発酵食品、培養菌の入った香辛料、生きた培養菌入りのヨーグルト）や、遺伝子組み換えでない生物（Ｎｏｎ－ＧＭＯ）でつくられたサプリメントを摂るべきだ。サプリメントは、アシドフィルス菌やビフィズス菌など、少なくとも一〇種類のプロバイオティクスを含み、一カプセルに少なくとも三〇〇億の有効な細菌が入っているほうがいい。科学文献で立証された、私がお勧めするプロバイオティクスを挙げておこう。

ラクトバチルス・プランタルム
ラクトバチルス・アシドフィルス（アシドフィルス菌）
ラクトバチルス・ブレビス
ビフィドバクテリウム・ラクティス

減量したい人は、この四種類とあわせて以下のプロバイオティクスを試されてはどうだろう。

ラクトバチルス・ガセリ（ガセリ菌）
ラクトバチルス・ラムノサス

うつ病をはじめ、気分障害のある人には以下がお勧めだ。

ラクトバチルス・ヘルベティカス
ビフィドバクテリウム・ロンガム

（『腸の力」であなたが変わる』で微生物叢とプロバイオティクスの背景にある科学的事実をよりくわしく知れば、あなたにとって最良の処方が見つかるだろう。また、プレバイオティクスの摂取も考えてみてほしい。プレバイオティクスとは、元気で活動できるよう腸内細菌が好んで食べる食品成分で、タンポポ若葉、ニンニク、キクイモなどから簡単に摂取することができる。また、プロバイオティクスと一緒になったサプリメントも手に入る）。

⑤コーヒーチェリー・エキス（コーヒー果実のエキス）

私のサプリ処方の中でも、とりわけ面白いものの一つだ。おなじみのコーヒー豆は、実は赤くてみずみずしいチェリー大のコーヒーの実の中にある種《たね》である。コーヒーチェリー（コーヒーの実）に特殊な加工をほどこして抽出されたエキスは、抗酸化物質に富んだ脳のエネルギー源だ。脳細胞を守るプロシアニジンという化学物質のほか、ＢＤＮＦの血中濃度を上げるポリフェノールも含んでいる。

すでにお伝えしたとおり、ＢＤＮＦの重要性についてはいくら強調しても、しすぎということはない。脳の健康、ダメージに対する抵抗力を保つだけではなく、新しい脳細胞の成長を誘発し、脳細胞どうしをどんどんつないでゆく役目も果たすからである。ＢＤＮＦの血中濃度がアルツハイマー病の発症リスクに関係していることは、多くの研究結果で明らかになっている。『米国医師会ジャーナル』に発表された、二〇一四年の独創的な研究結果についてお話ししよう。ボストン大学の研究者たちが二一〇〇人を超える高齢者を一〇年間、追跡調査した結果、一四〇名が認知症を発症した。このうち、BDNFの血中濃度がもっとも高い人たちは、もっとも低い人たちに比べ、認知症の発症リスクが半分以下であった。〔注43〕アルツハイマー病、肥満、うつ病の人たちはBDNFの値が低いことが立証されている。

コーヒーチェリー・エキスを一回分摂ると、その後の一時間はBDNFの血中濃度が倍になる。エキスに含まれるカフェインはごくわずかなので、摂りすぎを心配する必要はない。名前がまぎらわしいが、コーヒーエキスとは別物だ。

⑥アルファリポ酸

体内のあらゆる細胞内にある脂肪酸で、体を正常に機能させるエネルギーを生み出すために必要である。

アルファリポ酸は血液脳関門を通過し、脳内の水組織と脂肪組織で強力な抗酸化物質として作用する。脳卒中や、フリーラジカルによる損傷をはじめとするその他の脳疾患（認知症など）の治療に使えるかどうか、現在科学者たちが調査中だ。〔注44〕

アルファリポ酸は体内で生成される量で十分のはずなのだが、現代のライフスタイルや不適切な食生活のせいで補充が必要になることが多い。

⑦ビタミンB群

すでに触れたが、ホモシステイン値が高いと認知症を発症するリスクが上がる。しかし、ビタミンB群を摂ればホモシステイン値は下げられる。とくにビタミンB_6、葉酸塩、ビタミンB_{12}が効果的だ（余談だが、科学文献に発表された多くの研究結果で、うつ病患者はビタミンB_{12}の値が極端に低いこと、栄養素を補充するだけでうつ病が治癒することが指摘されている）。ビタミンB群の値を抑制し、その結果ホモシステイン値を上昇させる薬は多い（DrPerlmutter.comの「リソース」中にあるリストを参照のこと）。

だから私はビタミンB群をお勧めするのだ。ホモシステイン値が高い人（血中濃度が一〇μmol／L以上）にはとくにお勧めする。

⑧ビタミンD

ビタミンDを「ビタミン」と呼ぶのは誤りだ。実際は脂溶性のステロイドホルモンだからだ。

強化食品、強化飲料に加えられているため、骨の健康やカルシウム値と結びつけて考える人が多いが、ビタミンDにはそれよりもはるかに広範囲の効果があり、とくに脳のためになる。ビタミンD受容体は中枢神経系の全体にわたって存在し、脳と脳脊髄液中の酵素（神経伝達物質をつくり、神経の成長を促す作用にかかわるもの）の調整を助けることもわかっている。それから、フリーラジカルのもたらす悪影響からニューロンを守り、炎症を減らすことも動物実験等で示されている。また、微生物叢とも関係がある。腸内細菌がビタミンD受容体と相互に作用し合い、受容体の活動を活発化したり低下させたりしていることが二〇一〇年に発見された。〔注45〕

そのほかの主要な発見をいくつか挙げておこう。〔注46〕

・ビタミンDの値が高い人たちは認知機能の低下リスクが二五パーセント低いことが報告されている（ある調査で、ビタミンDがはなはだしく不足していたグループを六年間追跡したところ、認知機能低下が六〇パーセント高く起こりやすいことがわかった〔注47〕）。

・二〇一四年、私の好きな医学雑誌『神経学』にこんな論文が発表された。認知症ではない高齢者一六五八人を集めて調査したところ、五年半後にビタミンDの値がもっとも低い人たちは、ほかの人たちに比べてアルツハイマー病になるリスクが二倍以上であった。〔注48〕調査開始時点で医学的に見てビタミンD不足の人たちでさえ、ビタミンDが足りている人たちに比べると、アルツハイマー病になるリスクが五三パーセント高かった。研究者たちの出した結論は以下のとおりである。

「ビタミンDが欠乏すると、あらゆる原因による認知症やアルツハイマー病にかかるリスクの大幅増加を伴うことが、この結果からわかる」

・一九九八年から二〇〇六年までの間、成人八五八人の精神状態を評価した別の研究では、はなはだしくビタミンDが不足しているグループの精神機能にかなりの低下が見られた。〔注49〕

・ビタミンDの値が低いことと、パーキンソン病発症リスク、多発性硬化症の再発にはつながりがあることが多数の研究でわかっている。ビタミンD不足と多発性硬化症の罹患リスクとの関連を示す、大規模でよく設計された研究が実施されたことを示す論説が、二〇一七年の『神経学』誌に掲載された。カナダ人医師二名は論説にこう書いている。

「多発性硬化症のごく一部しか予防できないとしても、ビタミンDの補充は費用対効果の高いシンプルな介入だ。このような方策から弊害が生じる可能性はないだろう。一日に四〇〇〇IUまでなら妊娠中の成人が摂取しても無害なので、青年後期、成人にはこれだけの量を投与してもいいだろう。摂取量がこれだけあれば、ほとんどの人の場合、ビタミンDは十分足りるだろう。ビタミンDの補充で生じるメリットはほかにもあり、たとえば幼少期に摂取すると、七歳から九歳の女児の骨量に増加が見られる。喫煙者、肥満の人、多発性硬化症患者を家族に持つ人など、少なくとも多発性硬化症の罹患リスクが高い人を対象に、予防の積極的アプローチを取るべき時期にきている〔注50〕」

・ビタミンDの値が低いと、抑うつ症や慢性疲労の一因になることが以前から医学文献で指摘されてきた〔注51〕。気分向上やストレス管理や活力アップには、脳ホルモンのドーパミンやエピネフリン、ノルエピネフリンの生成が必要だ。このようなホルモンの生成に要する酵素の調整を助けるためには、ビタミンDがたっぷりなくてはならない。軽いうつ状態から重いうつ病まで、ビタミンDを補充するだけで好転や改善が見られることがわかっている。

ビタミンDが不足している場合、その補充に数カ月かかることもある。だが、しっかり補充すれば、骨から脳まで全身の健康状態がかなり良くなり、インスリン感受性でさえも大幅に改善されるだろう。

薬物治療について

現在、薬を処方されている人は、かかりつけの医師と相談してからサプリメント療法を始めたほうがいい。しかし、一般的な薬でも、あなたの体や脳によくない影響を与えかねないことも言っておきたい。その中には店頭で買える薬も含まれている。中でも、最近の科学でとりわけ問題が多いことが示されているのが、ネキシウム、プリロセック、プロトニックス、プレバシド等、胃酸の逆流を抑えるプロトンポンプ阻害薬（ＰＰＩ）である。

こんなコマーシャルをご存じだろう。男性がソーセージ・サンドイッチを食べようとしているが、そのサンドイッチが向きを変えてしまう映像だ。ソーセージ・サンドイッチを食べたら、その男性は、（消化不良の意味するところが何であれ）「消化不良」になると言いたいのだ。そこで胃酸の抑制薬に手が伸びる。すると男性は食べたいものを何でも食べられるようになり、よりよい世界が訪れることになっている。

胃食道逆流症（ＧＥＲＤ）のためにＰＰＩを服用しているアメリカ人は推定一五〇〇万人だ。ＰＰＩは胃酸の分泌を抑える薬である。しかし、人間が食べ物を正常に消化するためには胃酸が必要だ。こういう薬を飲んでいると、栄養失調になったりビタミンが欠乏したりしやすくなる。細菌やウイルスにも感染しやすくなり、場合によっては生命がおびやかされることもある。心臓疾患や慢性腎不全のリスクも上がる。また、大切な腸内細菌が痛めつけられる。ＰＰＩを一日二回飲んだ人たちの便サンプルを集め、微生物叢の多様性を調べたところ、たった一週間飲んだだけでも劇的な影響が出ることがわかった。ＰＰＩは腸内細菌をがらりと変え、消化器系のバランスを壊す可能性があるのだ。

最近、数々の研究から由々しき結果が出ているため、米国医師会は二〇一六年のジャーナルに次のような大胆な声明を発表することとなった。「プロトンポンプ阻害薬（ＰＰＩ）の投薬をやめることにより、認知症の発症を防ぐことができるかもしれない。これには、一次データに基づく最近の薬剤疫学的分析の裏づけがあり、ＰＰＩを投与したマウスモデルの脳のβアミロイド値が上昇したこととも合致する発見である」〔注52〕。脳機能を維持したければ、この驚くべき声明を心に留めておくべきだ。

このほかに私が警鐘を鳴らしたい薬は、アセトアミノフェン（商標名タイレノール）、イブプロフェン（同アドビル、モートリン）やナプロキセン（同アリーブ）のような非ステロイド系抗炎症薬、そして抗生物質だ。理由は以下のとおりである。

＊アセトアミノフェン

アセトアミノフェンは脳機能を弱め、認知の誤りをおかすリスクを高める薬だと新たな研究結果でわかっている。二〇一五年のオハイオ州立大学の研究結果から、アセトアミノフェンによって感情（良いものも悪いものも）が鈍化することが判明した〔注53〕。この薬を飲んだ参加者は、快い写真を見ても不快な写真を見ても、プラセボを飲んだ人たちに比べ、抱いた感情が希薄だった。アセトアミノフェンは、体に必要不可欠な抗酸化物質の一つ、グルタチオンを消耗させることでもよく知られている。グルタチオンは体、とくに脳の酸化ダメージと炎症をコントロールできるようにする物質である。

また、デンマークの研究者たちとUCLA、アリゾナ大学の研究者たちが共働した二〇一四年の研究結果では、妊娠中にアセトアミノフェンを飲んだ女性の子供は、七歳になるころにはADHDの薬物治療を受けている可能性がより高くなることがわかった。〔注54〕

＊非ステロイド系抗炎症薬（NSAIDs）

体内のプロスタグランジンの量を減らしてしまう薬である。プロスタグランジンは細胞がつくり出す一群の物質で、いくつかの重要な機能を果たしている。治癒するために必要な短期的な炎症を促したり、血小板が凝集して血液が固まる作用をサポートしたり、胃の内壁を酸から守ったりしている。この最後の二つの働きをNSAIDsが阻むために、腸の内壁に意図せぬ影響がおよんだりもする。

NSAIDsの最大の副作用は胃の出血、潰瘍、胃もたれだ。〔注55〕NSAIDsは小腸にダメージを与え、腸の内壁を傷つけて、炎症を抑えるどころか炎症が起きるお膳立てをしている、との研究結果が出ているほどだ。〔注56〕

＊抗生物質

抗生物質は、よい細菌も悪い細菌も殺してしまう。細菌感染によって発症する深刻な病気の治療には必要な場合もあるが、過剰に処方されたり誤用されたりすることが多い。抗生物質は体内の微生物の生態を変えるにとどまらない働きをする。腸内細菌がどう変わるかによって、インスリン感受性、耐糖能、脂肪蓄積にも悪影響が出るのだ。薬は人間の生理をいじくり回し、炭水化物の代謝のされ方を変えたり、肝臓が脂肪やコレステロールを代謝する方法を変えたりする。

薬を使うときは時と場合を考えねばならないが、私たちはあまりにも性急に投薬し、自己判断であっさりと薬を飲み、何かというとすぐ薬に頼る世の中に生きている。薬を最小限に抑え、体に本来備わっている治癒力を最大限に発揮できる日が訪れることを私は夢見ている。

いま薬に頼っておられるなら、その疾患を治療、管理する方法がほかにないかどうか、医療サービス提供者と相談してほしい。このプログラムに沿って生活すれば、投薬治療を続ける必要があろうがなかろうが、あなたの症状はきっと軽くなるはずである。

第7章

最良の「脳のための運動」

老いた精神は老いた馬のようなものだ。
正常に働くようにしておきたければ、運動させねばならぬ。
——ジョン・アダムズ

脳の萎縮を防ぐ運動

ここで、抜き打ちテストを！

頭がさえて、脳疾患になりにくくなるのは、どちらだろう。

A　頭を使う難しいパズルを解く

B　散歩する

Aと答えた人を責めはしない。だが、まず散歩に行き（できるだけ早く）、それから頭を使うパズルに取り組むよう勧める。正解は、もうおわかりのように、Bである。

体を動かすという単純な行為のほうが、どんな脳トレパズルや数学の方程式、ミステリー小説や、さらには思考そのものよりも脳にいいのだ。ありきたりな運動ほど、実は脳の健康や機能に素晴らしい効果を与えるものはない。

数十年前から今日にいたるまでの数々の研究結果から、運動が脳機能を改善するという反ばくのできない結論が出ているし、この先出てくる研究結果もきっと同じだろう。運動は脳の機能を改善する。それどころか、損傷を受けた脳細胞を癒やす「救急箱」の役目まで果たしているのである。

運動は体、とくに脳の健康にいい効果がたくさんある。有酸素運動は脳の記憶中枢の新たな脳細胞の成長を促し、中高年層の記憶力低下を逆転させることが明らかになっているだけでなく、長寿につながる遺伝子を刺激してくれる。

本書で述べた数々の追跡調査や報告、ここ数年に発表された新たな研究結果が再々示すとおり、定期的に運動をしている人（ほぼ毎日、中程度の運動を四五分から六〇分している人）は、体を動かさない人に比べて認知機能が高く、脳の処理スピードが速い。「余暇の運動」と、考えたり情報を処理したりするスピードや記憶力といった認知機能の低下との間には、反比例の関係がある。[注1]そして、認知力の状態にかかわらず、体を動かす人のほうが加齢による脳の萎縮が少ないために脳が大きい。カリフォルニア大学ロサンゼルス校が主導したある共同研究から、素晴らしい言葉を引用しよう。

「高齢化が急速に進むいま、認知機能を維持するための予防策に対するよりよい理解が重要である。運動の種類や継続期間にかかわらず、ただカロリーを消費するだけでも神経変性を抑えられ、認知機能の中核をなす脳の灰白質の容積を増やせることを、このような研究が示唆している[注2]」

運動が脳にいいことはずいぶん前からわかっていたが、両者の密接な関係が定量的、定性的に証明されるようになってきたのはここ一〇年から一五年のことである。〔注3〕それには、神経科学、生理学、生物工学、心理学、人類学など、さまざまな分野の研究者と、多岐にわたる医学領域の医師たちの力を結集させる必要があった。ニューロンなど、脳の内部のしくみに関する分析や解明には、多くの先進技術の発達も必要だった。いまや私たちは、脳の画像をかつてないほど鮮明に観ることができる。

サイエンス・ライターのグレッチェン・レイノルズが『ニューヨーク・タイムズ』紙上で述べた言葉を引用しよう。「運動と脳の健康とのつながりは非常に密接」であり、〔注4〕運動は「脳の萎縮を防ぎ、認知力において柔軟性の高い脳をつくるように思える」。つまり、体を動かすことほど手っとり早く効果を出せる手段はないということだろう。

一つは運動量によるアルツハイマー病になるリスクの確率の差を表し、もう一つは運動の強度による差を示している。これを見れば一目瞭然だろう。〔注5〕

二〇一八年初めに米国神経学会が発表した神経科医向けの診療ガイドラインで、軽度認知症（MCI）患者を処置する際にまさに最良と思われる選択肢が示された。MCIとは、脳機能にある程度問題があると患者自身が認識し、なおかつ医師も機能の欠陥を見つけている状態の

運動の量を比較したアルツハイマー病のリスク

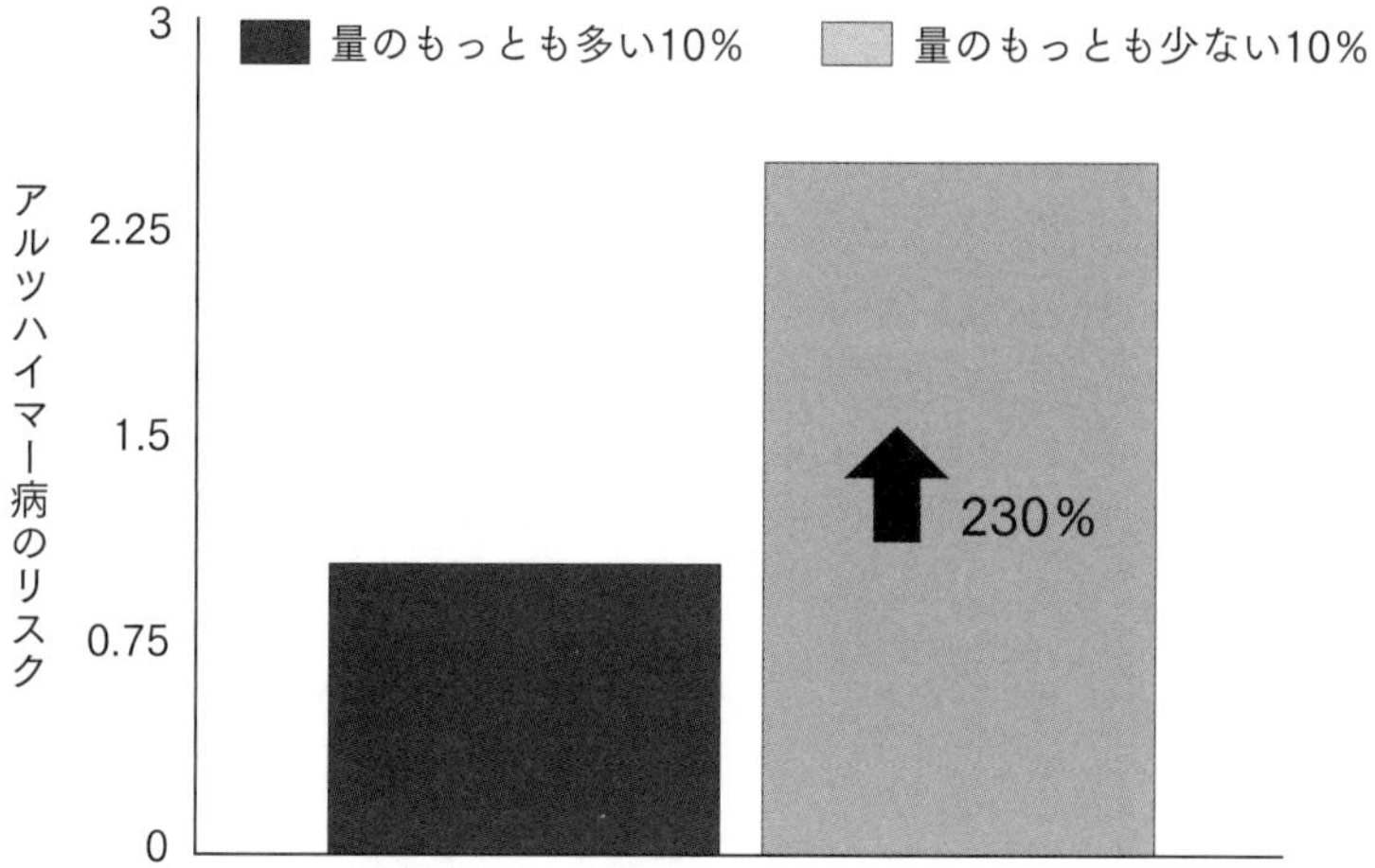

運動の強度を比較したアルツハイマー病のリスク

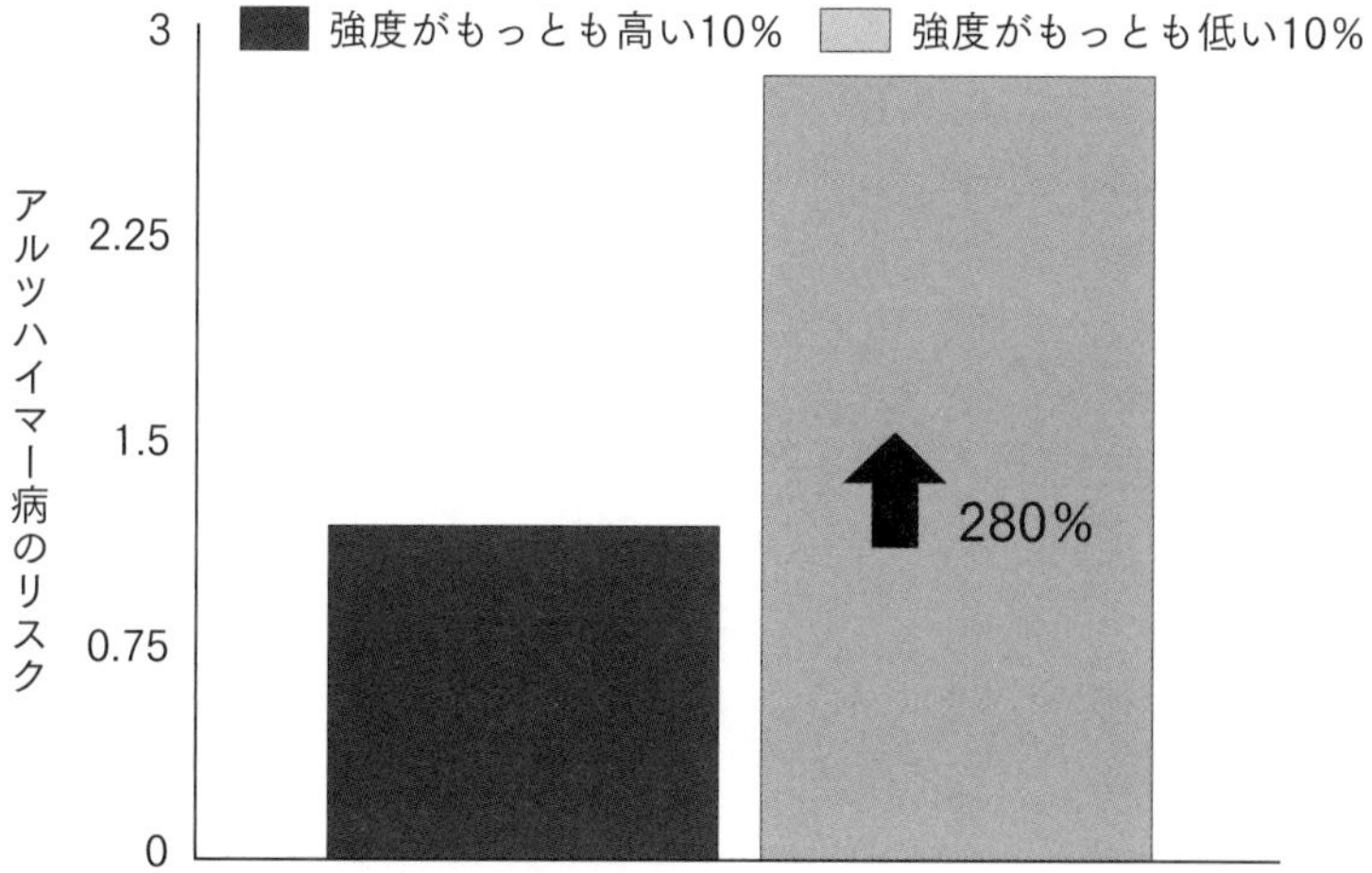

ことをいう。この先、本格的なアルツハイマー病になる前兆の段階なのだから、ＭＣＩを軽く見てはいけない。そういう患者がアルツハイマー病に進行するリスクを減らすために何をなすべきか。神経科医たちは長年、この問題について議論を重ねてきた。もちろん、薬物療法が功を奏することを実証するために多大な努力が払われてきた。薬物療法を推薦する任務を課された米国神経学会の分科委員会は、ＭＣＩからアルツハイマー病への進行を遅らせるのに役立つと思われる八種類もの薬を検討した。そして、結論を下した。リストに挙がった薬はどれも、いかなる方法で用いようと効果はない、と。

さて、ここからが大事なポイントだ。委員会はさらにこの機会をとらえ、認知機能低下とアルツハイマー発症リスクを低減できるかもしれない物理療法として運動を再考し、素晴らしい事実を見出した。運動は事実上、ＭＣＩと診断された患者に対して臨床医が唯一推奨することのできる、そして推奨すべき手段だと判断したのである。もっともリスペクトされ、同分野の専門家に査読されている神経科学誌が提唱しているのが薬ではなく運動だということを、あなたは想像できるだろうか？　そう、世の中は良い方向へと変わりつつあるのだ！

大まかに言って、運動が脳（ともちろん体）にもたらす恩恵には二通りある。まず直接的な恩恵。運動するとインスリン抵抗性と炎症が減り、成長因子の分泌が促される。成長因子のなかでもＢＤＮＦは、ニューロンを健康にし、脳で新しい血管が育つようにし、新しいニューロンがたくさん生まれて持続するように促す。間接的にはストレスや不安を低減し、睡眠の質と気分を改善して脳の機能を高めてくれる。運動すれば脳機能低下と認知症のリスクが減るのも当然。運動は魔法の療法と言ってもいいだろう。

私たちのゲノムは何百万年もかけて、食料を探し求めて動き続ける状況の中で進化してきた。つい最近まで、私たち人類は常に体を活発に動かしていたのだ。実際、私たちのゲノムは頻繁に運動することを想定している。生命を維持するために、定期的な有酸素運動を必要としているのである。

「運動が頭をよくする」という考えは、従来の生物医学の研究者だけでなく、数千年にわたる人類形成の糸口を探る人類学者も注目している。

二〇〇四年、『ネイチャー』誌に発表された進化生物学者、ハーバード大学のダニエル・E・リーバーマンとユタ大学のデニス・M・ブランブルの論文は、私たちが歴史上これほど長く生き延びてこられたのは運動能力のおかげだと説く〔注6〕。

私たちの祖先は、捕食者より速く走れて、食料になる貴重な獲物を探し出せたので、食事をつくり、交合のためのエネルギーを得て、生き残ることができた。そして、そうした持久力を持った当時の「運動選手たち」の遺伝子が私たちに受け継がれたというのだ。

興味深い仮説だ。アスリートになるべく設計されているため、私たち人間は長生きして子孫をつくることができる。つまり初期の人類は、自然淘汰によって極めて敏捷な生きものに進化したということだ。脚が長く、つま先が短く、内耳が複雑に発達し、バランスを保ちながら四本脚ではなく二本脚で立ったり歩いたりできるようになったのである。

また、人間の脳がなぜこれほど大きくなったのか、科学は長い間、説明できなかった。人間の体の大きさを考えると、ほかの動物に比べて不釣り合いなほど脳が大きいのだ。進化論の立場を取っていたかつての科学者たちは、人間が肉食であること、社会的交流を必要とすることを理由に挙げたがった。狩りをするのも他人と協力するのも複雑な思考パターンを要するからである。

だが、いまやここにもう一つの要因が浮かんでくる。「身体活動」だ。最新の研究によれば、人間の高度な脳が生まれたのは、「考える必要性」と「走る必要性」のおかげだという。

この結論にいたるために、人類学者はモルモットやマウスからオオカミやヒツジまで、多くの動物の脳の大きさと持久力との間にあるパターンを調査した。〔注7〕そして先天的に持久力がもっとも高い動物は、体の大きさに比して、脳の容積も一番大きいことに注目した。

研究者はさらに、意図的に長距離走者に育てたマウスとラットを観察する実験をした。ケージの中の回し車でよく走ったものを交配して、走るのが得意な系統の実験動物をつくったのである。

すると一つの真実が明らかになってきた。これらの新たに生み出された動物の中で、組織の成長や健康を促進するＢＤＮＦなどの物質の量が増え始めたのだ。ＢＤＮＦは脳の成長を促すこともわかっている。身体活動が人間の賢さや俊敏さをつくる一助になったのではないかという見解が生まれたのはそのためである。

思考して推論し計画する能力が高まった初期の人間は、獲物を狩って殺すといった、生き抜くために必要な技術を磨くことができたのだろう。動けばますます機敏になって頭がさえ、頭がさえると、動き続けることやより効率的に動くことが可能になる。そんな好ましいフィードバック・ループの恩恵を受け、やがて人類は複雑な思考を始め、数学や顕微鏡、ノートパソコンなどを発明することになる。

要するに、身体活動のおかげで私たちの脳が現在の状態にまで発達することができたのなら、その脳を維持するためには運動する必要がある、と言っていいと思うのだ。

運動がおよぼす脳への直接的な「５つの恩恵」

運動が脳の健康にいいと言われるのは、単に運動が脳への血流を促進し、細胞を育て維持する栄養が脳に届くだけにとどまらない。最新の科学によると、こんな五つのメリットがある。

①炎症を抑える
②インスリン感受性を高める
③血糖コントロールを改善する
④記憶中枢を大きくする
⑤BDNFの量を増やす

の五つだ。

二〇一一年、イリノイ大学ベックマン先端科学技術研究所のジャスティン・S・ローズ博士とそのチームは、生活環境の異なる四グループのマウスを用いて実験をした。〔注8〕

第一のグループは贅沢三昧《ぜいたくざんまい》な環境で、マウスが好む食べ物（ナッツ、果物、チーズ、味つきの水）を豊富に与えられ、鏡やボールやトンネルなど、たくさんのおもちゃが試せる。

第二のグループは、同じごちそうとおもちゃを与えられるほか、住みかに回し車がある。

第三のグループのケージは安っぽいモーテルさながらで、おもしろい物は何もなく、マウスはごく普通のえさを食べる。

第四のグループには凝った設備や食事は与えられないが、その住みかには回し車がある。

実験の初めにマウスたちは一連の認知力テストを受けた。そして続く数カ月間、それぞれの住みかで好きなようにしたあと、認知機能の再テストを受け、脳組織を検査された。

明らかに目立つ違いは、回し車があるかどうかだった。ケージの中に遊ぶ物があるかどうかは重要ではなかった。回し車で走り、運動したグループは、ほかのグループよりも脳が健康で、認知力テストの結果がよかった。走らなかったグループは、たとえほかの点では刺激的な環境でも、認知力は向上しなかった。複雑な思考ができたり問題が解決できたりといった認知機能の向上があるかどうかを見たところ、運動だけが、その向上のカギとなることがわかったのだった。

運動は新たな脳細胞の発生を促すことがわかっている。別の科学者はマウスやラットを数週間走ったものと、じっとしていたものとで比較して、実際にこの効果を測定した。走っていたマウスはじっとしていたマウスより、海馬の新しいニューロンが約二倍になった。

このほか、どのタイプの運動がもっとも効果的か調査した研究もある。

二〇一一年、高齢の一二〇人の男女を二つのグループに分け、一方にウォーキング・プログラム、もう一方にストレッチ・プログラムを割り当てたところ、ウォーキング派がストレッチ派に勝った〔注9〕。一年たつと、ウォーキング派のほうが海馬が大きく、血流中のBDNFの値も高くなっていたのだ。これに対し、ストレッチ派は加齢に伴う通常の萎縮で脳が小さくなり、認知力テストの結果も劣っていた。グラフを見てみよう。

1回20分の有酸素運動を週5回

脳細胞を生むことと、それらの細胞がバランスよく機能するネットワークへとつくられていくことは別である。新しい脳細胞をつくっただけでは、「より明敏」にはなれない。それらの細胞を既存の神経回路網につなぐことができなければならない。さもないと、脳細胞はあてもなくさまよい、結局は死んでしまう。

つなぐための一つの方法が、新しいことの学習である。二〇〇七年の研究では、マウスが迷路の進み方を学ぶと、生まれたてのニューロンが脳のネットワークに組み込まれることがわかった〔注10〕。

ここに運動の隠れた利点がある。

運動によってニューロンが敏捷《びんしょう》になり、複数の作業ができるようになるのだ。

ウォーキング・プログラム（有酸素運動）とストレッチ・プログラムのグループを比較した、1年間の海馬の大きさの変化

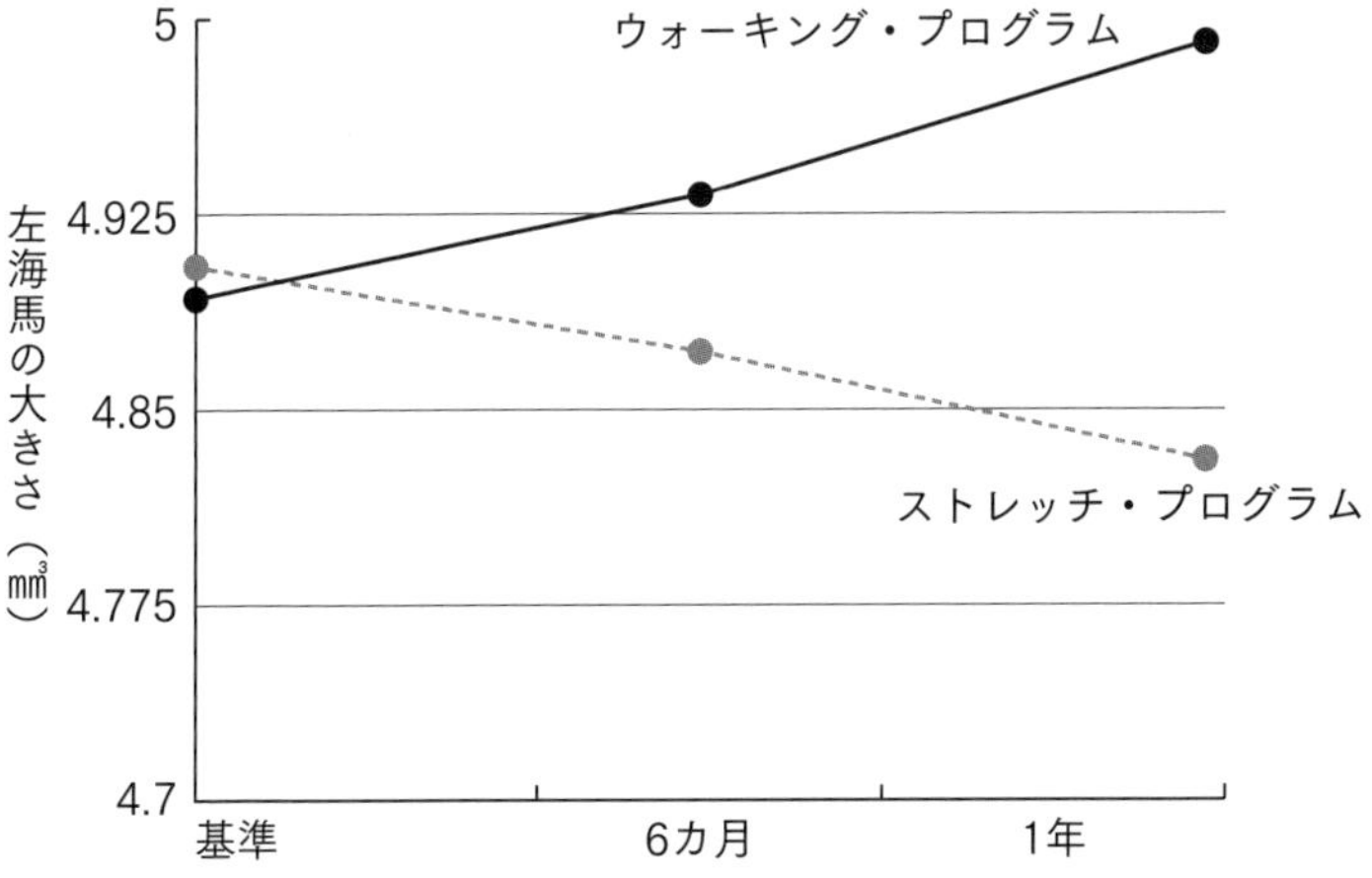

運動がどう頭脳を改造してくれているのか、分子レベルではわからないが、BDNFがニューロンの接続を強化し、神経発生を誘発することで役立っているのは確かである。神経発生は脳が新しいことを学ぶ能力を高め、新しい脳細胞を強くし、さらに神経回路網を強化する。BDNFが増えると、食欲が減退することも思い出してほしい。したがって食欲がコントロールできない人には、この点からも運動がお勧めだ。

また研究者は、脳の不調や疾患のリスクがある人や、すでにそうなっている人が運動をしたときに、どんな効果が得られるかも調べている。

『米国医師会ジャーナル』に、当時ウェスタンオーストラリア大学教授であったニコラ・ロー

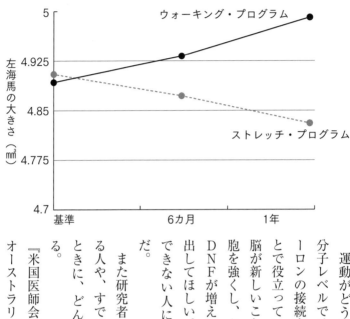

テンシュレイガー教授（現メルボルン大学教授）がこんな報告をした。それによると、一日に約二〇分、二四週間にわたって定期的に運動した年配被験者の記憶力、言語能力、注意力などの重要な認知機能の測定をしたところ、運動をしなかったグループに比べ、一八〇〇パーセントよい結果を示したというのだ。〔注11〕

これは、血流がよくなり、新しい血管ができて、新たな脳細胞が成長し、脳の「可塑性《かそせい》」が高まったおかげだと考えられている。

同様の研究で、ハーバード大学の研究者は、年配の女性たちにおける運動と認知機能との強い結びつきを確認し、こう結論づけた。

「この高齢女性の大規模調査では、長期間の定期的な身体活動の増加が、『認知機能の向上』と『認知力低下の減少』とに密接に関連した。具体的に言えば、身体活動によって、約三歳若返るほどの明らかによい影響が認知力に出る。また、認知機能障害のリスクも二〇パーセント低下する」〔注12〕

体が活動を始めると、複数の効果が出てくる。運動は強い抗炎症性がある。身体活動は炎症を抑える遺伝子を始動させる。これは実験室でも測定できる。

また、運動はインスリン感受性を高め、血糖のバランス管理を助け、タンパク質の糖化を減らす。これが事実であることは、運動がヘモグロビンA1cにもたらす効果に関する数々の研究からわかっている。

ある注目に値する研究では、研究者が三〇人の参加者にライフスタイルを変えないよう指示し、他方、三五人の別の参加者には週に三日の運動プログラムを課した。〔注13〕

一六週間後、運動したグループはヘモグロビンA1cが〇・七三減ったが、運動しなかったグループは〇・二八増えた。仮にヘモグロビンA1cの値が六・〇の場合、これらの数値を当てはめると、運動によってもたらされた〇・七三の減少は、およそ一二パーセントの減少であり、糖尿病の薬のもたらす効果に匹敵する。

運動が体と脳にいいことは明らかだ。だが、どれくらいの運動量が必要なのか。どれほど厳しい運動をしなければならないのか。たとえば、家事やガーデニング、ごみ出し程度の日常の活動は運動するうちに入るのか。

これに答えるために、ラッシュ大学の記憶と老化プロジェクトの研究を見てみよう。この章の初めのほうに掲載した二つのグラフ（339ページ参照）を作成した研究である。

アロン・S・バックマン博士が、日常的な運動のアルツハイマー病リスクへの効果を調べると、比較的じっとしているグループと、さまざまな種類の活動をしているグループとの間に、著しい違いが見られた。

この活動には、料理、皿洗い、トランプ遊び、車いす押し、掃除などの簡単な行動が含まれる。博士はアクチグラフ（活動記録装置）という装置を手首につけて、動作を感知し測定した。

認知症になっていない被験者の平均年齢は八二歳だった。当初の七一六人のうち、七一人が約三・五年の追跡調査の間に、進行したアルツハイマー病になった。[注14]

調査の結果、日常の身体活動のもっとも少ない一〇パーセントの被験者は、もっとも多い一〇パーセントの被験者に比べて、アルツハイマー病になるリスクが二三〇パーセントも増したことがわかった。

データから身体活動の強度に関する数値を求めると、結果はさらに明白になった。身体活動の強度の下位一〇パーセントを上位一〇パーセントと比べると、下位だったグループはアルツハイマー病のリスクが三倍近くになることを見出したのだ。

ブックマン博士は結論として、たとえ本格的な運動でなくても、手軽にできて副作用のない日常生活の行動の力は、あなどれないと言っている。何歳になっても、毎日の活動だけで脳を守ることができる。どんな活動であれ、へとへとになるまで体を動かさなくとも十分脳のためになると、自信を持って言える証拠が出ているのである。

だから私たちはエベレスト登山を目指す必要はない。耐久レースのトレーニングをする必要もない。

しかし、心臓を拍動させる定期的な運動は絶対必要である。一年間、重い物を持ち上げただけの高齢者グループに認知力への効果が見られた少数の研究もあるが、現在までのほとんどの研究と動物実験が、ランニングか水泳、サイクリング、ハイキング、活発なウォーキングなどの有酸素運動を少なくとも週五日、一回につき二〇分以上を課している。

この章で示した証拠を見れば、これまで運動の習慣のなかった人は考えを改めることになるのではないか。すでに定期的に運動している人は、運動の時間や強度を増すことや、新しい運動を試してみてはいかがだろうか。

第8章

最良の「脳のための熟睡」

翌日を始める前に、その日を終わらせよ。
そしてその二つの間に、睡眠という堅牢な壁を建てよ。
——ラルフ・ウォルド・エマーソン

脳の衰退を防ぐ基本手段――睡眠

Bさんという四八歳の男性が診察を受けにやってきた。

私はそのむくんだ顔を見て、すぐに何が問題なのか思い当たった。まず病歴とおもな症状を尋ねると、甲状腺機能低下の病歴があり、薬を服用していた。生活は非常にストレスが多いという。そして興味深いことに、自分の息子が幼児のころ固形食に過敏で「グルテン過敏症」と診断されたと口にした。彼自身の甲状腺の問題についてさらに聞くと、橋本病という自己免疫疾患があることがわかった。これは免疫系が異常に活性化して甲状腺を攻撃する病である。グルテン過敏症テストを受けてもらったところ、はっきりと結果が出た。彼自身、グルテンに著しく過敏だったのだ。テストした二四の抗体のうち、正常値の範囲内にあったのはわずか一つだけであり、早速、グルテンフリーの食事を指示した。

Bさんの食事療法の効果はめざましいものだったが、これは率直に言って、本人の途方もないテスト結果や彼の息子の症例を考えれば、ある程度予測どおりだった。食事療法を始めて四カ月後、彼からうれしい手紙が届いた。

「先生から『グルテン過敏症』と診断されるまで、私の健康状態は悪くなる一方でした。……四〇代初めで、毎日仕事に出ても気力が出ず、その日を生き延びるのがやっとという感覚でした。……不機嫌になりやすく、ささいなことで文句を言っていました。……意気消沈して、マイナス思考から抜け出せませんでした。自分は死にかけていると思い込んでいたのです。……（いまでは）生まれ変わったようです。楽天的になり、一日中、元気です。毎晩ぐっすり眠り、関節痛もなくなりました。思考も明るく、仕事にも集中できるようになりました。何よりよかったのは、お腹まわりの頑固な脂肪が、二週間で文字どおり溶けてなくなったこと！　私の人生を取り戻すのを助けていただき、感謝しています」

初診の際、Bさんは睡眠の問題には言及していなかったが、彼はかなり長い間、安眠できていないのではないかという気がしていた。疲れきった様子で、長期間の深刻な睡眠不足のあらゆる兆候を示していたからだ。

私の患者の多くは睡眠不足が当たり前すぎて、夜の安眠がどんなものだったかということを忘れてしまっている。

Bさんは夜ぐっすり眠れることを、グルテンフリー食のいい副作用程度に思ったかもしれない。だが、実際にはそれ以上の効果があった。毎晩、気持ちよく眠れるようになった瞬間、彼のホルモンも感情も体も、それに精神までが根底から変わり始めたのだ。規則正しく安眠できるようになったおかげで健康状態が一変し、まさに彼が望んでいた健康がもたらされることになったのである。

私たちはともすれば睡眠の効用を過小評価しがちだが、睡眠は人生の数少ない財産の一つ、完全にタダで手に入り、幸福に絶対に欠かせないものである。そして、脳の衰退を防ぐ基本的な手段でもある。

わずか1週間の「睡眠不足」で

この一五年間、睡眠の科学の進展はめざましい。かつてはなかった、科学的観点からも睡眠の価値を理解できるようになっている。

実験から出た結果でも臨床研究の結果でも、体内の事実上すべての器官、とくに脳が睡眠の質と量に影響されることが示されている。〔注1〕

睡眠は、食べる量や代謝速度、どれくらい太るかやせるか、感染を撃退できるか、どれほど創造性や洞察力を発揮できるか、さらにストレス対処力、情報処理速度や新しいことの学習速度、記憶の整理や蓄積の力などによい効果をもたらすことが証明されている。〔注2〕

二〇一三年初め、イギリスの科学者たちは、一週間の睡眠不足によって七一一の遺伝子の機能が変化することを発見した。これらの遺伝子には、ストレス、炎症、免疫、代謝にかかわるものが含まれていた。〔注3〕体内のこうした重要な機能にマイナスに作用するものは何であれ、脳に衝撃を与える。これらの遺伝子は、損傷した組織の交換や修復のためにタンパク質を絶えず供給している。それがわずか一週間の睡眠不足で働かなくなるのであれば、睡眠の影響力がどれだけ大きいかは明らかだろう。

遺伝子レベルでは睡眠不足の副作用には気づかないかもしれないが、誰でもそれ以外の慢性的な睡眠不足のサインは経験しているに違いない。たとえば、ぼんやりした頭、物忘れ、免疫力低下、肥満、心血管疾患、糖尿病、うつ状態……これらの症状はどれも、脳と結びつく。

体にとって本当に必要なだけの睡眠を取っている人が少ないことはもうわかっているが、睡眠の取りすぎもまた認知機能低下の初期マーカーになりうると、いまでは考えられていることも指摘しておかねばなるまい。二〇一七年に『神経学』誌で報告された研究結果を見ると、夜間に九時間以上眠っている人は、一〇年以内に認知症に進行するリスクが高いかもしれないという。〔注4〕これは相当すごい報告だ。しかも同じ研究から、睡眠を取りすぎる人のほうが脳の容積が小さいという測定結果も出ており、なおのこと深刻に考えざるをえなくなる。睡眠には明らかに最適な時間というものがあり、ちょうどよい時間だけ眠ってこそ恩恵にあずかれるということだ。ほとんどの場合、それは七時間から九時間のようだが、それだけの時間を確保できていない人が大半である。

アメリカ人のおよそ一〇パーセントは慢性的な不眠症に悩んでおり、一方、ゆうに二五パーセントが少なくとも時折、十分な睡眠を取っていないと訴えている。〔注5〕

そして専門家たちは、「脳を修復する能力」という面から睡眠の謎の解明を試みている。

睡眠不足の影響を受けるホルモンは、男女で違うらしい。〔注6〕男女とも過食傾向という結果は同じだが、その空腹感を生む刺激は男女で異なっている。男性の場合、睡眠不足は食欲を刺激するホルモンであるグレリンの値を引き上げる。これに対し女性の場合、グレリン値は睡眠不足の影響を受けないが、食欲を抑えるホルモンのＧＬＰ－１の量が影響される。この違いは重要ではないように見えるかもしれない。どちらにしても結果として起こる過食は同じだからだ。しかし、こうしたことから睡眠が、まだまだ未知の領域であることがわかる。

睡眠について確かにわかっていることが一つあるとすれば、高齢になるほど熟睡するのが難しくなっていくということである。

これにはいろいろな原因があり、多くが熟睡を損なう病状から生じる。四〇パーセントもの高齢者が、睡眠時無呼吸症候群や不眠症などの慢性的問題のせいでぐっすり眠れていない。

そんな寝つきの悪さと認知力低下との間に関係があることも実証されている。

カリフォルニア大学サンフランシスコ校の精神科医クリスティン・ヤッフェは、認知機能障害や認知症になるリスクの高い人びとを調査している。ヤッフェの記憶障害クリニックを訪れる患者には共通する一連の症状が見られる。なかなか眠れず、眠っても何度も目が覚めてしまうという症状だ。

七五歳以上の成人一三〇〇人以上を五年にわたって調査すると、睡眠時無呼吸症候群などで睡眠が取れていない人びとは、何年かのちに二倍以上認知症になりやすいことがわかった。自然な「日周リズム」が乱れた人や、夜間に何度も目が覚めた人もそのリスクが高まった。〔注7〕睡眠とさまざまな疾患にかかるリスクとの関係を示すこのような先行研究を、さらに新しい研究が裏づけている。それによると腸内の微生物叢もまた、睡眠習慣、日周リズム、そのリズムが正常か乱れているかに関係していることがわかっている。〔注8〕

日周リズムは私たちの幸福の核心にある。

生後六週間ほどで、人はみな昼夜のサイクルとともに行動をくり返すこのパターンを確立し、それが一生続く。日の出と日の入りのように、これらのリズムは大体二四時間ごとにくり返される。このリズムが二四時間の太陽の動きと合わないと、不調や疲労を感じる。たとえば、日付変更線を越えて旅行し、体を新しいサイクルに急いで適合させなければならないときに起きる時差ボケもそうだ。

大部分の人は自分たちの体の生来のリズムがどれほど睡眠と脳に制御されているか、わかっていないだろう。私たちの体の自然な昼夜のサイクルは、私たちのほぼすべてを統制している。ホルモンの分泌パターンもこのサイクルにつながっているからだ。

いい例が、私たちの体温である。

体内の特定のホルモンが活動する結果、体温は日中は上がっていき、午後やや下がって（それゆえ遅い午後の中休みがある）、夕方に最高に達し、夜間に下がり始める。早朝、体温がもっとも低くなると同時に、もう一つ別のパターンが最高潮に向かって動き出す。免疫システムにかかわるホルモン、コルチゾールである。コルチゾールは午前中に最高になり、その後、午後いっぱいかけて減っていく。

職務のために不規則な睡眠パターンを続ける交替勤務者は、その結果、重症化しやすい多くの病気にかかるリスクが高い。

もし、何となく疲れたり、不機嫌になったり、のどが渇いたり、空腹になったり、頭が鈍くなったり、忘れっぽくなったり、またはやたらと防衛的もしくは攻撃的になったり、あるいは性的に異常に興奮したりするような気がしたら、最近の睡眠の状態を考えてみるといい。

ホルモンを整えるには、規則正しく確かな覚醒と安眠のパターンが必要だと言えば誰でも理解できるだろう。

これから、その体のホルモンの中でも、とりわけ睡眠と脳の健康の関係のために重要なホルモンの一つについて考えていこう。

レプチンである。レプチンは人体の炎症反応を調整し、炭水化物を欲するか否かの決定を助ける存在であり、この大事なホルモン抜きに、脳の健康は語れないと言っていい。そしてレプチンは睡眠に強い影響を受けるのである。

あなたは眠れているのか?

おそらくあなたは安眠できていないことにさえ気づいていないかもしれない。「よく眠れるし、毎朝目覚まし時計の力を借りずに爽やかな気分で目ざめている」と思えない場合は、睡眠ポリグラフという検査をお勧めする。痛い思いをすることも体を傷つけることもない。睡眠施設で一晩か二晩過ごすだけの検査だ。寝ている間、技術者がさまざまな生物学的機能を記録し、睡眠時無呼吸症候群や下肢静止不能症候群(むずむず脚症候群)などの障害がないかどうか調べてくれる。それには米国睡眠医学認定委員会が承認した資格を持つ睡眠専門医を見つける必要がある。

ウェブサイトabsm.orgの「有資格者を確認する（verification of diplomates）」で専門医を検索するか、同サイトの「認定医（who is certified）」のコーナーを参照してほしい。国立睡眠財団のウェブサイト（sleepfoundation.org）でもよい情報が手に入るだろう。

体内に君臨するホルモン

一九九四年、医学界を揺るがす新たなホルモンが見つかった。

それがレプチンで、しかも普通のホルモンではなく、インスリンのように最終的にほかのすべてのホルモンに影響を与え、脳の視床下部のあらゆる機能を制御する存在だ。

視床下部は体の周期的な活動と、空腹感から性行動まで広範囲の生理機能をつかさどる。それほどに大きな影響を与える存在の発見がこれほど遅れたのは、おそらくレプチンが思いがけないところにあったからだろう。思いがけないところとは「脂肪細胞」である。

脂肪細胞は万一に備えて不要なカロリーを詰め込んだ、一時的保存用の細胞にすぎないと考えられていた。だが、脂肪組織がほかの「生命を維持する器官」と同じくらい、私たちの生理機能にかかわっていることがわかったのは前述したとおりである。

初めに断っておくが、レプチンの機能は、大多数のホルモンの場合と同じく、極めて複雑であり、すべて説明することは本書の範囲を超える。わかりやすくするため、脳に関係するホルモン管理をするのに最低限のことだけを明らかにしておこう。

レプチンは基本的に言えば、私たちの生き残りツールである。飢餓に対応する代謝やホルモン、行動面の反応と結びついて、私たちの感情と行動に強力に作用する。

レプチンは脂肪細胞にあるけれども、だからといって「悪い」わけではない。過剰にあると確かに問題が生じ、変性疾患になったり寿命が短くなったりする。

だが健全なレベルのレプチンは逆に、老化による病気のほとんどを防ぎ、長寿を支える。この重要なホルモンへの感受性を高めれば高めるほど、より健康になれる。

人気栄養セラピストのノーラ・T・ゲドガウダスは著書『Primal Body, Primal Mind（原初の体、原初の心）』で、レプチンを次のように簡潔に定義している。〔注9〕

「レプチンは哺乳類の代謝の制御に欠かせない。それは甲状腺の役目だとほとんどの人は思っているが、実際はレプチンが甲状腺を管理し、甲状腺が代謝速度を調節するのである。レプチンはすべてのエネルギー貯蔵を監視している。レプチンは私たちが空腹を覚えるかどうか、脂肪をもっと蓄積するか、それとも燃焼させるかを決定する。レプチンは炎症反応を調整し、交感神経系か副交感神経系のどちらを喚起するかも制御することができる。もし、副腎や性ホルモンなど（ホルモン系）のどこかがおかしいのなら、レプチン値を制御しなければ、そうした問題が本当に解決される見込みはないだろう」

人は満腹になると、脂肪細胞がレプチンを放出し、脳に食べるのをやめるよう伝える。ブレーキをかけるのだ。

だからレプチンの濃度が低い人は過食しがちなのである。二〇〇四年に発表された研究では、レプチンが二〇パーセント低下した人は、空腹感と食欲が二四パーセント増し、高カロリーの高炭水化物食、中でも甘いものや塩分の多いスナック、デンプン質の食品を欲した。〔注10〕何がこのレプチンの急な減少をもたらしたか。睡眠不足である。〔注11〕

睡眠の研究だけで、ホルモンについて多くのことがわかってきた。それが今度は、ホルモンの調整に睡眠がいかに大切かを教えてくれる。

レプチンとインスリンは共通点が多いが、互いに弱め合う傾向がある。どちらも炎症性の分子である。

レプチンは炎症性サイトカインであり、さらに体の炎症過程で大きな役割を演じる。全身の脂肪組織で、ほかの炎症分子の生成を制御するのだ。これは体重過多や肥満の人が、脳の不調や、心の健康問題、神経変性疾患のリスクの大幅な上昇など、炎症の問題を抱えやすいことの説明にもなる。

レプチンもインスリンも体の命令系統の上位にあるので、バランスが崩れると、実質的に体のすべての系統を混乱させやすい。それにレプチンとインスリンは、マイナスの影響を受けるものも似ている。両者にとって最大の罪人は炭水化物である。炭水化物が精製や加工をされればされるほど、レプチンとインスリンは不健全な量になっていく。

炭水化物の過剰摂取を続けると体内のインスリンの放出や血糖のバランスに悪影響が出て、ついにはインスリン耐性になるが、同じことがレプチンでも起きる。レプチンを急増させ続ける物質が体に負担になるほど増えると、レプチンの受容体が働かなくなり、レプチン耐性になるのだ。

そのためレプチンは、たとえその後増加しても、もはや機能しなくなる。食べるのをやめるための満腹の信号を脳に送らなくなる。そして食欲を制御できなければ、体重が増えて肥満になるリスクが著しく高まり、脳もリスクにさらされる。

研究では、食事に炭水化物が多すぎることの証明でもあるトリグリセリドの値が上昇すると、

レプチン耐性が起きることも明らかになっている。〔注12〕

レプチン値のバランスを保ってくれる薬やサプリメントは存在しない。だが、よりよい睡眠や食事は効く。ぜひ、実行してほしい。

脳と胃がつながらなくなっていないか

もし、高炭水化物の食事をし、よく眠っていないなら、ほぼレプチン耐性であることを疑っていいだろう。

ロン・ローズデールとキャロル・コールマンの著書、『The Rosedale Diet（ローズデール・ダイエット）』は、レプチン耐性とは体重管理の観点から見ると、どういうことかを明らかにしている。その多くがインスリン耐性と共通している。〔注13〕それは次のようなことだ。

・体重過多である
・どんなに運動しても、体型が変わらない
・減量できない。もしくは減量した状態を保てない

・絶えず「心の安らぐ食べ物」を欲しがる
・食後に疲労感がある
・常に不安、またはストレスがたまっていると感じる
・始終、あるいは夜の不規則な時間に空腹を覚える
・食後に間食しがちである
・空腹時トリグリセリド値が高く、一〇〇mg／dℓを超える
・骨粗鬆症《こつそしょうしょう》である
・なかなか眠れない。または眠っても睡眠が続かない
・高血圧である
・砂糖やカフェインなどの刺激物がいつも欲しくなる
・「脇腹のぜい肉」がある

自分がレプチン耐性に違いないと思っても、うろたえることはない。これから第9章に示すプログラムで、復活できるだろう。

次の章に進む前に、食欲に関係するホルモンをもう一つ取り上げるべきだろう。

グレリンである。レプチンが陽なら、こちらは陰だ。

グレリンは空っぽのときの胃が分泌するホルモンで、食べなさい、というメッセージを脳に送る。

予想どおり、レプチンとグレリンとのバランスが混乱すると、欲求や満腹感、台所での誘惑に抵抗する力が弱まり、ウエストラインがゆるむことになる。

男性の睡眠時間が不十分な場合にグレリン値は急上昇する。これによって食欲が増し、食べると簡単に脂肪に変わる高炭水化物の低栄養食品にひかれやすくなる。

この食欲ホルモンがきちんと機能していないと、脳と胃とが実質的につながらなくなる。そうなると空腹でないときに空腹を感じてしまい、永遠に脂肪をつくり出す悪循環が生まれる。するとその循環が、血糖バランスや炎症経路、そして当然、脳の不調や疾患のリスクに影響を与えるのだ。

つまり、空腹感と食欲を制御できなければ、血液成分や代謝、ウエストラインがコントロールできなくなり、さらに将来的には脳の機能も失われてしまうのである。

カリフォルニア大学バークレー校教授のマシュー・ウォーカー博士は神経科学と心理学が専門で、『睡眠こそ最強の解決策である』（ＳＢクリエイティブ）の著者でもある。そのウォーカー博士はかつて、睡眠は食事や運動と並ぶ健康の第三の柱だと述べていた。しかし、睡眠が脳や神経系に与える影響の大きさについて研究している彼は、現在、睡眠こそが脳や体の状態をリセットするのに唯一もっとも効果があり、健康寿命も延ばしてくれると教えている。〔注14〕

二〇一五年、国立睡眠財団は、専門家グループとともに睡眠に関する新たな助言を発表した。〔注15〕それによると、たとえば赤ん坊は高齢者よりもたくさん睡眠を取る必要があるとされている。しかし、ここで推奨されている時間というのは人間のこれまでの平均睡眠時間から算出された数字である。あなたや私が個人的にどのくらい眠ればよいのかを正確に言い当てられる研究結果などほとんどない。何時間が最適なのかは人によってまちまちだろう。だから、夜間に安眠できない人には睡眠検査をお勧めしたい。私もかつて受けたことがあるのだ。361ページのコラムに書いたように、概してよく眠れているかどうかを知るためだけでも、睡眠ポリグラフを受けてみるといいと思う。睡眠中のどの段階で眠りが浅くなっているのか、自分ではわからないだろうからだ。

次の章で示す「4週間プログラム」の第三週では、脳の運命に大いに関係するホルモンを制御できるよう、質の高い睡眠を取ることを勧めている。

これ以上睡眠薬に手を伸ばす必要はなく、脳にとって最高の眠りが自然に訪れることをお約束しよう。

第3部

実践アドバイス「何を食べればいいか」

Grain Brain
Revised Edition

The Surprising Truth About Wheat, Carbs, and Sugar
—— Your Brain's Silent Killers

第3部では、炭水化物に頼るこれまでの食事をやめ、ベストな状態の頭と体を取り戻す四週間のプログラムを示していく。このプログラムを実行すれば生気にあふれ、活力がみなぎり、頭もさえわたるだろう。そして血液検査の結果を見た医師はみな、血糖値や炎症マーカー、コレステロール値にいたるまで、びっくりするほど優秀だと言うに違いない。

ライフスタイルを変えるのは、たとえ小さなことでも、大変だろう。食べてはいけないものばかりで、すぐにお腹がすきそうだと感じるかもしれない。それに、忙しい毎日の中で実行可能なのか……。

心配する必要はない。このプログラムの戦略は単純明快だし、個人の好みや選ぶ力を尊重する。指針にきちんと従えば従うほど、早く成果が出るだろう。そして、体に現れること以上に多くの恩恵があることを覚えておいてほしい。

まずまっ先に頭に浮かぶのは脳の健康（と細くなったウエスト）かもしれないが、ごほうびはそれだけではない。自信がつき、自尊心が高まる。ストレスの多いときも楽に切り抜けられて、積極的に人とかかわりたくなり、職場でも家庭でも達成感が増す。生活のあらゆる面が変わっていき、より幸福で生産的になるのだ。生活がより豊かに充実してくれば、以前のような不健康な行動をまた取りたいとは思わなくなるだろう。

読者から寄せられた体験談

物心ついたころから、私はいつも体型に悩まされてきました。青年期のほとんどは体重過多で、うつ病と闘っていました。二〇〇五年に海軍に入り、その後四年間はほとんど海外で過ごしました。海軍にいる間は体重を落とせましたが、抑うつと不安には日々苦しんでいました。軍役を終えて故郷に戻ると大学に通い始めました。すると、生活習慣や食べ物、ストレスのレベルなど、ありとあらゆることが変わり、時がたつにつれてまた太り出しました。

減量以上に必要だったのは、うつ病を克服することでした。うつ病は長年、私の身にまとわりつき、そのせいで思うように仕事ができず、勉強に苦労し、人間関係もひどくぎくしゃくしていたのです。変わらなくてはならないと思いました。そこで二〇一一年、専攻科目をコンピュータ・サイエンスから健康と教育に変更し、副専攻として生物学を履修することにしました。

二〇一二年、私はパーソナル・トレーナーとして働き始めました。二〇一四年からは人気のスポーツジムで働くようになり、健康と幸福についてさらに学ぶ機会を得ました。が、いくら情報を手に入れても、また、いくら栄養に気を配っても、いざ「うつ病」のこととなると、「核心をついた」解決法を得られていないように思えました。自分に問題があるのに、どうして他人に栄養アドバイスができるだろう、という思いもありました。

その年、ある内科医に出会った私は一冊の本を勧められました。彼女はその本を読み、外傷性脳損傷から回復することができたと言いました。だから私の役にも立つかもしれないと勧めてくれたのです。私はその本を買って読み、フィットネスの専門家として目を開かされました。炭水化物が神経にダメージを与えているかもしれないとは……。

いまではその点について何の疑問も持っていません。『「いつものパン」が〜』で示されている栄養ガイドラインに沿って、私は難なく体重を管理できていますし、抑うつの症状も消えました。もう肥満体ではありませんし、生活の質も驚くほど改善されています。

クライアントにもこのガイドラインを勧めてきましたが、彼らも肉体面、感情面、精神面で成果を上げています。

——ジョセフ・P

第9章

炭水化物と糖質から抜け出す「4週間プログラム」

家庭では素性のわかっている食品を出す。
――マイケル・ポーラン

1カ月で実感できる「4つのうれしい変化」

大好きな炭水化物が食べられなくなると思い、あわてふためく人もいるかもしれない。パンやパスタ、お菓子、そしてデザートのほとんどを捨て去ることが難しい人もいるに違いない。変えるというのは大変なことである。まして長年の習慣を変えるのなら、なおさらだ。

こう聞かれることがよくある。「いったい何を食べればいいのか」

砂糖や小麦を絶ったら炭水化物が食べたくてたまらなくなるのではないかと心配する人もいる。意志が弱くても、現実的に本当に実行可能なのかといぶかる。だが、まっ先に、「できる」と言わせていただこう。これはすべて可能なのだ。ただ思い切って飛び込みさえすれば、結果はついてくる。

数日か数週間で、思考は明晰になり、よく眠れて、活力も増すだろう。頭痛は軽くなり、ストレスにも難なく対処でき、気分が明るくなる。ADHD、不安症、抑うつ症など慢性的な神経系の症状のある人は、自分の症状が軽くなるか消えていくことに気づくだろう。やがて体重が減少し、臨床検査では多くの項目で大幅な改善が見られるだろう。もし自分の脳の中を見ることができれば、最高の働きをしていることがわかるに違いない。

プログラムの開始時に、糖尿病などの健康問題がある人はとくに、かかりつけ医の検査を受けておくといいだろう。後述する「一日の断食」をするなら、これはとくに重要である。

次の一カ月間で、四つの目標を達成していこう。

①体が燃料として炭水化物に頼らなくなるようにし、脳の働きを高めるサプリメントを日々の治療プログラムに加える
②運動の習慣がなければ、運動の日課をスケジュールに組み込む
③週七日、安眠できるようにする
④新たなリズムを確立し、健康的な生活習慣を続ける

プログラムは四週間。各週の目標は一つにしぼってある。

第一週までに、かかりつけ医に検査をしてもらおう。その結果がその後の基準になる。また、この時期にサプリメントを開始し、キッチンを整理し、炭水化物を捨ててしまう。さらに、プログラムにはずみをつけるため、「一日の断食」を検討する。

第一週は「食に集中」する。本書のメニュー計画を開始し、お勧めの食事療法を実行する。

第二週は「運動に集中」する。定期的な運動プログラムを始め、一日を通してもっと体を動

かすようにする。

第三週は「睡眠に集中」する。自分の睡眠習慣を見直し、週末も含めて毎晩、ぐっすり安眠できるよう、いくつかの簡単なコツを実行する。

第四週は「全部まとめて」行なう。これらの新しい行動を一生根づかせるための戦略をお教えしよう。

「本当にできるのだろうか?」などと自分の能力を疑ってはいけない。このプログラムはできるだけ実用的で簡単に行なえるよう組み立ててある。

第1週開始前：準備――「毒出し生活」を始める

◉まず予備検査を受ける

第一週開始前に次の検査を受ける。達成目標となる基準も記しておく。

以下に挙げた項目ほど重要ではなさそうな検査は除外している。グルテン過敏症の検査は受ける必要がないだろう。あなたの体はグルテンを拒む。だから、食事からグルテンを除くことが前提だ。ビタミンD検査は任意である。出てくる結果が思ったほど正確ではない場合があるからだ（たとえばカナダでは、ビタミンD検査の測定に用いる単位が異なる）。ビタミンDの値は上げられる。すでに述べたように、私のガイドラインに従えば、脳に必要不可欠なこのホルモンの摂りすぎにはならないから大丈夫だ。

［検査］	［目標レベル］
・空腹時血糖	九五mg／dℓ未満
・空腹時インスリン	八uIU／mℓ未満（できれば三未満）
・ヘモグロビンA1c	四・八～五・四％

・ホモシステイン　八μmol／L未満
・C反応性タンパク　〇・〇〇～三・〇mg／L
・ビタミンD（任意）　八〇ng／mℓ

四週間のプログラムが完了したら、これらの検査を再度受けてみよう。

どんな変化が起こるかは次に挙げるとおりだ。ただし、数値に著しい改善が見られるようになるには、数カ月かかるかもしれない。

●ヘモグロビンA1cは普通、三～四カ月おきにしか測定しない。だがこのプログラムを行なえば、一カ月以内に空腹時血糖と空腹時インスリンの濃度が好転し始め、続けていく励みになるだろう。

●ホモシステインはアミノ酸のような化学物質で、現在では脳に極めて有害だと考えられている。もし、数値が八以上なら（とくに一〇を超えたら）、ビタミンB群のサプリメントを摂取すること。

しかし、人によっては、ビタミンB群を飲んでいてもホモシステイン値が高いかもしれない。その場合には遺伝子検査会社、23andMeで遺伝子検査を受け、（私のように）MTHFRという遺伝子欠損がないかどうか確認してもらったほうがいい。もしそうだとしても、特別なサプリメントでホモシステイン値が下がるようにしてくれる医療提供者はたくさんいる。

●C反応性タンパクは体内の炎症マーカーで、目標値は一・〇mg／L未満である。C反応性タンパクの改善には数カ月かかるかもしれないが、このプログラムの開始一カ月後でもよい変化が見られるだろう。

◉サプリメントを開始する

第一週開始前に日々のサプリメント療法を無期限でスタートさせる。どれも健康食品店、ほとんどのドラッグストアやスーパーマーケット、インターネットで購入できるものばかりだ。

私が愛用しているサプリメント商品の一部は、ウェブサイトDrPerlmutter.comにリストがある。

プロバイオティクスは食前に摂取すべきだが、それ以外のサプリメントは空腹時であってもなくても摂取できる。飲み忘れないように毎日同じ時間に摂るのがいいだろう。毎朝、家を出る前に飲む人が多いようだ。しかし、ターメリック（ウコン）だけは一日二回、朝夕に分けて飲んでほしい。

列挙されている用量はみな、成人も子供も一般的な適量だが、子供の場合、かかりつけの小児科医にその子の体重に見合った適量を教えてもらおう。たとえば私のクリニックでは、DH

Ａを生後一八カ月までの子供には一日に一〇〇ミリグラム、それ以降は一日に二〇〇ミリグラムを処方するが、ＡＤＨＤの子供には通常もっと多くして、毎日約四〇〇ミリグラムを処方している。

・アルファリポ酸——一日三〇〇㎎から五〇〇㎎

・ビタミンＢ群——水溶性の必須ビタミンＢ群とビタミンＣを含む、自然食品由来のビタミンＢ群を摂取しよう。チアミン（ビタミンB_1）、リボフラビン（ビタミンB_2）、ナイアシン（ビタミンB_3）、パントテン酸（ビタミンB_5）、ピリドキシン（ビタミンB_6）、ビオチン、葉酸、メチルB_{12}（ビタミンB_{12}）を含むサプリメントである。用量はパッケージの記載どおりに（通常は一日に一カプセルか二カプセル）。

ビタミンＢ群は、体内で生成されるアミノ酸、ホモシステインの値の増加を抑える最良のサプリメントだ。ホモシステインが増えると、気分障害になったり、脳の働きが悪くなったり、アルツハイマー病になるリスクが高くなる。

・ＤＨＡ——一日一〇〇〇㎎（ＥＰＡ〈エイコサペンタエン酸〉と一緒になったＤＨＡを買うのは差し支えない。魚油のサプリメントか、海藻由来のＤＨＡを選ぶ）

・ＭＣＴ油——一日大さじ一杯をそのまま飲むか、コーヒーや紅茶に入れて飲む。またはココナッツオイルを一日に大さじ二杯、そのまま摂るか料理に使う。

・ターメリック――一日二回、五〇〇mg

・ビタミンD_3――一日五〇〇〇IU（もう一度言うが、ビタミンDの検査は任意である。ここに書いた用量を飲みつつ、かかりつけの医師に経過観察してもらい、適宜量を調整すればいい）

・コーヒーチェリーエキス――一日一〇〇mg

・プロバイオティクス――一日一回、食事の少なくとも三〇分前にマルチストレイン・カプセル（複数の菌株が入ったもの）を一個。ラクトバチルスやビフィズス菌など複数の菌株が混ざったものを探そう（どういう培養菌を摂ればいいかは第6章を参照のこと）。

◉キッチンの整理

第一週の開始までの数日間に、キッチンにある品を調べて処分すべきものは処分する。まず次のものを片づける。

≫処分すべきもの

・すべてのグルテン源

全粒および全麦のパン、麺類、パスタ、ペストリー、焼き菓子類、クラッカー、シリアルなど。ビールやワインクーラー等、グルテンを含んだアルコール飲料も処分すること（ラム、テキーラ、ワインはグルテンを含まない。蒸留後にグルテンを添加していない蒸留酒なら、すべてグルテンフリーだ。しかし、加工の途中で穀物を使っている場合もあるので、成分をチェックするか、メーカーに問い合わせてみよう）。

・あらゆるタイプの加工した炭水化物、糖類、デンプン
ポテトチップス、クラッカー、クッキー、ペストリー、マフィン、ピザ生地、ケーキ、ドーナツ、甘いスナック菓子、キャンディ、エナジーバー（栄養機能食品）、アイスクリーム／フローズン・ヨーグルト／シャーベット、ジャム／ゼリー／プリザーブ、ケチャップ、プロセスチーズ、スプレッド、ジュース、ドライフルーツ、スポーツドリンク、清涼飲料／炭酸飲料、揚げ物、ハチミツ、アガベ、砂糖（白および白以外のものも）、コーンシロップ、メープルシロップなど。

・あらゆるタイプの人工甘味料、および人工甘味料を加えた製品
たとえ「天然」とうたわれていても除外する。アセスルファムK（商標名サネット、スイー

ト・ワン）、アスパルテーム（同ナチュラスイート、イークワル）、サッカリン（同スイートゥン・ロー、スイート・ツイン、シュガー・ツイン）、スクラロース（同スプレンダ）、ネオテーム（同ニューテイム）がこれに該当する。また、普通の砂糖や人工甘味料に代わる健康によい甘味料として出回っている糖アルコールにも要注意だ。ソルビトール、マンニトール、キシリトール、マルチトール、エリスリトール、イソマルトなどがそれにあたる。これらの成分が人間の微生物叢、ひいては脳にどういう影響を与えるのかはまだ不明だ。

・ラベルに「無脂肪」や「低脂肪」とうたっている加工食品

ただし、正真正銘の「無脂肪」や「低脂肪」のもの、つまり、水、マスタード、バルサミコ酢などは大丈夫だ。

・マーガリン、植物性ショートニング、あらゆる市販の食用油

大豆、コーン、綿実、キャノーラ、ピーナッツ、ベニバナ、グレープシード、ヒマワリ、米ぬか、小麦麦芽などの油。たとえ有機食品でも避ける。植物油は植物由来の油と勘違いされがちだが、そうではない。非常に誤解を招く名称で、食品メーカーが動物性脂肪と区別するためにこういう呼び方をする必要があった時代のなごりだ。一般的にこれらの油は、コーンなどの

穀物や種子、大豆などからできていて、かなり精白され、化学的に変化している。大半のアメリカ人が口にしている脂肪は、これらの炎症性の高いオメガ6脂肪酸である。抗炎症性のオメガ3脂肪酸とは対照的な、こういう油を摂取しないこと。

・発酵させていない大豆（たとえば豆腐や豆乳）や大豆の加工食品

原材料名の表示から「大豆タンパク質分離物」を探す。大豆チーズ、大豆ハンバーグ、大豆ホットドッグ、大豆ナゲット、大豆アイスクリーム、大豆ヨーグルトを避ける（一部の天然醸造しょうゆは専門技術でグルテンを除去しているが、市販品の多くは微量のグルテンを含んでいる。料理にしょうゆを使う必要がある場合は、一〇〇パーセント大豆が原料で小麦の入っていない、たまりしょうゆを使用する）。

・デンプンを含む野菜や根菜類

ビーツ、コーン、エンドウマメ、ジャガイモ、サツマイモ、ヤムイモなど。

「グルテンフリー」をうたい、市販されている食品には気をつけよう。もともとグルテンをまったく含まないため問題ないものもあるが、多くは加工されているので、ラベルにこう記されているのだ。

そういう食品には、グルテンの代わりにコーンスターチ、コーンミール、米デンプン、ジャガイモデンプン、タピオカデンプンなどの別の成分が用いられている。いずれもグルテンに負けず劣らず体を攻撃し、血糖値を大幅に増やす可能性がある食材だ。しかも微量のグルテンが残っている恐れがある。「グルテンフリー」という言葉は、現在のところ法的意味を持たない。FDA（米国食品医薬品局）は定義づけを提案しているが、まだ決着していない。

グルテンフリーのソース、グレービーソース、コーンミール製品（たとえばタコス、トルティーヤ、シリアル、コーンチップ）にはとくに用心する。

処分しなくていいもの

次のものは自由に飲食できる（有機栽培のもの、非遺伝子組み換えのものにしよう。無添加食品が選べる地元の自然食品店へ行くといい。急速冷凍も可）。

・体にいい脂肪

エキストラ・バージン・オリーブオイル、ゴマ油、ココナッツオイルまたはMCT油、牧草で育った動物の脂、有機農法または放牧によるバター、ギー、アーモンドミルク、アボカド、ココナッツ、オリーブ、ナッツ、木の実バター、チーズ（ブルーチーズを除く）、種（アマニ、ヒマワリ、カボチャ、ゴマ、チアシードなど）。

・ハーブ、スパイス、調味料

これらについてはラベルさえ見れば、自然なものが選べる。ケチャップやチャツネとはお別れだが、マスタード、ホースラディッシュ、タプナード、サルサは、グルテン、小麦、大豆、砂糖が含まれていなければよい。ハーブとスパイスはほぼ大丈夫だが、小麦や大豆の加工処理工場で製造、包装された製品には注意する。培養調味料（発酵乳マヨネーズ、マスタード、ホースラディッシュ、ホットソース、レリッシュ、サルサ）はプロバイオティクスに富むことを覚えておこう。

・低糖の実

アボカド、ピーマン、キュウリ、トマト、ズッキーニ、カボチャ、ナス、レモン、ライムなどはよい。

・タンパク質

全卵、天然魚（サケ、ギンダラ、シイラ、ハタ、ニシン、マス、イワシなど）、貝・甲殻類（エビ、カニ、ロブスター、イガイ、二枚貝、カキなど）、牧草で育った牛肉、鶏肉、豚肉、子羊肉、レバー、七面鳥、カモ、ダチョウ、子牛肉、野生の獲物などはよい。

・野菜

青菜、レタス、ホウレンソウ、ブロッコリー、ケール、フダンソウ、キャベツ、タマネギ、キノコ、カリフラワー、芽キャベツ、ザウアークラウト、アーティチョーク、アルファルファもやし、サヤインゲン、セロリ、チンゲンサイ、ラディッシュ、クレソン、カブ、アスパラガス、ニンニク、西洋ネギ、フェンネル、エシャロット、ワケギ、ショウガ、クズイモ、ヒシ。

次に挙げるものは、適度に飲食できる（「適度」とは、これらの食材を一日一回少量、できれば週に二、三回だけ飲食することだ）。

・ニンジンとパースニップ（シロニンジン）

・カッテージ・チーズ、ヨーグルト、ケフィール

料理に、またはトッピングとして控えめに用いる。

・牛乳とクリーム

料理、またはコーヒー、紅茶に控えめに用いる。

・マメ科植物

豆、ヒラマメ、エンドウマメ。ただし、ヒヨコマメやフムスは控えめでなくてもよい。市販のフムスには添加物や無機的な成分がたくさん入っているので要注意だ。昔ながらのフムスには、ヒヨコマメ、タヒニ、オリーブオイル、レモンジュース、ニンニク、塩、コショウしか入っていない。

・グルテンの含まれない穀物

アマランサス、ソバ、米（玄米、白米、野生米）、雑穀、キヌア、ソルガム、テフ、オート麦（天然のオート麦はグルテンを含まないが、小麦も扱う製粉所で加工処理されたせいでグルテンがついていることがよくある。グルテンを含まないことが保証されないものは避ける）。グルテンのない穀物が人の食用のために加工処理されると（たとえば全粒オート麦を製粉し、米を調理して包装するなど)、その物質的構造が変化し、これにより炎症反応のリスクが増す。これらの食品を制限しているのは、そのためである。

・**キヌア**

キヌアは種子であり穀物ではないが、正味炭水化物の多い食材だ。

・**甘味料**

天然のステビア、チョコレート(カカオ七〇パーセント以上のブラック・チョコレートを選ぶ)。

・**天然の果実**

ベリー類が一番いい。甘味の強い果実(アプリコット、マンゴー、メロン、パパイヤ、プルーン、パイナップル)には用心する。

・**ワイン**

飲むなら一日一杯で、赤のほうがよい。

≫遺伝子組み換え生物（GMO）について

本書の旧版が出たあと、「遺伝子組み換え作物（genetically modified organism）」という言葉を頻繁に目にするようになった。食料品店で、「非遺伝子組み換え」という但し書きされた商品を見かけることも多くなった。GMOを旧版で取り上げなかったのは、当時、飲食業界ではまだ主流の言葉ではなかったからである。だが状況はずいぶんと変わった。

GMOが人間や環境にもたらす影響については、現在、研究が進行中だ。GMOとは遺伝子操作された動植物で、細菌、ウイルスも含めた、ほかの動植物のDNAを導入した作物のことをいう。結果として生じる遺伝子の組み合わせは、自然界にも、従来行なわれてきた異種交配の中にも存在しない。GMOとは、害虫、ウイルスに強かったり、望ましい特性を持つようにと生み出されたものである。

たとえば一九九〇年代の米国では、ハワイアン・パパイヤの約半数が輪点ウイルスにやられたため、遺伝子を操作し、ウイルス抵抗性を持たせたレインボー・パパイヤが一九九八年に開発された。現在、ハワイ産パパイヤの七七パーセントはGMOである。

米国の遺伝子組み換え作物のトップ2はコーンと大豆だ。いまや、ごく普通の加工食品のなんと八〇パーセントがGMOと推定される。オーストラリア、日本、EUの全加盟国など、世界の六〇カ国以上の国々では、GMOの製造と販売が厳しく規制、禁止されているが、米国では政府がGMOを認可している。

何が問題かといえば、GMOを安全とする研究の多くが、遺伝子組み換え作物をつくり、その利益にあずかっている企業自身によって行なわれている点だ。遺伝子を組み換えた生物の全部が全部、本質的に悪いというわけではないが、GMOをつくり出して栽培する手法には、広範な影響を与える作業が必然的に伴ってくる。そして、それがどんな影響を与えるのか、まだほとんどわかっていないのだ。組み換えた遺伝子が人間の健康にどんな影響を与えるのかという懸念のほかにも、GMOには大きな問題点、異論を呼ぶ点がいくつかある。

その一つが遺伝子組み換え作物の現行の栽培法である。農家はもはや雑草を手や機械で引いたりしていない。除草剤、グリホサートを作物に散布するのが今風のやり方だ（グリホサートは、一般的な除草剤〈ラウンドアップ〉の有効成分である）。しかも農家は、収穫量を上げるため、そして新たな作物を育てる土壌を準備するための乾燥剤として、収穫直前にこの除草剤を撒くことまでしているのだ。そして作物を除草剤から守るために、種子の遺伝子が除草剤耐性を持つように変えられている。農業の世界では、そういう種子は「ラウンドアップ対応」として知られている。ラウンドアップ対応の遺伝子組み換え作物の種子を用いることによって、農家は除草剤を大量に噴霧できるようになる。ということは、遺伝子組み換え作物（および、そうではない従来型の作物）は、人間の体をめちゃくちゃにする二一世紀のタバコ、グリホサートに必然的に汚染されているということである。

グリホサートほど強烈に、腸から脳にいたるまでことごとく害を与える物質はない。以下、グリホサートに対する私の懸念点を挙げてみよう（詳細については、『「腸の力」であなたは変わる』や、DrPerlmutter.com の「GMO」コーナーを参照されたい。また、同ウェブサイトのプルダウン・メニュー「Learn」の中にある「The Empowering Neurologist」で、ステファニー・セネフ博士のインタビューも見てほしい）。グリホサートの懸念点は以下のとおりである。〔注1〕

・強力な抗生物質として腸内の有益な細菌を殺し、人間の微生物叢の健全なバランスを破壊する。それによって腸の透過性が高まり、体内の炎症が悪化する。
・エストロゲンのようなホルモンの特性を模倣し、ホルモン感受性を持つガン細胞の形成を促す。
・人間の生理機能で重要な役割を果たすビタミンDの機能を損なう。
・鉄、コバルト、モリブデン、銅などの主要な物質を激減させる。
・解毒能力を低下させる。

・タンパク質や神経伝達物質の生成にとって重要なアミノ酸、トリプトファンとチロシンを合成できなくする。

グリホサートは腸の健康と微生物叢に大きな影響を与えるのだから、肥満がここまで蔓延したのは、一つにはグリホサートを使いすぎたからかもしれないということが近々明らかになっても、私はいっこうに驚かないだろう。この除草剤に触れた食品は避けねばならない。その重要性は、いくら大げさに言っても言い足りないほどだ。

グリホサートは、あり得ないようなところでも発見されうる物質であり、たとえば二〇一五年、調合乳〈ペディアシュア〉の中で見つかった。集中治療中の赤ん坊に栄養分を与えるため、米国中の病院で使われている調合乳の中にである。グリホサートはワインの中にも含まれているし、衛生用品にさえ含まれている。綿花にも散布される薬剤だからだ。

第3章で登場したステファニー・セネフ博士は最近、この除草剤が人体の健康に与える影響について研究中である。オンラインのビデオブログのためにインタビューした際、グリホサートのおもな問題点について彼女はこうまとめてくれた。「現在、小麦の収穫前には決まってグリホサートが散布されますが、小麦中のグリホサートはタンパク質の消化を妨げ、腸の微生物叢にダメージを与えます。消化されないタンパク質は腸のバリア機能を破壊して透過性を増します。そのために炎症性の自己免疫疾患が起きるのです」

　この有害な物質の使用を抑制する、より厳しい法律ができるように私は願っている。二〇一七年カリフォルニア州は、グリホサートに発がん性のありうることを明記した警告表示をするよう州法で新たに義務づけた。同年、『米国医師会ジャーナル』はグリホサートに関する驚くべきデータを発表した。一九九三年から一九九六年までの期間と、二〇一四年から二〇一六年までの期間、あるグループの人びとの尿中のグリホサート値を測ったところ、約二〇年間で五〇〇パーセントも増加していたというのである！　非遺伝子組み換え食品をできるかぎり選ばねばならない理由はそこだ。

　くり返しになるが、GMOでなくとも小麦はほぼ間違いなくグリホサートに汚染されている。

卵は悪者ではない

　卵については、少々弁護せずにはいられない。現代においてもっとも濡れ衣を着せられている食品の一つだからだ。

　重要なのに、めったに注目されない事実をまず二つ述べたい。
①食事で摂ったコレステロールがそのまま血中コレステロールになるという考えは、明らかに

間違っている。

②研究者は血清コレステロール値と卵の摂取を比較して、卵をほとんど、あるいはまったく摂取しない人のコレステロール値が、卵をよく摂取する人のコレステロール値と実質的に変わらないことを、何度も指摘している。

一般的な見方とは逆に、食事で摂ったコレステロールは実際には体のコレステロール生成を減らすことを思い出してほしい。そしてコレステロール検査で測定される血中コレステロールの八〇パーセント以上が、実際は自身の肝臓で生成されているのだ。

英国栄養財団のニュースレターにある英国の研究者たちによる論文の一部を引用すると、「卵が血中コレステロールによくなく、それゆえ心臓に悪いというよくある誤解をしている人は多く、いまだに一部の医療関係者の助言に影響をおよぼしている。コレステロールを多く含む食品の血中コレステロールへの影響は小さく、臨床的には重要でないことを示す強力な証拠があるにもかかわらず、この神話は流布している」[注2]

卵は制限すべきという根強い誤解は、おもに一九七〇年代の米国から発生し、不幸なことにあまりにも長く続いている。多くの研究がその価値を確認している卵は、おそらく世界でもっとも完全な食品であり、とくに卵の黄身はもっとも栄養価が高い[注3]。

実際、二〇一三年の研究調査で、コネチカット大学の研究者たちは、炭水化物の少ない食事をしつつ全卵を摂取している人のインスリン感受性やほかの心血管系リスクが、たとえ毎日卵を食べていても改善したことを示した。〔注4〕二〇一六年には、フィンランド人男性一〇〇〇人以上を追跡した研究からも同様の結果が出ており、『米国臨床栄養学ジャーナル』上で発表された。〔注5〕

全卵は、健康にいいコレステロールのほか、私たちが生きていくのに必要なすべての必須アミノ酸、ビタミン、ミネラルや、私たちの目を守る抗酸化物質を含んでいる。また、脳の健全な働きを助け、妊娠中の女性にもいいコリンをたっぷり供給してくれる。

これから出てくる食事例では卵を多く勧めていることに気づかれるだろう。どうか卵を恐がらないでほしい。一日をスタートさせ、血糖のバランスを整えるには最良の食べ物なのだから。卵は調理法も豊富だ。スクランブル・エッグ、卵焼き、ポーチド・エッグ、ゆで卵のほか、料理に使うこともできる。日曜の夜に卵を一パック固ゆでにしておけば、一週間、朝食や軽食に食べられる。

◉丸1日の断食

第一週を始める前に丸一日の断食をするのが理想的だ。

断食は、まず土台をつくり、脂肪を燃やして体と脳の健康に驚くほど効果的な生化学物質を生成するよう体をすばやくシフトさせる素晴らしい方法である。日曜に断食し（つまり、最後の食事が土曜の晩ご飯になる）、月曜の朝から食事プログラムを始めるとちょうどいいという人が多いだろう。あるいは金曜の夜を最後の食事にし、日曜朝からプログラムをスタートさせてもいい。

断食のやり方は簡単である。

二四時間食べないが、水はたくさん飲む。カフェインも避ける。薬を服用しているなら、もちろん服用を続ける（糖尿病の薬を服用している場合は、まず医師に相談すること）。

断食はあまりにつらそうだと思ったら、キッチンを整理する数日間、炭水化物を断ち切るだけでもいい。体が炭水化物に依存していればいるほど、これは大変だろう。だが少なくともグルテン源は完全に排除し、その他の炭水化物は減らしてほしい。

体が炭水化物に依存していない人は、もっと長く、ときには数日間でも断食できるだろう。本書の食事療法を身につけ、さらに効果を高めたいなら、七二時間の断食を試してもいい（健康状態に問題のある人は、医師に相談してから）。

断食は年四回以上を勧める。季節の変わり目（たとえば九月、一二月、三月、六月の最終週）に断食すると、いい習慣として続けやすいだろう。

チャレンジしよう

すでに述べたように、朝起き抜けの体は軽いケトン症状態になっている。朝食を抜けば、その状態を昼食のときまで数時間キープできる。週に一、二回朝食を抜いてみると体の変化に加速がつくだろう。

ケトン食についての情報は、私のウェブサイト、DrPerlmutter.comにたくさんそろっている。

プルダウン・メニューの「Eat」をクリックすれば、ケトン状態の維持に役立つ情報が満載だ。四週間、軽いケトン症の状態を維持することを目指そう。そのあとは、月に一回か二回、短い断食をしてみるといい、ケトン症から抜け出すには、土日など二日連続で炭水化物を摂ればいいだけだ。

ただし、健康的な炭水化物を選ぶこと。加工糖には手を出さず、果物や米を食べよう！

第1週：「食」に集中

次章に最初の週の毎日のメニュー計画を掲載してある。これはその後の三週間の献立を考える際のモデルになるだろう。

ほかの食事療法と違って、ここではカロリー計算や脂肪摂取量の制限を求められることも、一人前の分量について思い悩む必要もない。特大サイズの料理と通常量の違いは当然わかるだろう。摂取する飽和脂肪酸と不飽和脂肪酸の対比量を気にすることも求めない。

この食事療法のいいところは、「おのずと調節」されていくことである。

つまり、意識しなくても食べすぎなくなり、次の食事までの数時間、満腹感を味わっていられるようになる。体がおもに炭水化物を燃料としているときは、グルコースとインスリンのジェットコースターに乗っているようなもので、血糖が急落すると強烈な空腹感を覚え、満腹感は長続きしない。

だが、炭水化物が少なく脂肪の多い食事をすると、これとは反対の効果がある。

食欲が減り、炭水化物中心の食事ではよく起きていた夕方前の精神的な落ち込みもなくなる。自然に（考えもしなくても）カロリーが調整され、脂肪がさらに燃え、無分別に食べることがなくなり（つまり多くの人が毎日無意識に摂取する余計な五〇〇カロリーによって血糖が混乱することがなくなり）、脳のパフォーマンスを楽に上げられるようになる。日中に感じる不機嫌、ぼんやり感、だるさ、疲れに別れを告げ、まったく新しい自分に変化するのだ。

最初の一カ月とそれ以降の唯一の違いは何か。最初の一カ月は、炭水化物の摂取を最低限にするように目指す。

四週間、炭水化物の正味摂取量を一日二〇〜二五グラムまで減らすことが不可欠なのだ（コラム参照）。そのあとは、一日三〇グラムまで正味炭水化物を増やしてよい。

ただし最初の四週間が終われば炭水化物を増やせるといっても、パスタやパンをまた食べ始めていいということではない。食べていいのは天然の果実、グルテンのない穀物、マメ科植物など、389ページに「適度に」飲食できるとして列挙したものだけである。

炭水化物の摂取量はどうすればわかるのか。私のウェブサイト（DrPerlmutter.com）に、一食当たりの炭水化物のグラム数の一覧表がある。この本のメニューのアイデアやレシピと併せて用いれば、低炭水化物食がどのようなものか、すぐにわかるだろう。

食物繊維の摂取についてはどうなのだろうか。「食物繊維の豊富な」小麦製品やパンをすっかりやめると、大事な食物繊維が激減してしまわないかと心配する人は多い。だがそれは違う。小麦の炭水化物の代わりにナッツや野菜を食べると、食物繊維の摂取量は増える（しかも正味炭水化物の量は減る）。それまで不足しがちだった必須ビタミンや栄養素も十分に得られるようになる。

正味炭水化物とは？

低炭水化物の食事が食事療法の主流として根づいた現在、栄養に関する情報がかなり増えてきて、食品中に含まれる総炭水化物の量のほか、「正味炭水化物」の量も記載されるようになってきた。実は食品の種類によって両者の量はかなり異なる。その重要な違いについてお話しさせてほしい。

「正味炭水化物」という言葉が表すのは、ある食品中の総炭水化物のグラム数から食物繊維のグラム数を引いた数字である。先に述べたように食物繊維は一種の炭水化物だ。が、血糖やインスリン反応に影響をおよぼすような炭水化物ではない。したがって、繊維を除外した残りのものを指す正味炭水化物に着目するのは、とても筋の通った考え方なのである。血糖値と、その結果生じるインスリンの反応に大きく影響するのは、残ったほうの炭水化物だからだ。

ひとつ例を挙げよう。二分の一カップ（一二〇㎖）のベビーキャロットに含まれる総炭水化物は約六グラムである。しかし、ニンジンは食物繊維を大量に含む食材で、この例の場合は二グラムから三グラム。したがって、正味炭水化物は約三グラムから四グラムになる。たとえばフルーツジュースについて考えたりする場合には、こういう理解のしかたが重要になってくる。ごく普通のオレンジジュースをコップに一杯飲んだ場合、摂取する総炭水化物量は二五・八グラム、食物繊維はわずか〇・五グラムなので、正味炭水化物を約二五・三グラム摂ったことになる。血糖値やインスリン反応に多大な影響を与えるに十分な量だ。

あるいは、総炭水化物量と正味炭水化物量は、含まれる食物繊維の量を教えてくれるよい指標という見方もできる。その差が多ければ多いほど、体と脳にいい食べ物と言えるのである。

プログラム期間中、食事日記をつけると役に立つだろう。

好みのレシピや、まだ問題になると思われる食品について記しておく（たとえば、ゴマを食べるたびに胃もたれや頭痛といった症状が出るなど）。

中にはこの食事療法で使われている食品に過敏な人もいる。

たとえば、グルテン不耐性の人の約五〇パーセントは、乳製品にも過敏である。意外なことに、コーヒーもグルテンと交差反応する傾向があることが研究でわかってきている。

この食事療法を始めてから、どこかに異常を感じたら、アレイ4という検査を受けたほうがいいかもしれない。この検査はグルテンと交差反応する食品を個人ごとに特定するのに役立ち（くわしくは私のウェブサイトを参照）、次の食品に対する反応を特定する。

アマランサス	雑穀	スペルト小麦
ソバ	オート麦	タピオカ
チョコレート	キヌア	テフ
コーヒー	米	ホエー
乳製品	ゴマ	イースト
卵	モロコシ	
麻	大豆	

食事療法の手順を把握することに集中できるよう、プログラムの最初の三週間は外食しないことを勧める。

こうすれば、実際に外食しても、食べてはいけないものをうっかり注文してしまうことがなくなる。最初の三週間で炭水化物への欲求も取り除かれるので、炭水化物だらけのメニューを見ても、それほど誘惑を感じなくなるだろう。

第一週は新しい食習慣を身につけることに集中する。

本書には七日間の食事計画のサンプルもあるし、指針にさえ従っていれば、自分でアレンジしてもいい。

それぞれの食事に、体にいい脂肪とタンパク質源が含まれているようにしよう。

野菜はほとんど好きなだけ食べられるが、ビーツ、エンドウマメ、コーン、ジャガイモ、サツマイモ、ニンジン、パースニップは383ページからのガイドラインに従って制限すること。

第一週の計画を実行すれば、それからの自分の食事づくりはやさしくなるだろう。

第2週：「運動」に集中

運動不足の自覚があるなら、一日二〇分以上の有酸素運動を実行するようにする。

この週に心拍数が安静時の基準から五〇パーセント以上、上がる日課を身につける。一生続ける新しい習慣をつくるのが目的であって、三日坊主ではいけないということを忘れないでほしい。しかし、運動は苦手だからと挑戦を避けるのはもっとよくない。

運動の効果を最大限に引き出すために、一日一回汗をかき、肺と心臓の働きを高めることを目標にしよう。

覚えておいてほしい。運動は心血管や体重管理のためにいいだけではない。数々の研究によると、競技スポーツであれ、週に何回かの散歩だけであれ、定期的に運動する人は脳の萎縮を防げることが明らかになっているのだ。運動は、脳疾患のおもな危険因子である肥満や糖尿病になる可能性も極力減らしてくれる。

座りがちな生活を送っている人は、毎日二〇分の散歩に出かけるだけでもいい。そしてその日課に慣れてきたら、だんだん時間を長くしていこう。足を速めたり、坂道を上ったりして、運動の強度を増すこともできる。あるいは両手それぞれに二キログラムの重りを持って、歩きながら持ち上げるのもいいトレーニングになる。

すでに運動を行なっている人は、運動を一日三〇分以上、週五日以上に増やせるかどうか試してみる。

この週に、何か別のことをやってみるのもいいだろう。運動教室に参加したり、使っていない古い自転車のほこりを払って引っ張り出したりするのだ。自宅でビデオを見ながら気兼ねなく運動することもできる。どれを選んでもかまわない。

理想を言うなら、有酸素運動、筋力トレーニング、ストレッチ運動を組み合わせたメニューにしたい。だが、ゼロからのスタートなら、有酸素運動から始め、徐々に筋力トレーニングとストレッチ運動を追加していく。

筋力トレーニングは昔ながらのトレーニング用具や重りを使ってすることもできるし、ヨガやピラティスのような教室で、自身の体重を使って運動することもできる。こうした教室ではさまざまなストレッチ運動もよく行なっているし、また、ストレッチ運動の多くは自分ひとりで、テレビを見ながらでもできる。

定期的な運動に慣れたら、さまざまな運動の日課を毎日のスケジュールに組むといい。

たとえば、月、水、金は一時間のインドア・サイクリングの教室に参加し、火、木はヨガ教室に通う。そして土曜は友人たちとハイキングへ行くか、プールで何往復か泳ぎ、日曜は休むなどする。

きちんと運動するまとまった時間がまったくない日は、もっとささやかなエクササイズを取り込むやり方を考えてみればいい。

一〇分間の運動を三回することで三〇分間の運動を一回するのと同等の健康効果が得られることをあらゆる調査が示している。したがって、時間の足りない日は日課を小さく分割すればいい。運動をほかの作業と結びつけるやり方も考えよう。

たとえば、職場の同僚との会議を外で歩きながら行なうとか、夜テレビを見ながら床でストレッチ運動をするといったふうにである。可能なら、座って過ごす時間を極力短くしていく。そして、エレベーターより階段を使い、車は建物の入口から離れたところに駐《と》める。こうして一日中、細かく動けば動くほど、脳は得をするのだ。

ウェブサイトをチェック

DrPerlmutter.com を活用することもお忘れなく。有益な情報を取りそろえており、運動のしかたを紹介するビデオも視聴できるようになっている。ホームページのプルダウン・メニュー「Focus」をクリックしてほしい。

第3週：「睡眠」に集中

新しい食事と運動の習慣を続けながら、さらに三週目は睡眠に重点を置いていく。すでにいろいろな手順を踏んできたので、睡眠も改善されてきているはずである。もし一晩の睡眠時間が六時間に満たないなら、まずその時間の長さを少なくとも七時間に延ばすといい。体内のホルモンの変動を正常で健康的なレベルにしたいなら、これが最低限必要な長さである。

最高の安眠を確保するために、どんなことに気をつければよいのだろうか。夜ぐっすり眠れるコツをいくつか、次に列挙する。

①規則正しく眠る習慣をつける

週七日、一年三六五日、ほぼ同じ時刻に床に就《つ》き、起床する。就寝の日課を一定に保とう。この習慣には読書、温かい風呂、ハーブティーなど、体をほぐし、寝る時間だと信号を送るのに必要なことは何でも含まれる。

規則正しく床に就くことを小さい子供たちには言い聞かせても、自分自身のことでは案外おろそかになりがちだ。これらの習慣はてきめんに、脳を睡眠へと誘ってくれる。

②睡眠を妨げるものは排除する

該当しそうなものは、薬から、カフェイン、アルコール、ニコチンまで、いくらでもある。カフェインもニコチンも刺激物である。まだ喫煙している人は、禁煙策をとるべきである。カフェインに関しては、午後二時以降は摂らないようにする。こうすることで体にカフェインを処理する時間を与え、睡眠に影響が出ないようにするのだ。

ふだん服用している薬に睡眠への影響が潜在的にないか、かかりつけの医師や薬剤師に聞いてみよう。市販薬にも睡眠を妨げる成分が入っているものが多い。たとえば、よく売れている頭痛薬にもカフェインを含むものがある。

アルコールは摂取した直後は鎮静作用があるが、体内で処理される間、睡眠を妨げることもある。アルコールの分解に使われる酵素の一つに刺激作用があるのだ。アルコールはまたアドレナリンを放出させ、セロトニンの生成を阻害する。セロトニンは睡眠を引き起こす重要な脳内化学物質であるだけに、注意しておきたい。

③適切な時間に夕食をとる

満腹やすきっ腹でベッドに入りたい人はいない。ちょうどいい時間を選び、夕食と就寝時刻の間が三時間くらい空くようにする。就寝前の食べ物に消化の悪いものがないかどうかにも注意する。これについては人それぞれだろう。

④不規則に食べない

規則正しいスケジュールで食事する。こうすることで食欲ホルモンが抑制される。食事があまりに遅いとホルモンの調子が悪くなり、神経系が反応して、あとで睡眠に影響しかねない。

⑤夜食をとってみる

夜間の低血糖は不眠症の原因になる。血糖が減りすぎると、脳を刺激して食べるように促すホルモンが放出される。真夜中にそんな目にあわないよう、夜食をとってみよう。

夜食には自然に睡眠を促すアミノ酸トリプトファンの豊富な食べ物を選ぼう。七面鳥、カッテージ・チーズ、鶏肉、卵、ナッツ（とくにアーモンド）などである。ただし分量には気をつけること。ナッツ一握りがちょうどいいだろう。寝る直前に卵三個分のオムレツと七面鳥をむさぼり食うなど論外である。

⑥刺激物に気をつける

レギュラー・コーヒーで目がさえることは知られているが、カフェインの入った製品は、いまやいたるところにある。また、着色料や香味料などの一部の食品添加物や精製炭水化物は、刺激物のような作用をおよぼすことがあるので、これらも避ける。

⑦環境を整える

当然だが、脳や目を刺激する電子機器を寝室に置いておくのはよくない。だが、このもっとも基本的なルールを守れない人のいかに多いことか。寝室を静かで平穏な聖域にし、人を覚醒させるもの（たとえばテレビ、コンピュータ、電話など）は置かないようにする。明るい光や雑音を避け、寝心地のいいベッドや高級なシーツを買い、照明を薄暗くする。寝る雰囲気を盛り上げるのだ（性行為も眠りの準備になるかもしれないが、それはまた別の話である）。

⑧睡眠薬は慎重に用いる

たまに睡眠薬を用いても死にはしない。が、常習すると問題が起こる可能性がある。目標は、余計な助けを借りずに日常的にぐっすり眠れるようになることだ。

耳栓やアイマスクをやめろと言っているのではない。どちらも睡眠を助けるものとして私は認めている。

ここで話題にしているのは眠気を誘発する市販薬や処方薬であり、たとえばジフェンヒドラミンやドキシラミンのような、「午後」に服用するよう処方される鎮静性抗ヒスタミン剤などのことである。習慣性がないとされている薬でも、心理的に依存しかねない場合がある。睡眠は自然に整えるほうがいい。また、自分は安眠しているつもりでも、睡眠検査を受けてみることもお勧めする。

・バスルームの洗面道具や化粧品に関する注意

睡眠への集中に加えて、第三週はバスルーム用品を点検する。

グルテンは多くの商品に含まれやすく、これらの製品を肌に直接使うと、知らない間にグルテンが体内に入り込む可能性がある。

それゆえ、ふだん使っている美容用品や化粧品には要注意だ。これにはシャンプーやコンディショナーなどのヘアケア製品も含まれる。グルテンの入っていない製品を提供するブランドを新たに探し出す必要があるかもしれない。

使用中の商品がグルテンを含んでいるのかどうか、表示から判然としない場合は、メーカーに問い合わせてみよう。

第4週：「全部」まとめて

もうこの新しい生活習慣に慣れ、三週間前より気分もずっとよくなっているに違いない。脳と体によい食べ物と悪い食べ物の見分けもつくようになっていることだろう。睡眠も改善され、定期的な運動の日課も身についたはずだ。

まだ本調子でないと感じても、あわてることはない。誰にでもたいてい一つくらいは弱点がある。毎晩一〇時までに寝るのが苦手な人もいるかもしれない。運動する時間を見つけるのが大変な人もいるだろう。職場の休憩室にあるいつものジャンクフードが、なかなかやめられない人もいるかもしれない。

この週に、新しい日課のリズムをつかんでしまうことだ。なかなか改善できなくて苦労している分野を特定し、直すためにできることを考える。次のヒントを参考にしてほしい。

・各週の計画を前もって立てる

週末に数分間かけて翌週の計画を立て、予定や約束を考慮に入れておくと役に立つ。忙しくて運動の時間を取るのがいつもより難しそうな日を予測し、運動を組み込めるかどうかを検討する。

毎晩の睡眠時間を確保し、就寝時刻が必ず一定になるようにする。その週の食事の大部分、とくに昼食と夕食を綿密に計画する。朝食は日課になりやすいが、仕事中にあわただしく決める昼食はおろそかになることがある。

空腹で帰宅した場合の夕食も同様である。帰宅が遅くなって料理する余力がなくなりそうだとわかっている日に留意しておく。緊急時の対策もきちんと立てておこう。

・買い物リストを用意する

食料品を毎日買いに行くとしても、週に一度しか行かなくても、「食べていいものとダメなもの」のリストを持っているほうがいい。そのほうが効率的に買い物ができて、衝動買いもしなくなるだろう。

何を買って料理して食べるのがいいかをスーパーで考えるときにも、だいぶ決めやすくなる。大方の品は食料品店の入口近くの棚から買おうとすればいい。なぜなら、そこが一番自然に近い食品を置いていることが多いからだ。逆に中央の通路は避ける。加工後に包装された商品であふれているからだ。

そして空腹なときに買い物をしてはいけない。そういうときに買い物をすると、糖分や塩分の多い有害な食品につい引き寄せられてしまう。

・「譲れないもの」をいくつか持つ

木曜の午後に近所の農産物直売所にどうしても行きたいなら、カレンダーに記入して、「譲れないこと」とする。街にオープンした新しいヨガのスタジオに行ってみたいと思っているなら、一定の時間を確保して実現させる。

こうした譲れない目標を定めると、なまけたいときやほかの仕事に邪魔されたときの言い訳をなくすことができる。弱点を補強する方法としても優れている。週の予定を決める際は、優先順位をはっきりさせ、やりとおすこと！

・科学技術を利用する

現代人は科学技術を使って毎日の生活をより便利にしている。だったら、目標からそれず、自覚を失わずにいるために、インターネット・リソースやハイテク・アプリケーションを利用しない手はない。

たとえば自分が一日に何歩歩いたか、昨夜どれだけよく眠れたか、どのくらいの速さで食べたかまで追跡できるアプリもある。一日の動作を追跡する加速度計のような道具もある。ウェブサイト（DrPerlmutter.com）のアイデアも参照してほしい。本書の情報を最大限、活用できるアプリケーションのリストが載っている。

たとえば、一般食品の成分の情報を提供するページや、自分の行動を記録するようリマインドしてくれる健康関連のサービスへのリンクなどである。たとえばグーグル・カレンダーは、総合的な自己管理アプリケーションとして活用できる。役に立つと思えるなら利用してみよう。

・柔軟に、でも一貫して

一時的にプログラムから脱落しても、自分を責めてはいけない。私たちはみな人間だ。調子の悪い日もある。ジムの運動をさぼって友人と飲みに出かけたり、ありとあらゆる炭水化物が出てくるレストランに行ってしまうこともあるだろう。

あるいは、せっかくの休暇で少しばかり節制がなくなるのも無理はないだろう。気づいて元の軌道に戻りさえすれば大丈夫だ。ちょっとしたつまずきを永遠の脱線にしてはならない。

そのためには、日常のパターンに必ず一貫性を持たせたい。一貫性とは厳格ということではない。ここでの一貫性とは、極端なことやイヤなことを無理にしているとは感じずに、自分の体にいい方法で食事や運動をすることだ。

自分らしい「一貫性」を見つけてほしい。自分にとってベストなものとそうでないものを見極めるのだ。そして本書の指針に基づいて生活に応用し、それをコツコツと続けてみればいい。

・何か動機を見つける

動機を持つことが力になる場合もある。一〇キロメートルのマラソン大会で走りたいとか、成人した子供とトレッキングしたいなど、動機は何でもいい。健康の問題に取り組む決意をする人には、「もっと元気になりたい」「長生きしたい」「減量したい」「親と同じ死因を避けたい」といった特別な理由がよく見られる。自分が取り組んでいることの全体像がよく見えるようにしておこう。

そうすれば、健康的な生活習慣を続ける助けになるだけでなく、たまにさぼったときにも元の軌道に戻すことが楽になる。「完璧になること」よりも「前進すること」が大切な場合もあるのだ。

毎日のスケジュールはみな違うだろうが、一定の型はある。次に一日の時間割を示したサンプルを載せておく。

起床、犬の散歩：　午前六時三〇分
朝食：　午前七時
間食：　午前一〇時
お昼の弁当：　午後〇時三〇分
二〇分間の散歩：　午後一時
間食：　午後四時
ジム：　午後五時四五分
夕食：　午後七時
犬の散歩：　午後七時三〇分
就寝：　午後一〇時三〇分

第10章

外食、間食……もここまでできる

「どう食べるか」より「何を食べるか」

この本の食事の例を見れば、この食事療法の選択の幅がいかに広いかわかるだろう。本書のテーマに沿った野菜、魚、牛肉、豚肉、鶏肉、ナッツ、卵、サラダが豊富に並んでいる。本書のテーマに沿っているなら、より簡単なメニューになってもいい。たとえば魚か肉を選んで手早く調理し、つけ合わせの野菜や野菜サラダとともに昼食か夕食にする。固ゆで卵を朝食用に取っておき、ナッツをひとにぎり間食にあてるなどでもOKだ。

デザートのアイデアもいくつかある。そう、デザートだって食べていいのだ。

前述したとおり、この本の目標の一つは、従来のカロリー計算や、タンパク質や脂肪（とくに飽和脂肪）のグラム数の計算から読者を解放することである。伝えたいのは、「何を食べるか」であって、「どう食べるか」（すなわち、これやあれをどれだけの量）ではない。

本書の指針や手順に従っていれば、脂肪と炭水化物とタンパク質の摂取については、おのずと解決されるだろう。食べすぎず、食事が足りないとも感じず、体にも脳にも栄養が最大限いきわたるに違いない。

ウェブサイトをチェック

ウェブサイト（DrPerlmutter.com）には、私が推奨する食品ブランドを載せている。グルテンや小麦、ほとんどの糖分を断っても、代わりの食品はたくさんある。空腹の程度、食欲、一人前の分量やカロリー摂取をコントロールできることにも驚くに違いない。味蕾《みらい》も復活し、食品の目利きになれるだろう。

この一〇年で、市販されている食品の種類は大きく変わった。たとえば都会に住んでいるなら、どんな食材でも近くで手に入る。行きつけの食料品店には有機食品がふんだんにそろっているはずだ。なるべく旬の農産物を選び、食わず嫌いはやめて、新しい食材にも手を伸ばしてみよう。現在では、おいしくて珍しい肉や魚も広く手に入る。可能なかぎり有機食品や自然食品を選んでほしい。

★何を飲むか

浄化した水をずっと飲むのが理想である。

毎日、体重の三二分の一の浄化水を飲む。つまり、もし体重が約六八キロなら、少なくとも一日約二・一リットル、コップに約一〇杯の水を飲もう。

水の代わりにお茶やコーヒーでもいい（コーヒーを飲んでも問題がなければ）。ただし、くり返しになるが、遅い時間のカフェインには気をつけること。

強くお勧めしたいのが紅茶キノコである。紅茶や緑茶を発酵させた、天然のプロバイオティクスを含む飲み物だ。炭酸飲料なので冷やして飲むことが多い。元気をつけるために何百年も前から飲まれてきた紅茶キノコは、腸の微生物叢を健やかにするほか、減量にも効果があるかもしれない。アーモンドミルクも健康にいい。

夕食時にグラス一杯のワインを飲みたければ飲んでもよい。ワインはできれば赤がいい。

近年、私はアルコールに関する質問をよく受ける。体にいいと言われたり、悪いと言われたり、どうもはっきりしないからだ。二〇一七年に発表されたある研究結果は、どんなアルコール飲料であろうと（それほど度数が強くなくても）、脳に悪影響を及ぼし、海馬を萎縮させると言い切っている。[注1] あるいは、度数が中程度から弱いアルコール飲料を摂取するとアルツハイマー病になるリスクが下がるが、飲みすぎるとリスクが上がると示した研究結果もいくつかある。

それでは私はどう考えているのか。さまざまな研究結果をみて言えることは、アルコールをまったく飲まなければアルツハイマー病にかかるリスクが高まるだろうけれど、摂取が多すぎてもアルツハイマー病になるリスクが高くなる、ということだろう。アルコールには、最大の効果が得られる量というものがあり、しかも脳に優しい成分、レスベラトロールやポリフェノールを含む赤ワインがベスト、というのが私の最終的な見解だ。女性なら赤ワインを一日にグラス一杯、男性なら二杯をお勧めする。

★コーヒーの効用

コーヒーは体に悪いという警告に惑わされてはいけない。一日に三杯から五杯コーヒーを飲むメリットは、リスクをはるかに上回る。認知症になるリスクが六五パーセント下がるというだけではない。

二〇一七年、『アナルズ・オブ・インターナル・メディシン』誌に、ヨーロッパ一〇カ国、五〇万人以上の人びとを対象にした、長期にわたる大規模な研究調査の報告が掲載された。その結果はめざましいものであった。コーヒーをもっとも飲む人たちは、調査期間中、原因がなんであれ死亡するリスクがもっとも低かったのである。男性に関しては死亡率が一二パーセント低く、女性は七パーセント低かった〔注2〕。そして、「コーヒーを飲む量が多い人のほうが死亡するリスク、とくに消化器系や循環器系の問題で亡くなるリスクが低かった」。さらに女性の場合、コーヒーをたくさん飲む人のほうが、A1c値もC反応性タンパクの値も低かった点が重要である。

よいニュースはまだある。カフェインがあるからコーヒーは嫌だという人には、カフェインレス・コーヒーでも同様の効き目があるという。コーヒーに含まれる脳や体に優しい成分の多くは、あの有名なポリフェノールを含め、カフェインの中にあるものではない。コーヒーは強力な抗酸化作用をもち、ＢＤＮＦ（脳由来神経栄養因子）を活性化するうえ、脳のためになるケトンの生成スイッチも入れてくれる優秀な食品なのだ。

★果実は何がいいか

天然の果実を選ぶ。最初の四週間は、果実は間食かデザート用に取っておくといいだろう。無糖の生クリームをつけたり、ココナッツミルクに天然のステビアか無糖のココアパウダーをひとつまみまぶして味わってみてもいい。

★オリーブオイルのルール

オリーブオイルは好きなように使っていい（有機栽培のエキストラ・バージン・オリーブオイルを選ぼう）。食事に良質の脂肪を加え、脳卒中、認知症、糖尿病のリスクをおのずと減らす、もっとも簡単な方法の一つである。

オリーブオイルの代わりにココナッツオイルを使える料理もたくさんあることを念頭に置い

ておこう。たとえば、オリーブオイルではなくココナッツオイルをフライパンで熱して魚を焼いたり野菜を炒めたり、朝食にはココナッツオイルでスクランブル・エッグをつくったりする。サプリメントの項で勧めたように、こうすれば日常的にココナッツオイルを摂取しやすくなる。

★外食は何がいいか

仕事をしている人はとくに、週に数回は外食という場合が多いだろう。毎回の食事や軽食をすべて計画して準備するのは現実的に不可能だ。そんなときは、ほかのメニューで切り抜けることを目指すといい。

これまでの行きつけのレストランで本書のルールに従って注文できるだろうか。それが難しければ、要求に応じてくれる別のレストランを新たに探してみよう。

すべきことを心得てさえいれば、それほど苦労せず、どんなメニューでも健康にいいものに変えていける。

たとえば、焼き魚と温野菜なら無難だろう（ジャガイモや揚げ物、パンは控え、つけ合わせのサラダをオリーブオイルとビネガーで食べる）。いろいろな食材が含まれる手の込んだ料理には気をつけよう。疑わしいときは、食材について店員に尋ねればいい。

原則として、外食は最小限にする。よくない成分をすべて除くことは不可能だからだ。週の大半は自分で用意したものを食べるように努めよう。

このあと、さまざまな軽食や外でも食べやすい食品の例が載せてある。その多くは持ち歩けて保存が利く。

本書が把握できたら、かつて使っていたレシピを見直し、この本のガイドラインに沿うように変えられるか確認してみよう。キッチンでほんの少し試してみれば、グルテンや炎症性の成分に満ちた典型的な料理が、脳に優しく、同じようにおいしい食事に変わることに驚くだろう。

たとえば、普通の小麦粉の代わりにココナッツの粉や、アーモンド・パウダーやアマニなどのナッツの粉を試し、砂糖の代わりにステビアや天然の果実でレシピの料理を甘くしてみる。また、加工した植物油で調理するより、純粋なバターやエキストラ・バージン・オリーブオイルを用いる。

職場にドーナツが一箱あるとか、友人のバースデー・ケーキだとか、誘惑に直面したらその悪影響が何らかの形で返ってくる姿を思い描こう。もし断れないなら、そうした結果を受け入れる覚悟をすることだ。

★外出先でも食べやすい食品

忙しくてキッチンに立つ時間が取れないときのために、つくりおきのものを用意しておこう。

ローストチキンやグリルドチキン、焼き鮭、グリルしたサーロインステーキやローストビーフの薄切りなどを冷蔵庫に入れておけば助かるはずだ。

容器にサラダ用野菜や刻んだ生野菜を詰めておき、食事のときにタンパク質とそれに合うドレッシングを添える。いまでは多くのスーパーで惣菜を提供しており、原材料名の一覧もついているので、何を買えばいいのかもすぐにわかる。

この章に出ているレシピの多くは週末にまとめてつくれるようになっている。翌週が多忙な場合は材料の分量を増やしてつくろう。そして密閉容器に入れて持参し、そのまま か、電子レンジで温め直して食べるといい。

私はいつも旅行にアボカドやベニザケの缶詰を持っていく。

缶詰は携帯できる栄養源として優れている。どういう缶詰を買うかに気をつけていればいいだけだ。たとえば、缶詰のトマトは生のトマトの素晴らしい代替品になってくれる。ただし、塩分や糖分のような添加物には注意が必要だ。魚の缶詰を選ぶ際は、可能ならポール・フィッシングや流し釣りで捕らえた魚の缶詰にしたい。また、水銀を多く含んでいそうな大型魚は避ける。

★軽食に何を食べるか

本書のガイドラインに沿っていれば、(見事な血糖コントロールはいうまでもなく)十分に満腹になるので、食間にはそれほど食べ物が欲しくなくなるだろう。それでも間食したいときにはいつでもできるのが、この食事療法のうれしいところだ。次にいくつか例を載せる。

・生のナッツをひとにぎり

ピーナッツは除く(ピーナッツはマメ科植物であり、ナッツではない)。またはナッツとオリーブを混ぜたものにする。

・ブラック・チョコレート

カカオ七〇パーセント以上を数粒。

・刻んだ生野菜

ピーマン、ブロッコリー、キュウリ、サヤインゲン、ラディッシュなどに、フムス、ワカモレ、ヤギ乳チーズ、タプナード、木の実バターをつけたもの。発酵調味料をつけてもいい。

・クラッカー
・チーズと、小麦が入っていない低炭水化物のクラッカー。
・七面鳥や鶏肉をローストして冷ましたものを薄切りにし、マスタードかアボカド・マヨネーズを添えたもの
・アボカド半個にオリーブオイルと塩、コショウをかけたもの
・固ゆで卵二個（そのままでも、発酵させたものでもいい）
・カプレーゼ・サラダ
薄切りトマト数切れに、生のモッツァレラチーズの薄切りをのせ、オリーブオイル、バジルと塩、コショウをかける。
・殻をむいた冷製小エビにレモンとディルを添えたもの
・天然の低糖の果実
グレープフルーツ、オレンジ、リンゴ、ベリー類、メロン、西洋ナシ、チェリー、ブドウ、キウイ、プラム、モモ、ネクタリンなどをひと切れまたはひと盛り。
・スモークサーモン（養殖ではなく天然のもの）にリコッタチーズを添えたもの
・牧草で育った牛肉、七面鳥、またはサーモン・ジャーキー

「1週間のメニュー」の見本

最後に食事療法の一週間の例を載せておこう。

食品をフライパンで焼くときには、純粋なバター、有機栽培のエキストラ・バージン・オリーブオイル、ココナッツオイルは使っていいが、加工した油は避ける。

多めにつくりたいときには分量を二倍や三倍にしてほしい。中には、つくるのに時間がかかるものもあるので、前もって予定を立て、時間に余裕がないと思えば、ほかのメニューと取り換えてほしい。

私のサイトを見ていただければ、メニューのアイデアがもっと出ている。とくにお勧めしたいのが、ホームページのプルダウンメニュー「Eat」の中の「Brain Maker Foods」を開くと出てくる食品だ。プロバイオティクス、プレバイオティクスに富んだ食品をリストアップしているので、食事に取り入れ、微生物叢を育んでほしい。

最後に言っておきたいことが一つ。週に二、三日朝食を抜いてみてほしい。そうすれば、夜間のケトン症状態を高めることができるだろう。以下の例では朝食を二日抜いている。

月曜日

・朝食：卵を二個使ったスクランブル・エッグにチェダーチーズを約三〇グラム、野菜（タマネギ、キノコ、ホウレンソウ、ブロッコリーなど）の強火炒めをたっぷり添える。
・昼食：トマトのアボカドチキンサラダ詰め。
・夕食：牧草で育った牛のサーロインステーキか有機鶏のローストチキンか天然の魚を約八五グラム。つけ合わせにバターとニンニクでソテーした青菜や野菜。
・デザート：ベリー類二分の一カップに無糖の生クリームをかけて。

火曜日

・朝食抜き。または、アボカド半個にオリーブオイルをかけたものと、ヨーグルト一カップに砕いたクルミと生のブルーベリーをのせたもの。
・昼食：エビ入りグリーク・ヴィレッジ・サラダ（ソテーしたエビ、キュウリ、トマト、ピーマン、ロメインレタスをオリーブオイル、塩コショウ、ハーブで味付けする）。
・夕食：サーモンと野菜の紙包み焼き。
・デザート：チョコレート・トリュフ二個。

水曜日

・朝食：野菜とマッシュルームとヤギ乳チーズ入りオムレツ。

・昼食：チキン・ファビータ・サラダ（鶏ムネ肉とカラーピーマンをクミン、チリパウダー、塩コショウで味付けしてオリーブオイルで焼き、ムネ肉を割いてから青菜、トマトを添え、サルサとライムをかける）。

・夕食：魚のグリルとワイルドライス二分の一カップに、温野菜をたっぷり添える。

・デザート：リンゴ一個を切り分けて、ステビアとシナモンをふりかける。

木曜日

・朝食：スモークサーモン三〜四切れとヤギ乳チーズ約三〇グラムに、即席サクサク「シリアル」（無塩クルミ、ココナッツフレーク、ベリー類、全乳またはアーモンドミルク）ひと盛り。

・昼食：ヒヨコマメのカレー風味サラダ（タマネギ、ニンジン、ピーマンの細切れをオリーブオイルでソテーし、カレー粉で味付け後、ヒヨコマメとココナッツミルクを加えて煮る。ケールにのせて食べる）。

・夕食：ナスバーガー（パンの代わりにソテーしたナスを用いたハンバーガー）と、野菜をバターとニンニクでソテーしたもの。
・デザート：ブラック・チョコレート二〜三粒。

金曜日

・朝食抜き。または、ココナッツオイルのオムレツ。
・昼食：白身魚とアボカドサラダのタコス（ライム、クミン、塩コショウで味付けした白身魚のグリルとサルサ、塩コショウであえたキャベツ、ニンジン、アボカドのサラダを、ロメインレタスでくるむ）。
・夕食：ギリシャ風レモン・ラムに、つけ合わせのサヤインゲンとブロッコリーをたっぷりと。
・デザート：チョコレート・ココナッツ・ムース。

土曜日

・朝食：ベイクド・グレープフルーツ（シナモンをふりかけたグレープフルーツの果肉にナッツ、アサの実、アーモンドバターを混ぜたものをのせてオーブンで焼く）。
・昼食：レインボー・フムス・ラップ（カラーピーマン、青菜、ヒシの実、生のチャイブ、レモンのしぼり汁、オリーブオイル、塩コショウを混ぜ合わせ、フムスをつけたロメインレタスにのせて巻く)。
・夕食:牛ヒレ肉ステーキの芽キャベツ添え。
・デザート:イチゴ四分の三カップに、溶かした三粒のブラック・チョコレートをつけて。

日曜日
・朝食:アスパラガスのエッグクリームのせ(ココナッツミルク、つぶしたアボカド、ニュートリショナルイースト、塩をフライパンで加熱し、刻んだゆで卵を混ぜたクリーム)。
・昼食:スモークサーモン入りガスパチョ。
・夕食:イワシのグリルのトマト、ルッコラ、ペコリーノチーズ添え。
・デザート:ブラック・チョコレート二粒に大さじ一杯のアーモンド・バターをつけて。

いつでも再スタートができる

人生における多くの物事がそうであるように、新たな習慣を見つけ出して身につけることは、一朝一夕にはいかない。食事や運動のしかた、食品の買い方や調理法、料理の注文のしかたを変えても、昔の習慣がつい出てくる瞬間がある。

あの有名な「80：20の原理」を食事療法にあてはめて実行してきた人は多い。八〇パーセントの時間は健康的に正しく食べ、残りの二〇パーセントはぜいたくのために取っておくというものだ。だが、気づくと逆のことをしている人がいる。たまのぜいたくはすぐに日常的な習慣になり、山盛りのアイスクリームを週に何度も食べてしまう。

自分の体を大切にしないことへの言い訳などいくらでもできる。パーティーや結婚式に出なくてはならない。ストレスが高く、エネルギーや時間、精神力を消耗する仕事をしているので、食や運動、睡眠に関してよい選択ができない等々。これが人生だ。だから多少の妥協を受け入れるのはかまわない。

けれども、皆さんは、「90：10のルール」が守れるかどうか試してみてほしい。九〇パーセントの時間は健康的に食べ、残りの一〇パーセントは自然にまかせる。

そしてあまりにもルールを守れていないと感じたら、また最初からやり直すのだ。

それには「一日の断食」をしてから、一日二〇〜二五グラムまで炭水化物を減らす四週間を送ればいい。この手順こそが、こうありたいと思う自分、こうあってほしいと思う脳の土台をつくってくれる、より健康な生き方へと向かう生命線なのだ。

人生は終わりなき選択の連続だ。

こちらか、あちらか？　いまか、あとか？　赤いセーターか、緑のセーターか？　サンドイッチか、サラダか？

最高に充実した生活を送るためによりよい決断ができるようになること。それがこの本の主眼だ。

健康でいることが、脳が衰えずに元気でいられることがどれほど素晴らしいことかを、私は医師として毎日見ている。また、突然の病や慢性の病気が、本人の業績や周囲の愛情とは無関係に人びとに何をもたらすのかも目にしている。

どんなに素晴らしいものを手に入れていようが、健康でなければ意味のないものになる。そして健康であれば、どんなことでもほとんど可能になるものなのだ。

エピローグ――「認知力」を一生保ち続けるために

一八世紀、一人のドイツ人医師がウィーンに学び、いわゆる催眠術による治療法を発展させた。

この治療法は、その医師の名、フランツ・アントン・メスメルにちなみ、「メスメリズム」と呼ばれた。メスメル博士は磁気を用いて神経系の病を治せると主張した。

ほどなくメスメル博士は話題になり、悪評も受けた。そして医学界や科学界から恐れられ、ウィーンを追われた。

その後、メスメルは新たに弟子を集めてパリで活動を続けた。その催眠治療は人目につかないところで行なわれ、それゆえに神秘性や悪い噂が立った。

ベンジャミン・フランクリンらが名を連ねる政府委員会に追及されたメスメルは、パリからロンドンに渡り、やがてオーストリアに戻ったあと、イタリア、スイスに移り、最終的には故国ドイツに帰国して、生地に近い村で一生を終えた。

メスメルは実際に心因性の病を治療した一方で、人びとのだまされやすさにつけ込んで大いに利益を得ていたと現在では考えられている。このメスメルの理論と実践は馬鹿げて見えるが、実のところ、今日の多くの事例に似ている。現代人も、騒々しく宣伝される製品や治療、健康をうたった表示の犠牲になっていると考えられないだろうか。

私たちが現在浴びている健康に関するメッセージには、よいものも悪いものも、わけがわからないほど矛盾しているものもある。私たちはこうしたメッセージによって、文字どおり催眠術をかけられているとさえいえるのではないか。

賢く教養もあり用心深い消費者でさえ、踊らされてしまう。真実とフィクションとを区別するのは難しい。健康によいものと害になるものとを区別するのも、それが「専門家」によってもたらされている情報である場合は困難だ。

いわゆる専門家から与えられた助言であっても、必ずしも正しいわけではなく、事実や主張の一八〇度の転換など、ざらである。

かつて卵は有害で、マーガリンは素晴らしいと考えられていた。だが、いまでは卵が世界でもっとも栄養豊富な食品に数えられ、マーガリンは命取りのトランス脂肪酸を含むことがわかっている。

二〇世紀半ばの医師たちは、タバコの宣伝のためにポーズを取り、その後、子供には粉ミルクのほうが母乳よりはるかにいいと言い出した。また、現在では想像しにくいが、食事が病気に何の影響もおよぼさないと考えられていたのは、そう遠くない昔のことである。それが間違っていることはいまや周知の事実だ。

どのスーパーマーケットに足を踏み入れても、あれを食べろ、これを食べろと何十もの理由を提示されるが、そうした多くの主張のせいで、間違ったことがいつまでたっても事実として受け止められている。これはとくに「健康にいい」とラベルにうたわれている全粒や低脂肪、コレステロールゼロの食品に当てはまる。

こうした食品がより生き生きとした長寿への切符だと言うだけではなく、どういうわけか、がんや心臓病や糖尿病、肥満のリスクを下げてくれると食品メーカーは主張してはばからない。だがもう真相はわかっている。

私たちは医学的にめざましく進歩している時代に生きている。ほんの数十年前には寿命を縮めていた多くの病気に対し、診断、治療、治癒に役立つ技術をいまや私たちは手に入れている。しかしまた現代は、慢性疾患で亡くなる人の数が感染症で命を落とす人の数をはるかに上回っている時代でもある。

医療費は膨大になっている。二〇一六年から二〇一七年、米国では、二〇年以上ぶりに平均寿命が下がった。〔注1〕どうやら薬の過剰摂取が急増していることが背景にあるようなのだが、その一方でアルツハイマー病の発症者は増えている。

将来の世代を救うものは何だろう。生命や健康のためには薬にも頼れない。既述したように、多くの場合、薬では理想の状態から遠ざかることはあっても、近づくことはないからだ。まず一人ひとりが日々の習慣をほんの少し変えることから始め、現在と将来の健康につなげねばなるまい。

心臓の鼓動こそが生きていることだと考える人もいるが、本当の主役は脳である。脳がなければ心臓は動かない。喜びや苦痛を感じ、愛し、学び、決断し、生きるに値する生き方を経験されてくれるのは私たちの脳なのだ！

脳の機能を損ねる健康上の問題に直面するまで、私たちは考える力を当然のものととらえがちだ。頭脳はいつでもどこでもついてくると思い込んでいる。

だがもし、そうではなくなったら？

もし本書のやり方を実践するだけで精神や頭脳の力を本当に健康に保てるとしたら？

私たちはみな、自由に発言したり、プライバシーを守ったり、投票する権利を大切にしている。これらは生きることの基本でもある。だが、認知力を低下させず、精神疾患にもかかわらず長生きする権利も私たちにはあるはずだ。本書によって、あなたはこの権利を享受できる。ぜひそうしていただきたい。

謝　辞

本を執筆した経験のある人ならご存じのように、一冊の本を仕上げるには創造力豊かで、頭脳明晰で、根気強い人たちが力を合わせなくてはならない。そして、さあ終わりだと思った矢先に、同じように才気あふれる人たちがまた大勢登場し、仕事をやり遂げる手助けをしてくれる。こうしてようやく、読者の皆さんが一ページ目を開くにいたるのだ。

できることなら、これまでに私の思索のあと押しをし、人生やキャリア全般にわたって支えてくれた、すべての人たちの名前を紹介したい。しかしそれには何百人もの名前を挙げなくてはならず、多くのページを割くことになるため、ごく限られた人たちを挙げるに留めるつもりだ。まず、本書を書くことができたのは、人間の脳や体の謎を解き明かすことに尽力してきたあらゆる科学者、私の仲間たちのおかげだ。そして、私の患者さんたちにもお礼を言いたい。患者の皆さんは日々、私に学びを与え、ほかでは得られない洞察を示してくれた。本書は私のものであるのと同時に、患者の皆さんのものでもある。

友人であり、リテラリー・エージェントでもある、ボニー・ソローにお礼を申し上げたい。あなたが本書のメッセージの重要性を認めてくれたからこそ、すべての道が拓けるきっかけを得られた。しかし何よりも、この企画のおかげで私たちの間に友情が芽生えたことに感謝している。進んでリーダーシップを発揮し、細かい点に気を配ってくれてありがとう。あなたは果たすべき以上の役割を担ってくれた。本書が多くの人たちの手元に届くように守り、導き、力を貸してくれたのだ。

クリスティン・ロバーグへ。本書の内容は私の研究と専門家としての経験を述べるものではあるが、あなたのプロとしての卓越したスキルがあればこそ、こうして私たちのメッセージを伝えることができている。

リトル・ブラウン・スパークの不屈のチームへ。あなたたちは、初めて会合を持って以来、本書を支持してくれた。とくに、編集を担当してくれたトレーシー・ベハールに感謝する。あなたは本書のメッセージを明確で簡潔で実用的なものにする無類の才能をお持ちだ。その素晴らしい編集能力を発揮し続けてくれたおかげで、本書は極めて優れたものとなった。また、この完全版を卓越した力で編集してくれたマリーサ・ビジャランテにも心から感謝したい。マイケル・ピーチ、レーガン・アーサー、イアン・ストラウス、ジェシカ・チャン、ジュリアナ・ホーバチェフスキー、クレイグ・ヤング、パメラ・ブラウン、サブリナ・カラハンにも感謝する。とても献身的で専門性の高い人たちと仕事をするのは楽しかった。

プロトン・エンタプライジズのマネージメント・チームは、このプロジェクトに関するさまざまなことをマネージし、指揮するために信じられないほど素晴らしい仕事をしてくれている。ジェイムズ・マーフィー、シャロン・グリーン、ルー・コウエル、ブレイク・ブラウンにお礼を言いたい。

経験豊かな技術チーム、デジタル・ネイティブズへ。本書に欠かせない手引きとして私のウェブサイトを、役に立つものにする役割を担ってくれたことにお礼を言いたい。ジジ・スチュワートには、彼女のキッチンでレシピの一部をつくっていただいた。私のルールを守りながらも料理を楽しくしてくれるジジには感謝している。

私の妻、レイズへ。入念にレシピを準備するために時間をかけ、献身的に尽くしてくれてありがとう。私の人生にあなたがいることに、言い尽くせないほど感謝している。

そして最後に、私の子供、オースティンとレイシャにも礼を言いたい。今回の執筆に取り組んでいるあいだ、二人は私を励まし、そして支えてくれた。

〈訳者あとがき〉

「脳のために何を食べればいいか」——その最適なガイドラインがわかる

白澤卓二

デイビッド・パールマター博士のレクチャーを聞いたとき、私は非常に大きな衝撃を受けました。

神経・精神の専門家である博士に初めて会ったのは、二〇一三年にアメリカ・カリフォルニアで開催された機能性医学会（ＩＦＭ）のことです。

そこでの発表で博士が投げかけた問題提起とは、**「いまの医療や薬が認知症をつくっている」**——というショッキングな内容でした。

本書には、まさにその内容が書かれています。

簡単に言うと、コレステロールは脳にとって非常に重要であり、そのコレステロールを「スタチン」という薬によって下げているために認知症が起こっている。つまり、製薬会社が認知症をつくっており、医者もそれに加担しているのだ、と専門家たちの前で堂々と言い切ったのです。

これは、相当な勇気が必要な発言です。コレステロールが悪者だというのは心臓病学会のメインストリーム、柱になっており、医療政策や製薬会社の収益など、いま、その前提ですべてのことが動いています。

それと正反対のことを彼は提示したのです。**体にとってコレステロールはいいものであり、とくに脳にとって必要な存在であること。**その必要なものを減らそうとしたから、いまこれだけ認知症が増えたのだ、という一歩進んだロジックなのです。

彼は、これを決して感情的なレベルで語っているのではなく、その主張を支えるエビデンス（論拠）がしっかりと提示されてあります。それは私自身も研究者から聞いたことやすでに出版されている本、インターネット上でも公開されている論文などですが、一方でそれに反する圧倒的な数の論文がインターネット上などにまき散らされているので埋もれてしまっています。彼はそれを探し出し、つなぎ合わせて、ついに「ジグソーパズル」を完成させたのです。

あなたの脳内でも恐い「炎症」が起きている

パールマター博士の考え方が優れているところは、私たちの脳が進化してきた歴史の軸の上に立っている、という部分でしょうか。

人類の脳が進化していく過程において必要だったのは、炭水化物ではなく、ほぼ一〇〇パーセントが脂肪だというのです。

そもそも体は脂肪を燃やさなければ動けません。人類が生き残る上で必須だった「走ること」も必要なカロリーからいって糖質では絶対に無理です。ところが、現代人は座ってパソコンをしている程度しか動かず、おまけにコレステロールをはじめとする脂肪を悪者あつかいし、糖質中心の食生活パターンになってしまっています。パールマター博士は、そこに大きな問題の原因がある、と小麦について言及しています。

私は前に、『小麦は食べるな！』（日本文芸社）を翻訳しましたが、本書はさらに、**脳から見たときの小麦をはじめとする穀物の危険性**を言っているのです。

博士は神経科の医師として、頭痛、不眠症、チックから認知症までさまざまな脳の病気を診ていますが、これら脳の疾患の根底には、炭水化物によって脳が静かに燃えていることがある、と指摘しています。

つまり、**脳の中に炎症が起きている、ということを本書は最初から最後まで一貫して強調しているの**です。

「炎症」と聞いても、そうたいした問題ではないと思われるかもしれません。しかし、それが体の外からは見えない脳の中で起こる恐ろしさは、本文で展開されている博士の論をご覧いただければ、誰もが納得するでしょう。

脳内に起こるわずかな炎症でも、ずっと持続的に何十年も続いていると、脳はいったいどうなってしまうのでしょうか。その炎症の原因、燃料となる穀物を私たちは毎日食べ、それも一日何回も食べているのです。炎症は消えるどころか、その火が消えないように、食事のたびに、燃えやすい燃料をくべ続けているのですから。

脳にとって「圧倒的に足りていない食べ物」とは

本書でパールマター博士は一貫して、炭水化物をやめて「いい油」とコレステロールを摂れとくり返しています。昨今話題になっているココナッツオイルやオメガ3脂肪酸のこともくわしく書かれています。

ビタミンDに関する記述も注目すべきでしょう。これが脳にとって非常に重要であるにもかかわらず、現代人の半分は足りていないという指摘です。

ビタミンDはビタミンではなく、体の中でつくられるステロイドホルモンであり、そもそもビタミンというカテゴリーに入れることは間違っているとまで言っています。

そして、この不足を補うための具体的なアドバイスが展開されています。たとえば、いくつかのサプリメントを最後に出していますが、その中にビタミンDとオメガ3脂肪酸がちゃんと入っています。現代の日常生活の中では、この二つは十分に摂ることが難しいので、サプリメントで補えばいいという現実に即したアドバイスも役に立つでしょう。

「炭水化物」ばかり食べて育ち、生きてきた人たちへ

本書の最後には、**脳の機能を高めるための四週間プログラム**が紹介されています。私が一番びっくりしたのは、第一週目は食事についての指示がありますが、第二週目は「動け」と書いてあること。そして、第三週目は「睡眠を取れ」と言うのです。こういう発想は素晴らしい。私たちはなかなかここまで徹底できません。**博士は脳の側から見て、食事も運動も睡眠も、どれが欠けてもダメ**だと言っているのです。それぞれしっかりと重きを置いてプログラムに入れています。このあたりも実際に患者さんを診ている医者としての知見ならではでしょう。

本書は私が言っている「一〇〇歳までボケない」という認知症予防の戦略として、とくに五〇代の男性に勧めたい。なぜなら、五〇代の男性は「炭水化物世代」そのものといえるからです。私自身もそうでしたが、学校給食で出されたコッペパンから始まって、パンを暴力的に浴びて育ち、生きてきました。歴史の流れの中で、強制的にそれ以外の選択肢はなかったのです。それによって**脳がダメになり始めていたとしても、いまから脳の健康を取り戻そう、**とい

う本なのです。

五〇代は、仕事においても管理職として人を率いたり、経営の重責を担う人も多いでしょう。四〇代なら、まだ体力で勝負できる面があるかもしれませんが、五〇代ともなればまさしく脳が勝負です。それなのに大事な脳のパフォーマンスを下げるような食事や日常生活をしていないか。そんな邪魔をしていたものに早く気づいて脳の効率を上げることが必要です。

そして、もう一つは将来の認知症予防のための行動を開始する時期だということです。**脳の働きをよくし、認知症も防ぐというこの二つの課題を同時にこなさなければならない**五〇代になっても、相変わらず炭水化物中心の食生活を続けていたら取り返しがつきません。

かつての受験勉強の最中でも、社会人になっても、忙しい毎日の中で、パンと牛乳で食事をすませるような、脳にとって言わば暴力的な食べ方をしていたことが、結果として脳の炎症を引き起こしています。

そういう時代の中で育ち、生きてきたからこそ、いまわかった食事や生活の問題解決法を活かしてください。そうすれば、本来の一生健全な脳＝「スーパーブレイン」に生き返ることができるのです。

≫アルツハイマー病は「脳の糖尿病」という考え方

これまでアルツハイマー病は、アミロイドβが異常蓄積する脳の原因不明の変性疾患と考えられてきました。

しかし、本書が指摘するように、脳はグルコースやケトン体を常に代謝している実質臓器であり、インスリンやケトン体のトランスポーター（輸送分子）が脳の代謝に大きく関与しています。

一般に2型糖尿病といわれる病態はすい臓のβ細胞、肝細胞、脂肪細胞や筋肉細胞のインスリンの効きやすさ（インスリン感受性）が低下し、運動不足や不適切な食事、生活習慣の乱れによってインスリン抵抗性が引き起こされることが、基礎的病態と理解されるようになりました。

しかし、脳の神経細胞にもインスリン感受性やインスリン抵抗性といった病態があります。脳の神経細胞のインスリン感受性が改善すると認知機能の改善や向上に繋がり、逆にインスリン抵抗性が増悪すると認知機能の低下やアルツハイマー病の発症に繋がることが、最近の研究で明らかになってきたのです。

パールマター博士は、その研究の初期段階より一貫して「アルツハイマー病は脳の糖尿病」

であり、食事、腸の炎症、脳の炎症、グルテンがアルツハイマー病の発症病態に密接に関与すると主張しています。

もし、アルツハイマー病が脳の糖尿病であるならば、**食源病として食生活を改善することにより認知症が予防できる**ことを本書旧版の刊行当時より主張してきました。

旧版の刊行より5年以上が経過して、パールマター博士の考え方が世の中に普及し、パンをはじめとする精製炭水化物に対する人々の捉え方も変わりつつあることを実感します。

また、「いい油と悪い油」の考え方も変わるとともに、スーパーマーケットや食料品店などで購入できる油の選択肢も増えたので、食生活の改善がより実践しやすくなったといえるでしょう。

もし本当にパールマター博士が主張するとおり、アルツハイマー病が「脳の糖尿病」であるならば、食生活を改善することでアルツハイマー病を予防することができます。

糖尿病やその他の生活習慣病と同様に、ついに**認知症も予防医療の実践で克服できる時代が**すぐそこまで来ているのかもしれません。

■図版出典

17ページ
Maureen M. Leonard, et al., "Celiac Disease and Nonceliac Gluten Sensitivity," *JAMA* 318, no.7(2017):647-56.

19ページ
Alzheimer's Association, "2017 Alzheimer's Disease Facts and Figures." *Alzheimer's & Dementia* 13(2017): 325-73, https://www.alz.org/documents_custom/2017-facts-and-figures.pdf.

21ページ
Alzheimer's Disease International, "World Alzheimer Report 2015," https://www.alz.co.uk/research/WorldAlzheimerReport 2015.pdf.

63ページ
K.A.Walker, et al., "Midlife Systemic Inflammatory Markers Are Associated with Late-Life Brain Volume: The ARIC Study," *Neurology* 89, no.22(2017):2262-70

121ページ
The Lancet Neurology, Volume 9, Issue 3, M.Hadjivassiliou, MD, et al., Gluten sensitivity:from gut to brain, pages 318-30, March 2010, with permission from Elsevier.

171ページ
Centers for Disease Control and Prevention, "Long-Term Trends in Diabetes," April 2017, https://www.cdc.gov/diabetes/statistics/slides/long_term_trends.pdf.

176~177ページ
S.Yoon, et al., "Brain Changes in Overweight/Obese and Normal-Weight Adults with Type 2 Diabetes Mellitus," *Diabetologia* 60, no.7(2017):1207-17.

191ページ
A.L.Culver, et al., "Statin Use and Risk of Diabetes Mellitus in Postmenopausal Women in the Women's Health Initiative," *Archives of Internal Medicine* 172, no.2(2012):144-52.

231ページ
C. Enzinger, et al., "Risk Factors for Progression of Brain Atrophy in Aging:Six-Year Follow-Up of Normal Subjects," *Neurology* 64, no.10(2005):1704-11.

248~249ページ
Matthew P. Pase, et al., "Sugar- and Artificially Sweetened Beverages and the Risks of Incident Stroke and Dementia," *Stroke* 48, no.5(2017):1139-46.

339ページ
A.S.Buchman,et al., "Total Daily Physical Activity and the Risk of AD and Cognitive Decline in Older Adults," *Neurology* 78, no.17(2012):1323-29.

347ページ
K.I.Erikson, et al., "Exercise Training Increases Size of Hippocampus and Improves Memory," *Proceedings of the National Academy of Sciences U.S.A.* 108, no.7(2011):3017-22.

本書中の　注1　注2　注3　などの脚注は、
三笠書房ホームページ内で閲覧・ダウンロードしていただけます。
http://www.mikasashobo.co.jp

GRAIN BRAIN
Revised Edition
by David Perlmutter, MD with Kristin Loberg

完全版《かんぜんばん》　「いつものパン」があなたを殺《ころ》す

著　者——デイビッド・パールマター／クリスティン・ロバーグ
訳　者——白澤卓二（しらさわ・たくじ）
発行者——押鐘太陽
発行所——株式会社三笠書房
〒102-0072 東京都千代田区飯田橋3-3-1
電話：(03)5226-5734（営業部）
：(03)5226-5731（編集部）
https://www.mikasashobo.co.jp
印　刷——誠宏印刷
製　本——若林製本工場

編集責任者　清水篤史
ISBN978-4-8379-5803-1 C0030